尤怡研究文集

吴门医派代表医家研究文集（下集）

苏州市中医医院
苏州市吴门医派研究院
／组编

总主编／徐俊华　葛惠男

执行总主编／欧阳八四

主编／周　曼　高　洁　欧阳八四　黄　菲

主审／葛惠男　何焕荣

上海科学技术出版社

图书在版编目（ＣＩＰ）数据

尤怡研究文集 / 周曼等主编. -- 上海 ： 上海科学技术出版社，2023.4

（吴门医派代表医家研究文集 / 徐俊华，葛惠男总主编. 下集）

ISBN 978-7-5478-6116-5

Ⅰ．①尤… Ⅱ．①周… Ⅲ．①中医流派－学术思想－中国－清代－文集 Ⅳ．①R-092

中国国家版本馆CIP数据核字(2023)第062274号

吴门医派代表医家研究文集（下集）

尤怡研究文集

主编 周 曼 高 洁 欧阳八四 黄 菲

上海世纪出版(集团)有限公司
上海 科 学 技 术 出 版 社 出版、发行

（上海市闵行区号景路 159 弄 A 座 9F－10F）

邮政编码 201101　　www.sstp.cn

上海中华印刷有限公司印刷

开本 787×1092　1/16　印张 20.75

字数 250 千字

2023 年 4 月第 1 版　2023 年 4 月第 1 次印刷

ISBN 978－7－5478－6116－5/R・2726

定价：86.00 元

尤怡研究文集

尤怡，字在泾（一作在京），号拙吾，又号北田，晚号饲鹤山人，清长洲（今江苏苏州）人，清代著名医家。尤怡自述"予自弱冠，即喜博涉医学，亦好诗"，他的医学与诗歌成就，在当时即为人称道。尤氏的诗友、同乡大诗人沈德潜说："在京就韩伯休术，欲晦姓名，诗亦不求人知，而重其诗者，谓得唐贤三昧，远近无异词。"尤怡死后不久，唐大烈在其编辑出版之《吴医汇讲》中多处赞扬了他的医学成就，言："《印机草》识元仪临证之慎重，《读书记》知在泾学业之深沉。"

尤怡所著《伤寒贯珠集》是《伤寒论》注本中备受推崇的佳作，被视为学习《伤寒论》的津梁，后世学者"由是而进，则义之可疑者始明，理之难晓者自显"，可从而穷本溯源。是书上承柯韵伯的《伤寒来苏集》及钱天来的《伤寒溯源集》，在编排结构上突出治法，以法类证。尤怡认为："振裘者必挈其领，整网者必提其纲，不知出此，而徒事区别，纵极清楚，亦何适于用哉？"

本书辑录了当代学者关于吴门医派代表医家尤怡的研究文献，以生平著述辑要、医学思想研究、临床证治探讨、疾病诊治应用等为纲要，共收集相关研究文献 65 篇，评述尤怡生平及其遗存著作，阐述其辨析发明仲景论治伤寒微言大义、深研细讨仲景论治杂病底蕴奥旨、增广发扬内科杂病证治方药等学术思想，探讨其临床诊治及处方遣药特点，以冀全面反映当代学者对尤怡学术思想的研究全貌。

本书可供中医临床工作者、中医文献研究人员、中医院校师生及中医爱好者参考阅读。

内容提要

指导委员会

主任

倪川明　徐俊华

委员（按姓氏笔画排序）

马　郁　尤巧生　叶文华　朱　坚　朱　敏　李耀峰

陈　江　金建华　周　红　蒋　锋　管罕英

编委会

总主编

徐俊华　葛惠男

执行总主编

欧阳八四

编委（按姓氏笔画排序）

马　莉　马奇翰　王宏志　史　浩　江国荣　许小凤

孙东晓　孙宏文　杨文忠　时菊明　张一辉　张志芳

张露蓉　陈　江　周　纯　赵　欢　姜　宏　高　嵘

唐　键　黄　菲　路　敏　潘　军

编委会秘书

周　曼　孙　柳　张　晖

尤怡研究文集

编委会名单

主编

周　曼　高　洁　欧阳八四　黄　菲

编委会（按姓氏笔画排序）

丁媛媛　计璐娟

杨　熳　李　威

李吟侠　吴元建

吴思琪　何沁袁

欧阳怡然　周瑞鹏

胡天燕　钮飞峰

郭静文　皋青青

蒋亚文　曾　瑞

主审

葛惠男　何焕荣

倪序

"宁可架上药生尘，但愿世间人无恙。"受儒学的影响，自古以来中国的医生都怀有一种普济苍生、泽被后世的博大胸怀。"进则救世，退则救民"者，是也；"不为良相，宁为良医"者，是也；"大医精诚"者，是也；"作为医师，宜兴悲悯，当先识药，宜先虚怀，勿责厚报"者，是也。

苏州位于长江中下游，古称吴都、吴中、吴下、吴会等，四季分明，气候温和，物产丰饶，宋时就有"苏湖熟，天下足"的美誉，"上有天堂，下有苏杭"的谚语也不胫而走。苏州的中医向称"吴医"，源自清乾嘉年间吴中名医唐大烈所著的《吴医汇讲》，这本被称为现代医学杂志滥觞的著作，汇聚了当时吴中地区 40 余位医家的百余篇文稿，共 11 卷，从此"吴医"始为天下人周知。

所谓"济世之道莫大乎医，去疾之功莫先乎药"，吴中经济欣欣向荣，苏州的中医药也随之得到了快速发展，成为吴文化重要的组成部分。3 000 多年前，"泰伯奔吴"开创了吴地的历史，也开始了吴中医学的萌芽；1 400 多年前，精通医术的苏州僧人奔赴日本传授汉方医学及针灸技术，开始了吴医乃至中医学的对外交流。同时期吴地第一位御医的出现，成为"吴中多御医"的开端；1 000 多年前，吴中现存第一本医学著作的问世，拉开了"吴医多著述"的序幕，而"宋代世医第一家"苏州葛氏世医的出现，由此世家医学成为吴中医学一道亮丽的风景线；800 多年前，历史长河中掠过中医学重要医学流派——吴门医派的倩影，从此开创了吴门医派千年的传承历史；300 多年前，一部《温热论》宣告了温病学说的创立，将吴门医派推向了发展的高峰；100 多年前，西学东渐，中西医纷争，吴门医派发出了历史的呐喊，继续着前行的步伐；10年前，苏州市中医医院的整体搬迁，实现了吴门医派主阵地、主战场的跨越式发展；2019年，机构改革，苏州市卫生健康委员会加挂苏州市中医药管理局牌子，健全了中医药管理体制机制，进一步推动中医药事业的发展。

从以下一组数据不难看出苏州市中医药事业的发展：截至2020年末，全市中医类医疗机构393个，较上年增加86个，增长28.01%，占全市医疗机构总数的10.56%。目前全市共有中医医院9家，中西医结合医院4家，中医类门诊部39个，中医诊所341个，按标准建成中医馆105家、中医阁268家。全市中医类医院实有床位6 641张，较上年增加387张，增长6.19%，占全市医院实有床位总数的10.95%。全市中医药人员数达6 433人，较上年增加780人，增长13.80%，其中中医类别执业（助理）医师5 232人，占全市执业（助理）医师总数14.72%。全市中医类医院总诊疗人次数930.77万，较上年增长5.21%，占全市医院总诊疗人次18.72%；全市中医类医院入院人数24.79万，较上年增长3.91%，占全市医院总入院人数14.97%。

千年传承，百年激荡，十年跨越，吴门医派走过了不平凡的发展之路。"吴中多名医，吴医多著述，温病学说倡自吴医"，凝聚着吴门医派不断探索与创新的灵魂。当今时代，国家将振兴传统文化提高到战略层面，中医药学是中国古代科学的瑰宝，是打开中华文明宝库的钥匙，也将是中华文化伟大复兴的先行者。"要深入发掘中医药宝库中的精华，推进产学研一体化，推进中医药产业化、现代化，让中医药走向世界。""要遵循中医药发展规律，传承精华，守正创新。"习近平总书记为中医药事业的传承发展指明了方向。

中医药无论是对疾病的预防，对重大疾病的防治，还是对慢性疾病的康复，都有其独特的优势，我国对肆虐全球的新型冠状病毒肺炎全面介入中医药诊疗并取得良好效果就是最生动的实践。如何落实习近平总书记对中医药事业传承发展的指示精神，继承好、利用好、发展好中医药，深入发掘中医药宝库中的精华，在建设健康中国、实现中国梦的伟大征程中谱写新的篇章，是历史赋予每个中医人的使命，也是未来对中医人的期盼。吴门医派作为中医学术流派中影响广泛的一支重要力量，更需要在其中发挥应有的作用。《苏州市传承发展吴门医派特色实施方案》是苏州市人民政府的政策举措，《2020年苏州市中医药工作要点》是苏州市卫生健康委员会和苏州市中医药管理局的具体方案。为此，苏州市中医医院、苏州市吴门医派研究院组织相关专家编写"吴门医派代表医家研究文集"，汇聚当代学者对吴门医派代表医家的研究成果，总结他们的学术思想、临证经验，对发扬光大吴中医学、传承发展吴门医派不无裨益。

苏州市中医药管理局副局长　倪川明

2020 年 12 月

徐序

　　苏州是吴门医派的发源地,3 000 多年前"泰伯奔吴"创建的勾吴之国,开启了吴地的中医药历史。2 500 多年前"阖闾大城"建成后的风雨洗炼,孕育了吴中物华天宝、人杰地灵的江南福地。"君到姑苏见,人家尽枕河。古宫闲地少,水巷小桥多。"道尽了姑苏的雅致。苏州的魅力,既在于她浩瀚江湖、小桥流水的自然风情,更在于其灵动融合、创新致远的人文精神。

　　作为吴文化重要组成部分的吴门医派,肇始于元末明初的戴思恭。戴思恭"学纯粹而识臻远",是他将金元四大家之一朱丹溪的医学思想带到了吴地,又因王仲光、盛寅等将朱氏医学"本土化",之后吴地王履、薛己、吴有性、倪维德、缪希雍、张璐、叶桂、薛雪、周扬俊、徐大椿等众多医家先后崛起,真正形成了"吴中多名医,吴医多著述"的吴中医学繁荣景象,终成"吴中医学甲天下"之高度。

　　吴门医派有着丰富的学术内涵,以葛可久、缪希雍等为代表的吴门杂病流派,以张璐、柯琴等为代表的吴门伤寒学派,以叶桂、吴有性等为代表的吴门温病学派,以薛己、王维德等为代表的吴门外科学派,在中医学的历史长河中闪耀着熠熠光辉。尤其是温病学说,从王履的"温病不得混称伤寒",到吴有性的"戾气致病",直至叶桂的"卫气营血"辨证,300 多年的不断临床实践、理论升华,彰显了吴中医家探索真理、求真创新的务实精神,使温病学说成为中医的经典。时至今日,在防治新型冠状病毒肺炎等重大疫病中,温病学说的理论仍有重要的指导意义。

　　目前,国家将振兴传统文化提高到战略层面,文化自信是一种力量，而且是"更基本、更深沉、更持久的力量"。中医药的底蕴是文化，作为中国传统文化的重要组成部分，"中医药学是中国古代科学的瑰宝，也是打开中华文明宝库的钥匙"。党的十八大以来，以习近平同志为核心的党中央把中医药工作摆在更加突出的位置，不仅通过了《中华人民共和国中医药法》，还发布了《中医药发展战略规划纲要（2016—2030 年）》《关于促进中医药传承创新发展的意见》等多项政策文件。在 2019 年召开的全国中医药大会期间，习近平总书记对中医药工作作出重要指示，强调"要遵循中医药发展规律，传承精华，守正创新""推动中医药事业和产业高质量发展"，为继承好、利用好、发展好中医药指明了方向。

在中医药面临天时、地利、人和的发展大背景下，苏州市人民政府围绕"吴门医派"在理论、专病、专药、文化上的特色优势，颁布了《苏州市传承发展吴门医派特色实施方案》。苏州市卫生健康委员会和苏州市中医药管理局制定了《2020 年苏州市中医药工作要点》，以健康苏州建设为统领，不断深化中医药改革，传承发展吴门医派特色，发挥中医药防病治病的特色优势，进一步健全中医药服务体系，提升中医药服务能力和质量，推动中医药事业高质量发展。

苏州市中医医院是吴门医派传承与发展的主阵地、主战场，名医辈出，黄一峰、奚凤霖、汪达成、蔡景高、任光荣等先辈作为国家级名中医给我们留下了大量珍贵的遗存，龚正丰、何焕荣等国家名医工作室依旧在为吴门医派人才培养、学科建设呕心沥血，葛惠男、姜宏、许小凤等一批新生代省名中医也正在为吴门医派传承发展辛勤耕耘。多年来，医院始终将传承创新发展吴门医派作为工作的重点，国医大师团队的引进、名医名科计划的推进、吴门医派进修学院的开设、院内师承导师制的建立、传承工作室的建设、中医药博物馆的开放等，守住"中医药发展规律"这个"正"，让岐黄基因薪火相传，在新形势下创吴门医派理论之新、技术之新、方法之新、方药之新。

中医药需要创新,创新是中医药的活力所在,创新的基础是传承。"重视中医药经典医籍研读及挖掘,全面系统继承历代各家学术理论、流派及学说,不断弘扬当代名老中医药专家学术思想和临床诊疗经验,挖掘民间诊疗技术和方药,推进中医药文化传承与发展",是《"健康中国 2030"规划纲要》给出的推进中医药继承创新的任务。习近平总书记 2020 年 6 月 2 日在专家学者座谈会上的讲话也明确指出"要加强古典医籍精华的梳理和挖掘"。因此,为更好地弘扬吴门医派,苏州市中医医院、苏州市吴门医派研究院组织专家编写"吴门医派代表医家研究文集"丛书,选取薛己、吴有性、喻昌、张璐、叶桂、缪希雍、李中梓、尤怡、薛雪、徐大椿、柯琴十一位代表性医家,撷取当代学者对他们学术的研究成果,汇集成卷,分上、下集出版,意在发皇古义,融会新知,传承吴门医派学术精华,为造福人类健康奉献精彩。

苏州市中医医院

苏州市吴门医派研究院

院长　徐俊华

2020 年 12 月

前言

　　苏州是吴门医派的发祥地,历史上人文荟萃,名医辈出。从周代至今,有记录的名医千余家,其学术成就独树一帜,形成了颇具特色的吴门医派。吴中医家以儒医、御医、世医居多,有较深的文字功底和编撰能力,善于著述,善于总结前人经验及个人行医心得。特别是那些知识广博的儒医,他们的天文、地理、博物、哲学等其他学科的知识丰富,完善了医学理论,有利于中医学的进一步发展。20世纪80年代,卫生部下达全国中医古籍整理计划,吴医古籍就占全部古籍的十分之一。

　　苏州是温病学派的发源地,清中叶叶桂《温热论》的问世,更确立了以苏州为中心的温病学派的学术地位,从而形成了"吴中多名医,吴医多著述,温病学说倡自吴医"的三大特点。这是吴医的精华所在,也是"吴中医学甲天下"的由来。吴门医派作为吴地文化中的一枝奇葩,中医药文化优势明显,历史遗存丰富,文化积淀厚实,在中国医学史上有重要地位。

　　明清两代,吴中名医辈出,著述洋洋,成就了吴中医学的辉煌。其中医名显著者有薛己、倪维德、王安道、缪希雍、吴有性、李中梓、喻昌、张璐、叶桂、薛雪、柯琴、周扬俊、徐大椿、尤怡、王洪绪、陆九芝、曹沧洲等,吴门医派代表性医家大多出自明清两代。

　　为了传承吴门医家的临床诊疗特色,彰显吴中医学的学术内涵,学以致用,提升当下临证能力,我们选择薛己、吴有性、叶桂、缪希雍等十一位吴门医派代表医家,汇聚当代学者对这些医家的研究成果,编著"吴门医派代表医家研究文集"丛书,分上、下集出版。以下列出这些代表医家的简要生平及学术主张。

丛书上集医家：

薛己（1487—1559），字新甫，号立斋，明代吴郡（今江苏苏州）人，名医薛铠子。薛己性敏颖异，读书过目成诵，尤殚精方书，内、外、妇、幼、本草之学，无所不通。精十三科要旨，皆一理。先精疡科，后以内科得名。宗王冰"壮水之主，以制阳光，益火之源，以消阴翳"之说，喜用八味、六味，直补真阴真阳。薛己一生所著颇丰，医著类有：《内科摘要》《外科发挥》《外科枢要》《外科心法》《外科经验方》《疬疡机要》《女科撮要》《保婴撮要》《口齿类要》《正体类要》《本草约言》等。校注类著作有：陈自明的《妇人大全良方》和《外科精要》、王纶的《明医杂著》、钱乙的《小儿药证直诀》、陈文中的《小儿痘疹方论》、倪维德的《原机启微》、胡元庆的《痈疽神妙灸经》、佚名氏的《保婴金镜录》等。

吴有性（1582—约1652），字又可，明末清初年间姑苏洞庭东山（今江苏苏州吴中区东山镇）人。吴有性是吴门医派温病学说形成时期的代表医家，所著《温疫论》对瘟疫的病因、证候、传变、诊断及治疗等均有独到的创见，堪称我国医学史上第一部瘟疫学专著，基本形成了中医学瘟疫辨证论治框架，对后世温病学家产生了极其深远的影响。

喻昌（1585—约1664），字嘉言，号西昌老人，喻氏卒年又一说为清康熙二十二年（1683），待考。喻氏为江西南昌府新建人，后应吴中友人钱谦益的邀请，悬壶江苏常熟，医名卓著，冠绝一时，与张璐、吴谦齐名，并称清初医学三大家。吴中名医薛雪说他"才宏笔肆"，动辄千言万字，好以文采相尚。"每与接谈，如见刘颍川兄弟，使人神思清发。"阎若璩将喻氏列为十四圣人之一。喻氏主要著作《喻氏医书三种》，乃辑喻昌所著《医门法律》《尚论篇》和《寓意草》而成。主要医学观点：立"三纲鼎立"论、三焦论治温病、秋燥论、大气论等。

张璐（1617—约1699），字路玉，自号石顽老人，清长洲（今江苏苏州）人。张璐自幼聪颖好学，博贯儒学，尤究心于医药之书，自《灵枢》《素问》及先哲之书，无不搜览。明末战乱之际，隐居洞庭山中（今江苏苏州洞庭西山）10余年，著书自娱。后50余年，边行医，边著述，有丰富临证经验。张璐一生著述颇多，以博通为主，不局限于一家之学，持论平实，不立新异，较切实用，故流传较广。著有《张氏医通》十六卷、《伤寒缵论》二卷、《伤寒绪论》二卷、《千金方衍义》三十卷、《本经逢原》四卷、《诊宗三昧》一卷等。

叶桂（1667—1746），字天士，号香岩，别号南阳先生，晚号上津老人，以字行，清吴县（今江苏苏州）人。叶氏先世自安徽歙县迁吴，居苏城阊门外下塘上津桥畔。家系世医，祖叶时，父叶朝采，皆以医术闻名。叶桂幼受家学熏陶，兼通经史子集，聪明颖绝。年十四父丧，从学于父之门人朱某，闻人善治某证，即往师之，凡更十七师，博采众长。叶氏治病不执成见，立论亦不流俗见。"病之极难摸索者，一经诊视，指示灼然""察脉望色，听声写形，言病之所在，如见五脏癥结"，当时人以"吴中中兴之大名家"相评。叶氏长于治疗时疫和痧痘，倡卫气营血辨证纲领，对温病传染途径、致病部位及辨证论治，均有独到之处。叶氏贯彻古今医术，一生诊治不辍，著述甚少，世传之书，均由其门人或后人编辑整理而成。主要有：《温热论》《临证指南医案》十卷、《叶案存真》二卷、《未刻本叶氏医案》《医效秘传》三卷、《幼科要略》二卷、《本草经解》四卷、《本草再新》十二卷、《种福堂公选良方》等。

丛书下集医家：

缪希雍（约1546—1627），字仲醇（一作仲淳），号慕台，别号觉休居士，明常熟人。缪氏幼年体弱多病，年长嗜好方术，笃志医学，本草、医经、经方靡不讨论，技术精进，经验日丰，声名渐著，闻名于世。其友钱谦益曾记载他诊病时的情况说："余见其理积疴，起沉疢，沉思熟虑，如入禅定。忽然而睡，焕然而兴，掀髯奋袖，处方撮药，指麾顾视，拂拂然在十指间涌出。"缪希雍以医闻名于世40年，著述甚富，流传至今的有《神农本草经疏》三十卷、《先醒斋医学广笔记》四卷、《炮炙大法》一卷、《本草单方》十九卷、《方药宜忌考》十二卷等。

李中梓（1588—1655），字士材，号念莪，又号尽凡居士（一作荩凡居士），明末清初华亭（今上海松江）人（又有称云间、南汇人者）。李氏早年习儒，为诸生，有文名。后因身体多病而自学医术，博览群书，考证诸家学术思想，受张仲景、张元素、李东垣、薛立斋、张介宾等人影响较大。李氏究心医学50年，治病无不中，常有奇效，与当世名医王肯堂、施笠泽、秦昌遇、喻昌等交善。李氏治学主张博采众家之长而不偏不倚，临证诊治主张求其根本，注重先后二天。生平著作较多，计有《内经知要》二卷、《医宗必读》十卷、《伤寒括要》二卷、《病机沙篆》二卷、《诊家正眼》二卷、《删补颐生微论》四卷、《本草通玄》二卷、《药性解》六卷，以及《李中梓医案》等，影响甚广。李氏门人以吴中医家为大多数，其中以沈朗仲、马元仪、蒋示吉尤为卓越。马元仪门人又有叶桂、尤怡，一则创立温热论治有功，一则阐发仲景《经》旨得力，更使吴中医学得以进一步地发展盛行。

尤怡（约1650—1749），字在泾（一作在京），号拙吾、北田，晚号饲鹤山人，清长洲（今江苏苏州）人。尤怡自弱冠即喜医道，博涉群书，自轩岐以迄清代诸书无不搜览，又从学于名医马元仪，尽得其传。徐大椿评价尤怡说："凡有施治，悉本仲景，辄得奇中。"徐锦誉之为"仲圣功臣"，他的知交柏雪峰赞他为"通儒"，他的族叔尤世辅认为尤怡"不专以医名，其所为诗，必宗老杜，一如其医之圣宗仲景"。尤怡所著医书有《伤寒贯珠集》八卷、《金匮要略心典》八卷、《医学读书记》三卷、《金匮翼》八卷、《静香楼医案》一卷等，均有刊本。

薛雪（1681—1770），字生白，自号一瓢、扫叶山人、槐云道人、磨剑道人、晚年又自署牧牛老叟，以字行，清长洲（今江苏苏州）人，家居南园俞家桥。薛雪"少时嗜音韵，键户读书"，妻"以女红佐薪"，居小楼上，卧起其中，"不下者十年"。多年的苦读使薛氏通古博今，以儒自居，既擅诗词，又工八法。薛雪两征鸿博不就，母多病，遂究心医学，博览群书，见出人上，治疗每奏奇效。与叶桂齐名，尤擅长于湿热病诊治，虽自言"不屑以医自见"，但医名日隆，终成一代名医。《清史稿》称其"于医时有独见,断人生死不爽,疗治多异迹"。薛雪著作众多,医学著作主要有《湿热论》一卷、《医经原旨》六卷、《日讲杂记》八则、《薛生白医案》一卷、《扫叶庄医案》四卷,以及《校刊内经知要》二卷等。

徐大椿(1693—1771),一名大业,字灵胎,晚号洄溪老人,清代吴江松陵(今江苏苏州)人。大椿生有异禀,聪强过人,先攻儒学,博通经史,他如星经地志、九宫音律,亦皆精通。徐大椿研究医学完全出于偶然,他在其著作《兰台轨范》中对此有着详尽的记述。大意是因家人连遭病患,相继病卒数人,遂弃儒习医,矢志济民。自《内经》至元明诸书,朝夕披览,几万余卷,通读一过,胸有实获。徐氏博通医学,难易生死,无不立辨,怪症痼疾,皆获效验,远近求治者无虚日,曾两次被征召进京效力。他的好友、著名的文学家袁枚记其传略言:"每视人疾,穿穴膏肓,能呼肺腑与之作语。其用药也,神施鬼设,斩关夺隘,如周亚夫之军从天而下。诸岐黄家目愓心骇,帖帖折服,而卒莫测其所以然。"徐氏一生著述甚多,医学类计有《难经经解》《神农本草经百种录》《医贯砭》《医学源流论》《伤寒论类方》《兰台轨范》《慎疾刍言》《洄溪医案》等,评注陈实功《外科正宗》及叶桂《临证指南医案》。后人辑刊徐氏著作或伪托徐氏之名的著作更多,如《内经要略》《内经诠释》《伤寒约编》《伤寒论类方增注》等。

柯琴(生卒年不详),字韵伯,号似峰,清代伤寒学家。柯氏原籍浙江慈溪,后迁居虞山(江苏常熟)。柯琴博学多闻,能诗善文,一生潜心研究岐黄之术,平实低调,清贫度日。著医书及整理注释之典籍颇丰,《伤寒论注》四卷、《伤寒论翼》二卷、《伤寒附翼》二卷,合称《伤寒来苏集》,为学习和研究《伤寒论》的范本之一。尝谓:"仲景之六经为百病立法,不专为伤寒一科;伤寒杂病,治无二理,咸归六经之节制,六经各有伤寒,非伤寒中独有六经。"因而采用六经分篇,以证分类,以类分法,对伤寒及杂症据六经加以分类注释,使辨证论治之法更切实用,且说理明晰,条理清楚,对后世有较大影响。

　　吴门医派尚有诸多代表医家，如王珪、曹仁伯、王子接等，因当代学者对他们研究不多，无法将研究成果集集出版，深以为憾事。在入选的医家中，也因编著者学识有限、所及文献不全，错漏及不当之处在所难免，恳请读者指正。

苏州市中医医院

苏州市吴门医派研究院

欧阳八四

2020 年 12 月

169　临床证治探讨

生平著述辑要

尤怡（约1650—1749），字在泾（一作在京），号拙吾、北田，晚号饲鹤山人，清长洲（今属江苏苏州）人。尤怡父亲尤侗，字同人，号悔庵，晚号艮斋，又号西堂老人，明末清初时以文名世，顺治帝称颂尤侗为"真才子"，康熙帝称其为"老名士"，康熙十八年（1679）试博学鸿词科，授翰林院检讨，历官侍讲。

这样的家庭原本非常富足，后因种种变故，父辈家产散失殆尽，尤怡彻底沦为贫寒之士。尤怡自幼喜好医道，博涉群书，家道的中落，使他更绝意仕途，专注于医学，"予自弱冠，即喜博涉医学，自轩岐以迄近代诸书，搜览之下，凡有所得，或信或疑，辄笔诸简，虽所见未广，而日月既多，卷帙遂成"。尤怡拜在苏城名医马俶（元仪）门下，马俶弟子甚众，晚年收得尤怡为入室弟子，甚喜，与妻子说："吾今日得一人，胜千万人矣！"尤怡侍诊先生案头，兢兢业业，不敢懈怠，多得先生个中三昧。

尤怡与徐大椿、叶桂、薛雪等为同时代人，尤氏学成行医，仅仅是想通过给人治病来养家糊口，所以名声不大，但他并不介意。尤怡天性沉静恬淡，视世上浮华如流水，不求闻达，隐于花溪，潜修医道，稍暇即读书灌花，饲鹤观鱼，著书自娱。由于尤怡潜心研究学问，且有锲而不舍的韧性，医术日渐不凡，找他治病的人越来越多，而且治病多得奇中，至晚年时声誉鹊起。徐大椿评价尤怡说："凡有施治，悉本仲景，辄得奇中。"徐锦誉之为"仲圣功臣"，知交柏雪峰赞他为"通儒"。

尤怡所著医书有《伤寒贯珠集》八卷，《金匮要略心典》三卷，《医学读书记》三卷，《金匮翼》八卷，《静香楼医案》一卷，均有刊本行世。

尤怡生平概述

苏州市吴门医派研究院　　欧阳八四

一、生平简介

尤怡，字在泾，一作在京，号拙吾，又号北田，晚号饲鹤山人，清长洲（今属江苏苏州）人，清代著名医家。约生于清顺治庚寅七年（1650），卒于清乾隆十四年（1749），享年约99岁，与徐大椿、叶桂、薛雪等为同时代人。

尤怡父亲名尤侗，字同人，号悔庵，晚号艮斋，又号西堂老人。明末清初时以文名世，是位老贡生。尤侗善诗词古文，其诗文作成后，人们争相传诵，风行一时，脍炙人口。渐渐地亦有流传到京城中，被世祖顺治皇帝看到后，赞不绝口，称颂尤侗为"真才子"，因此有机会被朝见，并被安排进入翰林院。以后的圣祖康熙皇帝亦很欣赏他的才学，称之为"老名士"。康熙十八年（1679）试博学鸿词科，授翰林院检讨，历官侍讲。康熙二十一年（1682），尤侗告假还归长洲故里。因为官职显隆，家道十分富足，有田几千亩。尤侗87岁时病卒，遗有《西堂杂俎》《艮斋杂记》《鹤栖堂文集》等，有百余卷之多。尤怡乃兄尤珍，字慧珠，又字谨庸，别号沧湄，康熙时曾举进士，累官右赞善。尤珍濡染庭训，深于诗学，性情一如乃父，和平服善。尤珍为官不久就乞求归养，退隐不出，有《沧湄类编》《别示录》等著述行世。

尤家原本富足，后因种种变故，父辈家产散失殆尽，尤怡名下仅仅留有30亩田产，最后还因尤怡自身的一些麻烦事而丢弃了，尤怡彻底沦为贫寒之士。鼎盛一时，家道中落的打击是无情的，不久，尤怡就迁居到城之北廓花溪附近（今齐门内临顿路、皮市街一带）。一段时间来，尤怡过着十分窘迫的生活。有一年除夕夜，已近傍晚，爆竹声中，家家户户喜庆过年，可是尤怡家中粒米无存，百般无奈之下，尤怡仗着一手好字，写好许多春联，带上笔墨，卖字于佛寺之中。直到晨曦微露，天将放亮的时候，尤怡才拖着疲惫的身体，带了数十串钱，买了些米，背了柴薪回到家中。清苦至如此，可叹尤怡生活之苦厄。

尤怡自幼喜好医道，博涉群书，可以说自轩岐以来直到清代，各种各样的典籍，凡是能读到的无不披览。在校刻《医学读书记》后跋中尤怡自己说到：

"予自弱冠，即喜博涉医学，自轩岐以迄近代诸书，搜览之下，凡有所得，或信或疑，辄笔诸简，虽所见未广，而日月既多，卷帙遂成。"尤怡医学的启蒙老师是韩伯休，因家道中落，尤氏绝意仕途，专注于医学。后来尤氏拜在苏城名医马俶门下。马俶，字元仪，曾受业于云间李士材、西昌喻嘉言，学验宏富，负有盛名。马元仪弟子甚众，晚年收得尤怡为入室弟子，甚喜，与妻子说："吾今日得一人，胜千万人矣！"尤怡侍诊先生案头，兢兢业业，不敢懈怠，多得先生个中三昧。马元仪著述很多，都是尤怡帮助编撰定稿的，并协助校订沈朗仲《病机汇论》一书。

尤怡学成行医，仅仅是想通过给人治病来养家糊口，所以名声不大，但他并不介意。尤怡天性沉静恬淡，视世上浮华如流水，不求闻达，隐于花溪，潜修医道，稍暇即读书灌花，饲鹤观鱼，著书自娱。由于尤怡潜心研究学问，且有锲而不舍的韧性，医术日渐不凡，找他治病的人越来越多，而且治病多得奇中，至晚年时声誉鹊起，徐大椿评价尤怡说："凡有施治，悉本仲景，辄得奇中。"徐锦誉之为"仲景功臣"，他的知交柏雪峰赞他为"通儒"，他的族叔尤世辅认为尤怡"于古方书靡不毕贯，而治病处方一以仲景为宗。不专以医名，其所为诗，必宗老杜，一如其医之圣宗仲景"。

确如其族叔尤世辅所言，尤怡的才学非凡，除医学外，他的诗歌成就也名噪一时。他的诗友、同乡大诗人沈德潜说："在京就韩伯休术，欲晦姓名，诗亦不求人知，而重其诗者，谓得唐贤三昧，远近无异词。"尤怡与当时的一些名流交往，如顾太史秀野、沈尚书归愚，以及番禺的方东华、钱塘的沈方舟、宁国的洪东岸，同郡的有陈树滋、徐龙友、周迁村、李客山等。大家在一起唱和酬答，过从甚密。相同的志趣让他们结成了历史上颇负盛名的城南诗社。尤怡的诗词结集成《北田吟稿》行世，今人苏州大学钱仲联教授编选的《苏州名胜诗词选》中亦收有尤怡的诗作。

乾隆十四年（1749），尤怡积疾成病，卧床不起，自己又不服药，只饮些许清水以待安寝。在病重垂危的前一日，拟就一首诗以告别城南诗社的好友。诗曰："椰瓢松尘有前缘，交好于今三十年。曲水传觞宜有后，旗亭画壁猥居前。病来希逸春无分，老至渊明酒已捐。此后音尘都隔断，新诗那得到重泉。"这是一首绝笔诗，其意切切，其情殷殷。

尤怡之后，有孙世楠，号蔼谷，继承了他的衣钵，是尤怡的家传。

二、生平史料

尤怡生平见载于《清史稿》卷五〇二,列传二八九,艺术一;道光《苏州府志》卷一二六,艺文五;同治《苏州府志》卷一三七,艺文二;民国《吴县志》卷七五下,艺术二和卷五七,艺文考三。另外《吴门补乘》等著作中也记述了尤怡的生平和著作。

1.《清史稿》 尤怡,字在泾,江苏吴县人。父有田千亩,至怡中落。贫甚,鬻字于佛寺。业医,人未之异也。好为诗,与同里顾嗣立、沈德潜游。晚年,学益深造,治病多奇中,名始著。性淡荣利,隐于花溪,自号饲鹤山人,著书自得。其注《伤寒论》,名曰《贯珠集》。谓后人因王叔和编次错乱,辩驳改订,各成一家言,言愈多而理愈晦。乃就六经,各提其纲,于正治法之外,太阳有权变法、斡旋法、救逆法、类病法;阳明有明辨法、杂治法;少阳有权变法;太阴有脏病经病法,经脏俱病法;少阴、厥阴有温法、清法。凡病机进退微权,各有法以为辨,使读者先得其法,乃能用其方。分证甚晰,于少阴、厥阴温清两法,尤足破世人之惑。注《金匮要略》,名曰《心典》。别撰集诸家方书、杂病治要,足以羽翼仲景者,论其精蕴,曰《金匮翼》。又著《医学读书记》,于轩、岐以下诸家,多有折衷,徐大椿称为得古人意。怡著述并笃雅,世以《贯珠集》与柯琴《来苏集》并重焉(民国赵尔巽等《清史稿》卷五〇二"艺术一")。

2.《大父拙吾府君家传》 楠生十年,随吾父移居花溪。又四年,而大父殁。事大父日浅,而所熟闻于吾父之口述者,十有二三焉。恐后之人欲举其事而无由也,谨录而载之家乘。大父讳怡,字在泾,号拙吾,曾大父第三子。曾大父有田千亩,会伯祖鼎黄公非辜被累,鬻几尽。及析产大父,仅受田三十亩。继又以事弃去,遂为窭人。某年除夕,漏鼓移,盎无粒米,大母偕吾父枯坐一室中,灯半灭,大父方卖字于佛寺。晨光透,乃携数十钱易米负薪而归。业医,始不著于时,大母以针指佐食。严寒鸡数鸣,刀尺犹未离手,卒以是致疾。大父时追悼之,不畜姬外家者二十年。大父甚贫困,往来皆一时名流,若番禺方东华、钱塘沈方舟、宁国洪东岸,同郡若顾秀野、沈归愚、陈树滋、徐龙友、周迂村、李客山诸先生,皆折节与交。楠自晓事后,未见有一杂宾至者。性沉静,淡于名利,晚年治病颇烦,稍暇,即读书、灌花、饲鹤、观鱼,以适其幽闲恬淡之意。间作古文、时文，绝类荆川，然非所专力也。已巳得疾，不服药，绝粒待尽。易簀前一日，索纸笔书留别同社诸公诗，字画苍劲，不异平时。诗曰：椰瓢松尘有前缘，交好于今三十年。曲水传觞宜有后，旗亭画壁猥居前。病来希逸春无分，老至渊明酒已捐。此后音尘都隔断，新诗那得到重泉。盖绝笔也。所著医书数种，已刻者《金匮心典集注》《医学读书记》，以及《北田吟稿》二卷，皆已脍炙人口。大父少时学医于马元一先生，先生负盛名，从游者无数。晚得大父，喜甚，谓其夫人曰：吾今日得一人，胜得千万人矣。后先生著书甚多，皆大父所商榷以传，于此见前辈之卓识云。孙世楠述（清尤世楠《大父拙吾府君家传》，引于《金匮翼》书末"淡安附识"）。

3. 民国《吴县志》 尤怡，字在泾，长洲人。性沉静，淡于名利，往来皆一时名流，若番禹方东华、钱塘沈方舟、宁国洪东岸，同郡若顾秀野、沈归愚、陈树滋、徐龙友、周迁村、李客山皆折节与交。业医始不著于时，晚年为人治病多奇中，稍暇即读书、灌花、饲鹤、观鱼以适其意，间作古文，时文绝类。唐荆川所著医书数种，已刻者《金匮心典集注》《医学读书记》及《北田吟稿》二卷。怡少学医于马元一（即马元仪——笔者注），元一负盛名从游无算，晚得怡喜甚，谓其妻曰：吾今日得一人胜得千万人矣。后元一著书，其多皆怡所商榷以传（民国《吴县志》卷七五下"列传艺术二"）。

（《吴中医家与医著》，江苏凤凰科学技术出版社，2016 年）

尤怡生平事迹补遗

新疆呼图壁县人民医院　　张宗栋

尤怡为清代著名医家，曾著《伤寒贯珠集》《金匮心典》《金匮翼》《医学读书记》。其医案经后人整理，取名《静香楼医案》，收于柳宝诒辑《四家医案》中。对于这一有卓越贡献的医家，其生平事迹诸书记载简略，故钩稽有关资料，作此补考，就教于方家。

一、千古只眼，时人仰慕

尤怡的医学与诗歌成就，在当时即为人称道。他的诗友、同乡大诗人沈德潜说："在京就韩伯休术，欲晦姓名，诗亦不求人知，而重其诗者，谓得唐贤三昧，远近无异词。"他死后不久，唐大烈在其编辑出版之《吴医汇讲》中多处赞扬了他的医学成就。在"自序"中说："《印机草》识元仪临证之慎重，《读书记》知在泾学业之深沉。"《医学读书记》为尤怡读书心得论文集。《印机草》为尤怡老师马元仪之临证记录。马氏门人甚众，晚年得怡，喜曰："吾今得一人胜得千万人矣。"后元仪著书，很得尤氏商榷之力。唐大烈对尤怡《金匮心典》中第一条"酸入肝"以下十五句的见解，认为"可称千古只眼"。又认为吴荣斋《伤寒指掌》，方中行《伤寒论条辨》，程郊倩、柯韵伯、张路玉、周泉载、喻昌之注《伤寒论》，与尤在泾之《伤寒贯珠集》较之，"则又径庭矣"。对于《金匮心典》采入《医宗金鉴》，而《伤寒贯珠集》尚未传播，深为惋惜。以上情况说明尤怡在医学上的成就之大，时人对其仰慕之深。

二、博学强识，品德高尚

尤怡在《医学读书记·跋》中说："予自弱冠，即喜博涉医学，亦好诗。"与其同时的医学家徐大椿说："读书好古士也，而肆力于医，于轩岐以下诸书，靡夕寒暑，穿穴几遍，而以己意贯之。"可见尤怡不但刻苦学习，博读群书，而且有创新精神。更可贵的是尤怡有不求虚名的高贵品质。在其《杂感》一诗中说："有生宁不劳，俯仰各有取。""慎尔失故步，踟蹰乃贻羞。天分国有定，躁进非良谋。"认为要想取得成就，就要付出劳动，循序渐进，"躁进"是要失败的。鲍晟称他"不慕荣利，沉酣典籍"；沈德潜称他"不求人知"。他自己则说："幸中成虚名，多为来者误。"尤怡晚年更名"在泾"，号拙吾，淡于荣利，隐迹花溪，饲鹤观鱼，自号"饲鹤山人"，足见其品质之高贵。

三、生平坎坷，以诗会友

尤怡一生坎坷，早年家贫，曾在佛寺中卖字为生，又曾务农。他在《杂感》

诗中说："曰余本拙懒，逝将事农圃。所急在治生，岂伊慕高古。贫贱惜筋力，忧伤亦何补。"是其早年贫困生活之写照。在另一首《杂感》诗中，可知尤怡曾丧妻，遗下幼儿。他用深沉哀婉的诗句抒发了自己的痛苦思恋之情："明月流素影，照我室中帷。清光缺复满，佳人难在期。宝镜不复开，玉琴生绸丝。翩翩双黄鸟，巢我庭树枝，雄衔原上草，雌啄泽间泥。辛苦被流珍，一旦伤其雌。身死亦何言，悲此巢中儿！"尤怡晚年节酒，"病来希逸春无分，老至渊明酒已损"，是其写照。尤怡善交游，以诗会友，曾赋《宝剑》诗以明志，可以看出其虽穷困而慷慨明大义。其诗友甚多，如官僚沈德潜，专事诗歌创作纂集评论。诗人顾嗣立，"素以文酒友朋为性命"。沈德潜曾记述他们唱酬情况："昔皮袭美寓临顿里，陆鲁望自甫里至，与之（尤怡）定交唱和。其地为皮市，在京居其地，周子迁村亦至自甫里，相与赋诗。"尤怡俨然为吴下一代宗主。其中周迁村（准）为沈德潜父亲的学生，与沈同辑《清诗别裁》。与他们同酬唱的尚有诗人盛锦、汪俊、朱受新等，吴下诗坛，允为一时之盛。这一批诗人相继亡故后，吴下诗坛"黯然无色矣"。

四、字号考辨

《中医大辞典·医史文献分册》称尤怡字在泾，《江苏历代医人志》亦称字在泾，尤怡诗友沈德潜却称其字为在京，吴德旋《初月楼续闻见录》亦称其字为在京。查"京"为"大阜"之义，而"泾"为"沟渎"之义。说明尤怡早年字在京，含有所作为之意。晚年住"北郭树下小轩"饲鹤观鱼，更字在泾，时尚未传开，故同时人尚称其字为在京。《江苏历代医人志》称尤怡晚年号"饮鹤山人"，《伤寒贯珠集》为"飤鹤山人"，《中医大辞典·医史文献分册》为"饲鹤山人"。饮，古体写作"歓"，《易蒙卦》虞注曰："水流入口为饮。"后写成"飲"。飤，《说文》言："粮也。"段玉裁注："飤，以食食人物，其字本作食。俗作飤，或作饲。"可见"飲"与"飤"为字形之误。笔者认为"飤"或"饲"是正确的。

"饲鹤山人"与"饮鹤山人"
——清代医家尤怡自号之辨析

河南中医学院　　付笑萍

　　清代著名医家尤怡所著《金匮要略心典》一书,是研读《金匮要略》的重要参考著作之一,在清代《金匮》注本中最负盛誉,对后学理解与研究仲景著作并指导临床都极有裨益。该书经多次刻印,其版本流传广泛,截至清末已达11种,再加上民国至今的版本,则多达二三十种。常见的刊本有雍正十年壬子(1732)初刻本;同治八年己巳(1869)双白燕堂陆氏刻本;光绪七年辛巳(1881)崇德书院刊本;光绪二十七年辛丑(1901)上海醉六堂石印本;宣统元年己酉(1909)成都同文会刻本;1935年上海广益书局石印本;1956年上海卫生出版社铅印本;1975年5月上海人民出版社出版的繁体横排本;1992年6月中国中医药出版社出版的简体横排本等。

　　但在历代出版的《金匮要略心典》书中,尤氏的自序落款的自号称谓,有"饲鹤山人""饮鹤山人""钦鹤山人"等不同称谓。本文对此现象进行梳理,列出不同版本中尤怡自号称谓的混乱情况,确定尤怡的正确自号及分析产生错误的原因,并借此说明整理古籍应注意的有关事项。

一、自号称谓的混乱情况

　　1. 自序落款中自号为"饮鹤山人"的书　　1869年(清同治己巳)重镌双白燕堂陆氏藏版;1881年(光绪辛巳)重镌崇德书院藏版;1956年7月上海卫生出版社出版的竖排繁体《金匮要略心典》;1956年8月人民卫生出版社出版的《中国医籍考》623页《金匮要略心典》;1958年9月上海科学技术出版社出版的《金匮要略心典》;1990年6月上海中医学院出版社出版的《中国医籍通考》(严世芸主编)第一卷691页《金匮要略心典》自序及引嘉庆二十五年(1820)《吴门补乘》曰"尤怡,字在京(或作泾,一字饮鹤)";上海科学技术出版社1990年6月第一版、1992年10月第二版《中国医学大成》(九);1992年6月中国中医药出版社《金匮要略心典》,雷风、晓雪点校;1992年6月中国中医药出版社出版的《金匮要略心典（中医经典文库）》，李占永等点校（2009 年 1 月重印）；1997 年 8 月中国中医药出版社出版的《中国医学大成（二）：伤寒金匮分册》819 页；2009 年 8 月人民军医出版社出版的《金匮要略心典（中医古籍必备丛书）》，杨旭杰点校；2010 年 1 月中国人民大学出版社，张清苓、姜元安《金匮要略心典译注》。

这一称谓出现最多，不一一赘述。

2. 自序落款中自号为"饲鹤山人"的书　1732 年（雍正十年壬子），书业堂藏版写作"飤鹤山人"（"飤"是"饲"的异体字）；1983 年 3 月江苏科学技术出版社出版的《医学读书记》，王新华点注，跋文注中有这样的字句："原本作'饮'。此据《中医大辞典·医史文献分册》改。"1999 年 8 月中国中医药出版社出版的《尤在泾医学全书》，孙中堂主编，第 91 页写作饲鹤山人。

3. 自序落款中自号为"钦鹤山人"的书　1995 年 12 月《中国医学名著珍品全书》，鲁兆麟等点校，辽宁科学技术出版社出版，上卷写作"钦鹤山人"；1997 年 8 月辽宁科学技术出版社出版的鲁兆麟等点校、横排简体《金匮要略心典》，写作钦鹤山人。

从上面搜集的众多资料中，我们发现，同样是尤怡，同样是《金匮要略心典》的自序，其自号却有不同的称谓，这不禁让人产生疑惑，尤怡的自号究竟以何为准？

二、正确自号及错误的原因

1. 尤怡的正确自号应为"饲鹤山人"　从史书记载看，《清史稿·列传二百八十九·艺术一》记载："尤怡，字在泾，江苏吴县人。父有田千亩，至怡中落。贫甚，鬻字于佛寺。业医，人未之异也。好为诗，与同里顾嗣立、沈德潜游。晚年，学益深造，治病多奇中，名始著。性淡荣利，隐于花溪，自号饲鹤山人，著书自得。"

其孙曾写有《大父拙吾府君家传》一文（1999 年 8 月中国中医药出版社出版的孙中堂主编的《尤在泾医学全书》第 319 页），也写道"性沉静，淡于名利。晚年治病颇烦，稍暇，即读书、灌花、饲鹤、观鱼，以适其悠闲恬淡之意"。

如此看来，"饲鹤"是尤怡晚年生活的兴趣爱好，故"饲鹤山人"当是尤怡正确的自号称谓。

2. 产生错误的原因　但为何其自号又有"饮鹤""钦鹤"之说？笔者对这些资料进行梳理、核对，认为与其《金匮要略心典》的自序落款用字有关。其自序落款为："雍正己酉春日，飤鹤山人尤怡题于北郭之树下小轩。"其中的"飤鹤"即"饲鹤"，尤怡在这里使用了一个不常用的"飤"字。

从汉字用字看，"飤"，《说文解字》："粮也。从人、食。"段玉裁注："以食食人物，本作食，俗作飤，或作饲。"可知，"飤"是"饲"的异体字，但由于"飤"与"飲"字形相近，若不留心，不细审，或不熟悉字体演变，再版时易出现讹误。

从版本演变流传看，《金匮要略心典》初刻本是雍正十年壬子（1732），雍正十年的书业堂藏版写作"飤鹤山人"，而到了同治八年己巳（1869）双白燕堂陆氏重镌刻本，以及光绪七年辛巳（1881）崇德书院重镌刻本时，已变成了错误的"饮鹤山人"，后人不察，就此沿袭，鲜有订正者。新中国成立后诸家整理校注《金匮要略心典》一书时，或未核对原书，或因其位置无关紧要，不需核查，或以为原本如此，故"飤"字在诸校本中多被当作"飲"字，多次印刷、再版，一直沿袭此误。

三、整理古籍中应注意事项

"飤""飲"之误，是古籍整理过程中常见的现象或失误，由此说明古籍整理中存在的一些常见问题，故我们在整理古籍过程中，应注意以下事项：其一，要看最早的版本。从"饮鹤山人"与"饲鹤山人"的问题看，版本在流传重镌时，鲁鱼亥豕现象已出现，若在整理校注古籍时能以最早的版本为依据，即可避免此类错误的产生。其二，需具备一定的文字知识。汉字在几千年的流变中，字体发生了较大的变化，有些字甚至面目全非，而历代用字不规范更是比比皆是。若缺乏文字知识，则会在古籍整理、研究时出现失误，对古籍的利用与传承造成文字障碍，以讹传讹，难以纠正，而使古籍的利用与传承成为一句空话，对先人留下的珍贵文化遗产不仅不能继承，反而会贻误后代，违背继承古代文化遗产的初衷。其三，校注或再版时要细心。古籍在传承中，版本较多较乱，很容易出现鲁鱼亥豕现象，所以在再版或校注时应认真核查，避免此类失误。

尤怡医学著作介绍

苏州市吴门医派研究院　　欧阳八四

尤怡所著医书有《伤寒贯珠集》《金匮要略心典》《医学读书记》《金匮翼》《静香楼医案》，均有刊本。

一、《伤寒贯珠集》

伤寒类著作，八卷。成书于雍正七年己酉（1729），初刊于嘉庆十五年庚午（1810）。现存最早版本为嘉庆十五年朱陶性活版校印本，另有数种清刻本及日本文政九年（1826）小川氏校刻本、上海千顷堂书局石印本、抄本、重印本等。是书为尤氏对《伤寒论》的注释本，是尤氏毕生研究心得，亦为其代表作。

明清时期，研究、注解、订正《伤寒论》的医家众多，部分医家认为王叔和编次的《伤寒论》已非仲景原貌，遂各据己见，改订原文，各成一家之言，使言愈多而理愈晦，尤氏也持类似观点。又有温病学派医家认为伤寒与温病类殊，《伤寒论》不适用于温热病，从而引起寒温之争。尤怡从伤寒治法的角度解析《伤寒论》，总结提炼出了仲景治疗伤寒病的内在规律，这是《伤寒论》的精髓，可谓独具慧眼。以治法贯穿条文方证，总成一系，故曰"贯珠"。

是书卷一、卷二论太阳证，分正治、权变、斡旋、救逆、类病等法；卷三、卷四论阳明证，分正治、明辨、类病等法；卷五论少阳证，分正治、权变和刺法；卷六论太阴证，分脏病、经病、经脏俱病等；卷七论少阴证，先列少阴脉证，后论少阴清法、少阴下法、少阴温法、少阴生死法以及少阴病禁等；卷八论厥阴证，分厥阴脉证、厥阴进退之机、厥阴生死微甚之辨以及厥阴清法、温法、病禁、简误、瘥后诸病等。对《伤寒论》从头至尾加以阐明。

此书以治法提挈纲领,条理通达,又不囿于古人,颇有创建,后人对此书评价甚高,被公认为影响较大的伤寒注本,徐大椿、唐大烈等人对此书颇为推崇,都给予很高的评价。唐大烈《吴医汇讲》说:"伤寒一证,头绪繁多,自仲景立方以来,叔和编次,无己注释,理蕴为之一显。迨后续为注释者,不下数十家,互相訾诋,殆无底止。余谓数十家中,独有喻氏之书脍炙人口者,以其繁简得宜,通乎众耳!然以尤在泾先生《贯珠集》较之,则又径庭矣!即如首篇云:'寒之浅者,仅伤于卫;风之甚者,并及于营。卫之实者,风亦难泄;卫之虚者,寒亦不固。但当分病证之有汗、无汗,以严麻黄、桂枝之殊,不必执营卫之孰虚孰实,以证伤寒中风之殊。'立为正治法、权变法、斡旋法、救逆法、类病法、明辨法、杂治法等,仲景著书之旨,如雪亮月明,令人一目了然,古来未有。"徐大椿亦称赞尤氏"得古人意"。

二、《金匮要略心典》

金匮类著作,三卷。又名《金匮心典》,成书于清雍正七年己酉(1729),初刊于雍正十年壬子(1732)。现存清雍正十年壬子遂初堂刻本、日本文政六年癸未(1823)京师御书物所刻本等清刻本、石印本、抄本、铅印本共20余种。

本书是尤氏对《金匮要略》的注释。尤怡自序说,平日读仲景书,一有心得,便笔之于书端,日积月累,十得七八,遂于雍正四年(1726)正式动笔注释《金匮》,经三年而成。因为尽量使自己的体会符合古人原意而得其典要,故名之为《金匮要略心典》。同时尤怡勘正了原文中的错讹字,后世一致认为这是《金匮》的较好注本,被收入《医宗金鉴》一书中。

全书分上、中、下三卷,共32篇。书中将《金匮要略》脏腑经络先后病脉证第一至肺痿肺痈咳嗽上气病脉证第七集为卷上,将奔豚气病脉证治第八至水气病脉证并治第十四集为卷中,将黄疸病脉证并治第十五至妇人杂病脉证并治第二十二集为卷下。尤氏删去了原书中的杂疗、食禁等最后3篇,认为这是后人续入的。尤氏在编集前贤诸书的基础上,结合多年的学习心得和临床经验,对《金匮要略》精求深讨,务求阐发仲景原义,说理清楚,言简意明。对仲景遣方用药,尤氏亦能据证给予精当贴切的解释。对于少数费解原文,宁缺而不作强解。本书在注本中有相当的影响，被称为善本，徐大椿赞其"条理通达，指归明显，辞不必烦而意已尽，语不必深而旨已传"。后来学者阐发《金匮》多宗此书，使其成为注本中的范本。

三、《金匮翼》

金匮类著作，八卷。是尤氏羽翼其《金匮要略心典》之作，成书时间未详，初刊于乾隆三十三年戊子（1768）。现存清嘉庆十八年癸酉（1813）赵亮彩刻本吴门徐氏太平轩藏版、清嘉庆十八年癸酉（1813）宏道堂刻本等多种清刻本及石印本、抄本等。

书中详细论述内科杂病，共 48 门。各门首列统论，次述病证治法，后附作者按语。是书祖述仲景遗意，荟萃各家之说，参以己意新论，辨各证表里虚实，明补泻温凉之用，颇可为临床遵用。由于本书分类较细，叙述简要，选方切当，亦为后世医家所重视，著名的喉科良药锡类散即首载于此书。

四、《医学读书记》

医论医话类著作，共三卷，续记一卷，附静香楼医案 31 条。成书于清雍正七年己酉（1729）。现存清乾隆四年己未（1739）程氏校刻本、清嘉庆十九年甲戌（1814）刻本松风阁藏版、清光绪十四年戊子（1888）朱氏家塾刻本、清光绪十四年（1888）古吴谢氏校刻本、清光绪十四年（1888）吴县鲍氏刻本、日本跻寿馆聚珍版刻本及 1936 年上海文瑞楼石印本等。

本书为尤氏读书证治心得之札记，共分 86 个标题，涉及中医基础、诊断、辨证、治法、方药、病证、针灸、五运六气、医籍校勘正误析疑以及医家述评等多方面的内容。每条标题后，征引古代文献中有关内容，作扼要辨析，或予以评述和考证。书中附述医案 31 条。作为读书心得，所论博杂，并无分类，但不乏创见。

五、《静香楼医案》

医案类著作，一卷，成书于清雍正七年己酉（1729）。《静香楼医案》当时未曾刊行，附刻于《医学读书记》之后，为吴氏所抄藏，故原为抄本。后柳宝诒评选此书为两卷，并收入《柳选四家医案》。现存有清光绪三十年甲辰（1904）江阴柳宝诒惜余小舍刻本、清黄寿南抄本、清瑞竹堂抄本、民国上海文瑞楼石印本等。

本书柳宝诒予以分门汇辑，并加按语，将尤怡所撰医案归纳为内伤杂病、伏气、外感、外疡、妇人等32门。柳氏对尤在泾医案评价甚高："论病则切理餍心，源流俱澈，绝不泛引古书；用药则随证化裁，活泼泼地，从不蹈袭成方。"柳氏案语明确，说理简要，有助于领悟尤氏医案的精华，学习其辨证要领。书中可见尤氏善用经方，灵活化裁，对复杂病机善于分清标本缓急，立法甚严谨，其学术价值仅次于《伤寒贯珠集》。

（《吴中医家与医著》，江苏凤凰科学技术出版社，2016年）

尤在泾及其《伤寒贯珠集》

浙江中医杂志编辑部　竹剑平

尤怡是清代著名医学家，生活年代约在清康熙末年至乾隆中叶，他所著的《伤寒贯珠集》因编著新颖，论说精透，结构谨严，注释精辟，颇为医林所推崇，至今仍不失为研究《伤寒论》最佳注本之一。

尤氏著书大致可分两类，第一类是注释医学经典著作，如《伤寒贯珠集》八卷，《金匮要略心典》三卷，《医学读书记》三卷。第二类是通过自己的临床实践而记录下来的医案医话，如《静香楼医案》三卷。他晚年所著的《金匮翼》，汇订内科各种疾病，按类分门，很切实用。在上述著作中，《伤寒贯珠集》所占的地位较为突出，后人评价甚高。如朱陶性说："尤在泾先生所注《伤寒贯珠集》八卷，汇诸家之学，悟仲景之意，遂能提其纲，挈其领，不愧轮珠在手。"唐大烈在《吴医汇讲》亦称赞说："柯韵伯立言虽畅，不免穿凿……独有喻氏之书，脍炙人口者，以其简繁得宜，通乎众耳；然以尤在泾先生《贯珠集》较之，则又径庭矣。"因此《伤寒贯珠集》的卓越地位不言而喻。

《伤寒贯珠集》的版本历来较多，其中较佳者有下列几种：清嘉庆十五年庚午(1810)朱陶性氏活字版校刻本，文政九年(1826)小川氏校刻本，清光绪二年丙子(1876)刻本（席树馨点校，附条目古方，题作《宗圣要旨伤寒贯珠集》），清光绪间抄本（六卷，陆九芝批校），清末广州惠济仓刻本，上海千顷堂书局石印本。

尤氏《伤寒贯珠集》的主要学术观点大致可分以下几个方面。

一、以法类证，以证论治

《伤寒论》经王叔和整理编次后，历代医家有所争议，一种是维护旧论，认为王叔和编次体现出该书的本来面目，以张令韶、张隐庵、陈修园等为代表。另一种持有错简论，认为王叔和编次大失该书之面貌，应重新制订，以方有执、柯韵伯等为代表。尤氏不囿于两派之争，而从临床实践出发，以辨证施治为原则，并纂入《金匮》有关条文，堪称独到，值得推崇。

《伤寒贯珠集》是按六经病之排列顺序，三阳篇在前，三阴篇在后，并按每篇疾病之特点，加以论述。例如三阳病以经、腑立论，三阴病以经、脏立说。各篇以法类证，以证论治，这种分类独辟一门，颇有见地。篇幅最多的是太阳病，尤氏在《伤寒贯珠集》开首即云："伤寒一证，古称大病，而太阳一经，其头绪之繁多，方法之庞杂，又甚于他经，是以辨之非易，然非不可辨也。"故他将太阳病分列为正治法、权变法、斡旋法、救逆法、类病法5种。正治以汗法立论，包括脉缓有汗之桂枝汤证，脉紧无汗之麻黄汤证。太阳阳明合病，治以葛根汤法；太阳少阳合病，治以黄芩汤法；三阳合病，邪聚阳明较太阳为多，治以白虎汤法。一使邪从表解；一因阳经合病，热盛于内，清其热则太阳之邪不攻自除，此为正治之法。权变是对正治汗法而言，因人体有虚实之殊，脏腑有阴阳之异。病因有痰饮、痞气、咽喉、淋、疮、汗、衄之不同，故桂二越一汤、桂麻各半汤、大小青龙汤、十枣汤、五苓散、四逆汤、调胃承气汤、小建中汤、炙甘草汤，都作为变治诸法随证权衡应用。此外，真武、四逆等列入斡旋法；大小陷胸、诸泻心汤、文蛤散等为救逆法；桂附、术附、草附、瓜蒂等为伤寒类病法，其他各经亦按此法分类。这样使千头万绪的太阳病，归类清晰，提要挈领，总归一贯,比于百八轮珠,个个在乎矣!故以"贯珠"名书也。

二、反对三纲鼎立学说

《伤寒论》三纲鼎立学说,起于王叔和、孙思邈。王叔和说:"风则伤卫,寒则伤营,营卫俱病,骨节烦疼。"孙思邈尝谓:"夫寻方之大意,不过三种:一则桂枝,二则麻黄,三则青龙。"后至成无己、喻昌、许叔微、方有执诸氏,加以发挥,成后世三纲鼎立学说,风行一时。许叔微说:"桂枝治中风,麻黄治伤寒,大青龙汤治伤寒见风脉、中风见寒脉。"方有执认为:"风则伤卫,寒则伤营,风寒兼受则营卫两伤,风伤卫则用桂枝汤,寒伤营则用麻黄汤,风寒两伤营卫则用大青龙汤。"

尤氏持异议,尝谓:"按伤寒分立三纲……以愚观之,桂枝主风伤卫则是,麻黄主寒伤营则非。盖有卫病而营不病者矣,未有营病而卫不病者也。"因"邪气之来自皮毛而至肌肉,无论中风、伤寒,未有不及于卫者,甚者乃并伤于营耳"!并进一步指出:"寒之浅者,仅伤于卫,风而甚者,并及于营,卫之实者,风亦难泄,卫而虚者,寒犹不固。"因此他主张运用麻、桂二方的准则,必须掌握有汗无汗,而"不必执营卫之孰虚孰实,以证伤寒中风之殊"。更不能受两者字面的机械限制,遂使"中风而或表实,亦用麻黄,伤寒而或表虚,亦用桂枝"。至论大青龙汤证,"其辨不在营卫二病,而在烦躁一证,其立方之旨,亦不在并用麻、桂而在独加生石膏",此因"其表不泄而热闭于中",故温病兼佐清法,系太阳中风的一种变治格局。他解释说:"其病已非中风之常病,则其法亦不得守桂枝之常法。"结合以上论证基础,所以尤氏对曲解仲景原意的三纲学说予以痛斥,这和柯韵伯的言论不谋而合。尤氏之论,允正贴切,比较符合客观实际。

三、揭示六经新义

《伤寒论》六经,历来学者看法不一,皆失之于隘,或囿于经络(朱肱为其代表),或偏于脏腑(高学山为其代表),或执于气化(张志聪为其代表),这些见解各有所长,亦各有所不足。诚如尤氏所说:"是隘与浮者,虽所趣不同,而其失则一也。"

尤氏在《伤寒贯珠集》用经络、脏腑、气化之学说来解释六经实质，取三家之长，比较完妥地阐明六经的机制，对当时来说，颇具新意，用现在的眼光来看，仍有一定的研究价值。如湖北中医学院主编的《伤寒论选读》中说："必须从临床实际出发，把六经证候和脏腑、经络、气化、部位等有机地结合起来，进行研究，才能正确理解《伤寒论》六经辨证的意义。"

尤氏三阳病以经、腑立论，三阴病以经、脏立说，分别用经络、脏腑学说解释六经之实质。如太阳病提纲，尤氏注曰："太阳居三阳之表，而其脉上额交巅，入络脑，还出别下项，故其初病，无论中风、伤寒，其脉证皆如是也。"太阳病，头项强痛，身疼腰痛，骨节疼痛等症，用经络学说注释，既熨帖中肯，又发微阐幽。三阴经病，尤氏亦用经络学说来注释，并说明经络内属脏腑，外络肢节，风寒之邪，从外而来，必犯经络，不同的经络受邪，反映了不同的病理变化。尤氏用经络的不同生理功能及循行部位来解释伤寒经病的机制，确有见地。

《伤寒贯珠集》用脏腑学说解释六经实质，主要有 3 个方面：一是三阳腑证，如阳明病提纲，尤氏注曰："胃者，汇也，水谷之海，为阳明之府也。胃家实者，邪热入胃，与糟粕相结而成实，非胃气自盛也。"此注释从《内经》胃、肠的生理功能失调出发，是邪热内侵与糟粕互结导致传导失职而成阳明腑证。注释深入浅出，理明词畅。二是三阴病脏证，如少阴病尤氏从肾为足少阴之脏来解释。三是误治之变，如"发汗过多，其人叉手自冒心，心下悸，欲得按者"（65 条），尤氏注曰："心为阳脏，而汗为心之液，发汗过多，心阳则伤，其人叉手自冒心者，里虚欲为外护也。"此注切中肯綮，绝无浮夸、狭隘之弊。

尤氏把气化学说与脏腑、经络等有机地联系在一起来揭示六经实质，高出张志聪一筹。如太阴病"腹满而吐"这一主症，尤氏注曰："太阴者，土也，在脏为脾，在气为湿。伤寒传经之热，入而与之相搏，则为腹满吐利等证。"又谓："太阴之脉，入腹属脾络胃，上膈挟咽，故其病有腹满而吐。"

四、伤寒六经，统括杂病

仲景之书原名《伤寒杂病论》，后因战事纷乱，散失不全，至晋王叔和整理伤寒部分成《伤寒论》,其杂病部分一直到宋林亿才发现校订而成《金匮要略》一书。故后世对《伤寒论》的六经是否统括杂病,争论很大。其中有代表性的只有两种,一种是王安道谓:"张仲景所著《伤寒论》,全书大法,都是为伤寒病而设。"另一种如柯琴所说:"仲景杂病,即在《伤寒论》中。且《伤寒论》中又最多杂病夹杂其间,故伤寒与杂病合论,则伤寒、杂病之证治井然。"又说:"六经之为病,不是六经之伤寒,乃是六经分司诸病之提纲,非专为一证立法也。"

尤氏将《金匮要略》原文掺入《伤寒贯珠集》的编次,是独开生面的。如太阳类病加了《金匮要略》痉湿暍篇,"太阳病,发热无汗,反恶寒者,名曰刚痉"等5条,这样以扩类病之法,既保持《伤寒论》学术体系完整性,又扩大了《伤寒论》的辨证施治的运用范畴,对后学者大有裨益。如第105条:"伤寒二三日,心中悸而烦者,小建中汤主之。"该条尤氏注曰:"仲景御变之法如法,谁谓伤寒非全书哉。"又如第172条:"病胁下素有痞,连在脐旁,痛引少腹、入阴筋者,此名脏结死。"尤氏注曰:"脏结之证,不特伤寒,即杂病亦有之。"再从尤氏所著的《静香楼医案》中来看,许多杂病,尤氏活用伤寒方,往往取得佳效。

五、风寒之邪,六经俱受

风寒之邪由太阳经自表及里,由阳至阴顺序内传,乃言其常,尤氏则提出可以不通过太阳而径中阳明、少阳或三阴而出现表证,谓"六经皆能自受风寒,何必尽从太阳传入"。他在注释太阴病提纲时说:"太阴为病,不特传经如是,即直中亦如是。且不特伤寒如是,即杂病亦如是。"并根据《伤寒论》六经都有中风的脉法和治法,引证原文第194、第265、第301、第274、第327等条文加以说明。同时,还指出病在三阳有经腑之分,在三阴有经脏之别,而六经自感风寒,均在经证阶段,而"经病有传经、自受之不同"。以三阴来说,不能与直中混淆,"直中者病在脏,此则病在经"。他的立论依据是"人身十二经络,本相联贯,而各有略界。是以邪气之中,必各有所见之证与可据之脉"。

尤氏这一学术思想的形成,可能是受柯琴的影响。柯氏认为:太阳外感六淫提纲非太阳一经所专有,故六淫发病提纲,亦非专为太阳一经而设立。尤氏是继承柯琴这一观点而加以发挥的。

六、博采众长，自成一家

《伤寒贯珠集》注释，共采集十二家之说，包括《外台秘要》、柯琴、成无己、王好古、郭雍、巢元方、许叔微、李东垣、朱肱、娄从善、王冰、《玉函经》等。尤氏从中吸取精华，既取他人之长，而又有发展，他这种拾前人之遗，纠前人之失，释前人之疑，而又不落前人窠臼，是很值得称道的。如大陷胸汤证与大承气汤证是伤寒实证之示范，初学者易以混淆。尤氏曰："按大陷胸与大承气，其用有心下与胃中之分。以愚观之，仲景所云心下者，正胃之谓，所云胃中者，正大小肠之谓也。胃为都会，水谷并居，清浊未分，邪气入之，夹痰夹食，相结不解，则成结胸，大小肠者，精华已去，糟粕独居，邪气入之，但与秽物结成粪而已，大承气专主肠中燥粪，大陷胸并主心下水食。"此述言简意深，学验未练达者，实难到此境界。

（《北京中医杂志》，1986 年第 5 期）

尤在泾与《伤寒贯珠集》

中国中医研究院　　　伊广谦　张慧芳

尤怡，字在泾（一作在京），号拙吾，又号饲鹤山人。清代长洲（今属江苏苏州）人。家贫而笃学，工诗善书，淡泊名利，曾鬻字于佛寺。与同郡顾秀野、沈德潜等为挚友。学有渊源，少时曾从师马俶（元仪）学医。马俶有医名，从游者甚众，得尤怡而喜甚，谓"吾今得一人，胜得千万人"。尤怡业医，初不著于时。而晚年医术益精，为人治病多奇中，遂名噪三吴。然不求闻达，欲晦姓名，乃隐居花溪，著书自得。所著除《伤寒贯珠集》八卷外，还有《金匮要略心典》三卷，《金匮翼》八卷，《医学读书记》二卷，《静香楼医案》一卷。怡颇有诗名，著有《北田吟稿》。沈德潜编《清诗别裁》内收尤怡诗词九首，并云其写诗

"不求人知，而重其诗者，谓唐贤得三昧，远近无异词"。又据《吴县志·艺术》载，尤怡亦"间作古文时文，绝类唐荆川"。按：唐荆川，名顺之，明代文学家。《明史》本传称其"于学无所不窥"，"为古文，洸洋纡折有大家风"。由此可见，尤怡于医学之外，兼擅诗文书法，为一多才多艺者。

《伤寒论》是一部重要的经典著作，自金代成无己以下，历代有关《伤寒论》的注本和研究性著作有数百家之多。《伤寒贯珠集》是其中备受推崇的佳作，被视为学习《伤寒论》的津梁，后世学者"由是而进，则义之可疑者始明，理之难晓者自显"，可从而穷本溯源。按《伤寒贯珠集》一书，上承柯韵伯的《伤寒来苏集》及钱天来的《伤寒溯源集》。其最主要的特点是在编排结构上突出治法，以法类证。尤怡认为："振裘者必挈其领，整网者必提其纲，不知出此，而徒事区别，纵极清楚，亦何适于用哉？"故于太阳、阳明、少阳、太阴、少阴、厥阴六经，每经皆分列纲目。这里的纲，就是治法；目，就是汤证及处方。以法为纲，统率证候和用方。其法则有正治法、权变法、斡旋法、救逆法、类病法、明辨法、杂治法、少阳刺法，及少阴清法、下法、温法等。根据每经的不同情况，其法各有不同。

如太阳、阳明、少阳各有正治法，"审其脉之或缓或急，辨其证之有汗无汗"，从而解之汗之，为太阳正治法；阳明病，"经病有传变。自受之不同，府病有宜下、宜清、宜温之各异"，皆为正治之法；而小柴胡汤一方和解表里，为少阳正治之法。太阳篇内，以"人体气有虚实之殊，藏府有阴阳之异"，虽同为伤寒之候，不得竟从麻桂之法，而分别有小建中汤、炙甘草汤、大小青龙汤等，是为太阳权变法。若汗出不彻而传变他经及发黄、蓄血，或汗出过而并伤阳气，乃有更发汗及用真武汤、苓桂甘枣汤等，是为斡旋法。或当汗而反下，或既下而复汗，致有结胸、痞满、协热下利诸变，乃用大小陷胸汤、诸泻心汤等，是为救逆法。至于太阳受邪，而见风温、温病、风湿、中湿、湿温、中暍、霍乱诸证，形似伤寒，而治法迥异，是为类病法。各经诸法，不一一列举。总之，是以治法为纲，证方为目，将《伤寒论》条文重新调整编排。这种编法，尤怡自谓可令"千头万绪，总归一贯，比于百八轮珠，个个在手矣"，故书名《伤寒贯珠集》。朱陶性序中，亦盛称其"能提其纲挈其领，不愧轮珠在手"。

《伤寒贯珠集》的注释部分，亦颇具特色。尤注不是停留在一般的随文衍注、解难释疑上，而是能发微抉奥，在深层次展开，自成一家之言。例如，自方有执、喻嘉言倡导"三纲鼎立"之说，谓风伤卫，用桂枝汤；寒伤营，用麻黄汤；风寒两伤营卫，用大青龙汤，由清一代，其说大行。尤怡在注文中，从临证实际出发，力驳"三纲鼎立"说。他认为："寒之浅者，仅卫之虚者，寒犹不固。"所以，"但当分病证之有汗无汗，以严麻黄、桂枝之辨，不必执营卫之孰虚孰实，以证伤寒、中风之殊"。无汗必发其汗，有汗则不可更发其汗，而分别用麻黄汤、桂枝汤。至于大青龙汤证，"其辨不在营卫两病，而在烦躁一证"。这种阐释方法，甚便于读者对《伤寒论》的理解和运用。从《伤寒贯珠集》全书注文可以看出，尤怡处处注重抓住主证，不尚空谈，故能恰中肯綮，自成一家。诚如清人唐立三所说，尤注使"仲景著书之旨，如雪亮月明，令人一目了然，古来未有"（《吴医汇讲》）。

《伤寒贯珠集》的现存版本，最早者为清嘉庆十五年（1810）朱陶性活字本（白鹿山房藏版），以下还有嘉庆十八年（1813）苏州会文堂刻本，日本文政九年（1826）小川汶庵氏校刻本（稽古斋藏版），及清绿润堂、来苏阁、绿荫堂刻本，清末广州惠济仓刻本，上海千顷堂石印本等。经对以上各版本的考查，知《伤寒贯珠集》所依据的《伤寒论》原文，主要是金成无己《注解伤寒论》，但亦有据宋本《伤寒论》者。同时，尤怡也做了一些改动，主要是对《伤寒论》方剂的药物炮制和服用方法的文字有所删节或改写。在现存的诸版本中，以日本小川氏校刻本最佳。经与成无己《注解伤寒论》比勘，可以明显看出，小川氏校刻本是经过认真校核，而且刊刻精良。另外，小川氏校刻本前还附有小川汶庵序、丹波元胤叙，书后附有石家尹（汶上）跋、尤怡小传《清诗别裁集》，及摘录唐立三《吴医汇讲》中有关《伤寒贯珠集》的论述，皆为诸本所无，有裨读者研读本书。

（《江西中医药》，2004 年第 35 卷第 3 期）

《静香楼医案》评述

新疆昌吉州中医院　　李玉贤

《静香楼医案》（以下简称《医案》）为清代名医尤在泾所著。医案论病平易近情,简要明快,深得要领;立方纯净周匝,妥帖易施;用药则随证化裁,轻灵活泼。其医案风格至今在临床上仍有现实意义,堪为后学之楷模。

一、论本《内经》,说理朴实而不浮

尤氏在其《医学读书记·自序》中说:"未有事不师古,而有济于今者。"纵观《医案》,虽不见直引《内经》原文,但其案语立论,又无不以《内经》理论为基础。他在识透经义之后,通过朴实的说理方式,灵活运用经义阐释病机,推究病源,确定治法。如《素问·经脉别论》云:"惊而夺精,汗出于心。"《素问·阴阳别论》云:"阳加于阴,谓之汗。"《医案·汗病门》一汗证案曰:"心阴不足,心阳易动,则汗多善惊。"显然系两段经义之融会。《素问·腹中论》曰:"病热者阳脉也……人迎一盛少阳……三盛阳明,入阴也。夫阳入于阴,故病在头与腹,乃膜胀而头痛也。"《医案·头痛门》中案曰:"火升头痛,耳鸣,心下痞满,此阳明少阳二经痰火交郁。"《素问·脉解篇》曰:"内夺而厥,则为喑俳,此肾虚也。"《医案·类中门》案曰:"……右偏肢痿,舌强口喝语謇……此乃肝肾两虚,水不涵木……所谓肝肾气厥,舌喑不语,足痱无力之让。"《素问·水热穴论》曰:"肾者,胃之关也。"案云:"肾为胃关,火为土母。"等等,不一而举,足见其案语立论原本《内经》而又朴实不浮。

二、法宗仲景,随机应变不拘泥

尤氏于仲景之学覃思精研,能升其堂而入其室,得其奥旨,故其临证施治,往往思法仲景,且能在具体情况下随机应变,灵活应用,绝不拘泥。

(1)仲景用肾气丸治虚劳、消渴、痰饮、妇人转胞等肾气不足诸证,尤氏师其义,扩充其用。凡肾中真阳不足,"不荣于筋"之阴缩、"不固于里"之遗精、"不卫于表"之多汗、不温于下之足冷、不化于水之肿胀、不纳于气之喘咳,以及肾虚阳浮,浮阳上炎之唇燥口干、咽喉干痛、鼻塞颧赤、面黑目黄;浮阳下走之小腹拘急、小便不利、腰膝酸痛诸证,均以肾气丸"直走少阴之分",斡旋肾气,培元固本,"据其宅窟而招之"。并以肾气丸随证化裁用于内伤、类中、痿痹、内风、痰饮、咳喘、失血、虚损、黄疸、肿胀、齿痛、遗精、外疡13门26案肾虚病证之中。

（2）据《金匮》饮门"短气有微饮，当从小便去之，苓桂术甘汤主之，肾气丸亦主之"的论述，尤氏于临证中发挥为"外饮治脾，内饮治肾"，并谓"二脏阴阳含蓄"，则气固阳潜而咳喘自平。如治一人咳喘"不能卧息"，夜重昼轻，冬寒发作，春暖暂安，诊曰："是肾气收纳失司，阳不潜藏，致水液变化痰沫，随气射肺扰喉之证，以严用和加味肾气丸减牛膝、肉桂，加车前子、补骨脂，实际即肾气丸去桂，加车前子、补骨脂而已。"按：肾中真阳之气主气化，行津液，此气既虚，则气化失常，津液停聚而为痰为饮。方以肾气丸直补肾中真阳，使阳旺气化津液施行，则痰饮可散；以此病痰沫甚多，恐肉桂性味浑凝，温摄太过，反致痰浊内束而加重咳喘，故去而不用；加车前子通行气化，行利水道，并能清肺化痰而不扰动真火；补骨脂补命门相火而交通君火，使阳潜气固，可望转机。又治一人久嗽，断为肺饮，处以厚朴、煨姜、桑白皮、杏仁、广皮、甘草、半夏。按：饮之所成，无不因湿，若脾运失健，则湿聚成饮，正如《素问·至真要大论》所说："岁太阴在泉……湿淫所胜……民病饮积。"本方以桑白皮、杏仁宣肺降气之外，更以厚朴、煨姜、陈皮、甘草、半夏行气调中，燥湿运脾，以断成饮之源，此即先生所谓"外饮治脾"之旨。

（3）用理中汤温中补虚治中焦虚寒之泻痢便血；小建中汤化裁抑木扶土治肝气乘脾侮肺之腹痛、干咳；黄芪建中汤去桂益气温阳，治气虚阳损之久嗽失音，茯苓易饴糖治虚劳黄疸；桂枝汤加味解肌散寒，治风寒乘袭督脉之恶寒背痛；大建中汤、乌梅丸合方化裁温肾运脾，治脾肾阳虚之反胃吐食；苓桂五味甘草汤敛冲降逆，治饮邪射肺之咳嗽；葶苈大枣泻肺汤下气行水，治痰壅气阻，肺失治节之水肿咳喘；橘皮竹茹汤清热补虚，降逆止呕，治虚热呕逆；旋覆代赭汤下气降痰，治气滞痰凝，中焦阻格之噫膈反胃；大柴胡汤合小承气汤化裁解表攻里，治热病无汗之舌黄腹痛下利；小柴胡汤加减化裁疏利肝邪，治虚为胁下痞积；乌梅丸化裁寒热并用，治蛔厥心痛；泻心汤化裁苦泄辛开，治心下痞；麻杏苡甘汤开鬼门，宣肺通表，治气壅肿胀；大承气汤加味泻热通便，治热结旁流；大黄附子加苍术、厚朴温下寒湿，治自利白滑胶黏；黄芩汤加阿胶滋阴清热，治阴虚热伏之心辣便血；当归芍药散加减清热利湿，治胎水喘咳。诸类医案皆本仲景而独运心机。无怪乎清代名医徐大椿谓其"凡有施治，悉本仲景，辄得奇中"。

三、博采众长，融会贯通成一体

旁通历代名家，撷其精华，融会贯通，用于临证，是尤怡治学的又一特点。一人患齿衄，据"得冷则泻"断为中气虚寒，处以温中补气之剂。考其源流，则知其滥觞于东垣阴火论，参考喻昌下竭上脱失血说，师法于王肯堂干姜治口糜方。一人患类中，据"舌绛牵掣，暗不出声，足蹩不堪行动"，诊曰："当与河间肝肾气厥同例。"论曰："形寒跗冷，似宜补阳为是，但景岳云'阳失阴而离者，非补阴无以摄即散之元阳'。"先以丹溪虎潜法，继以河间地黄饮子法，融三家于一案，灵活，自然。考《医案》对内风的治疗，本《内经》之旨，荟萃河间、丹溪、景岳、东垣诸家论述，提出"内风本皆阳气所化"，或治以温肾凉肝，或治以息风化痰，或增液息风，或安土息风，一脱前人大小续命汤统治内外风之窠臼。一人患痹，右膝肿痛，皮色不赤，食入辄呕，断为中气虚衰，案云："此当以和养中气为要，肿痛姑置勿论。"并曰："未有中气不复，而膝得愈者也。"又一案云："咳嗽，食后则减，此中气虚馁所致，治以培中下气法。"尝云："肺病以中气健旺，能食便坚为顺。"其临证治病着意于调治脾胃也为是，而这种学术观点，追其根底，则是受李东垣脾胃论，李中梓"脾为后天本"论影响的。《医案》中尚有治咳血用钱仲阳补肺散合葛可久保和汤法的化裁运用、徐之才轻可去实治肿胀法的运用，以及罗天益治虚劳法、《外台方》治脚气法，许学士香茸丸法治心痛背胀、六味丸法治脐中湿液等，均反映了尤氏不拘一家之说，而善于博采众长，融会贯通，合成一体，构成了自己独特的立案风格。

四、制方精妙，选药简当贵轻灵

尤怡临证，每治一病，必详审病机，精细辨证，以为遣方选药之依据，所制之方，看似平淡无奇，却有精思巧力。一人病风，"眩晕呕恶，胸满，小便短而数，口中干"。诊曰："水亏于下，风动于上，饮积于中。"处方以羚羊角清肝息风，细生地滋阴补肾，二药相合，一上一下，标本兼顾；再以钩藤息风养阴，天麻息风养血，茯苓健脾渗湿，广皮理气调中，半夏、竹茹一温一凉和胃降逆，化痰止呕。全方上中下兼顾，息风不耗气，滋阴不碍饮，化饮不伤阴，配合严谨，灵动活泼,打动一片。再如案中其化淡渗治湿温,杏、蔻、苡配合治津停湿聚,竹叶、生姜配合治湿热,一味紫菀治胸痹等,皆轻清灵动。其案中时令所触勿滋腻、瘀犹未尽不可骤补、痰火在内不易用补、肾元下虚不可漫用清克的见解洵有卓识,亦为后学称道。案中处方少则一二味药,多亦不过八九味,若非识见高超、绩学有素、精于制方者,岂能达到如此境地。

《金匮要略心典》注释特色探析

山东中医药大学　　李怀芝

一、文简义捷,深入浅出

尤氏对《金匮要略》经文的注释,简捷明快,深入浅出,常能一语道破机关。如对"五脏风寒积聚病"诸病病机的概括,简明透彻,言肺中风病为"津结而气壅",肝中风为"风从风动",肝着病为"气血郁滞,着而不行",麻仁丸证为"胃强而脾弱"。又如对妇人妊娠病诸病之病机的概括,言简意明,切中要害,如妇人宿有癥病之漏下不止,以"六月动者胎之常,三月动者胎之变"作为从日期上分辨胎动与癥病的分水岭;妇人漏下半产下血及妊娠下血,以"皆冲任脉虚,阴气不能守"概其病机;妊娠呕吐不止之干姜人参半夏丸证,以"妊娠中虚而有寒饮"道之;妊娠小便难之当归贝母苦参丸证,以"血虚热郁,而津液涩少"概之,皆言简而确,便于读者很快把握病证之症结关要。又如新产妇人三病,承赵以德《金匮方论衍义》之说,以"亡血伤津"概其病机;产后腹中癥痛之当归生姜羊肉汤证,以"血虚而寒动于中"概之;产后中风发热之竹叶汤证,以"风热外淫而里气不固"概之;附方中《千金》三物黄芩汤证,以"产后血虚风入而成热"概之,此皆精言妙语,使读者一睹便知。

二、抓住疾病本质,比较同异

尤氏对诸多复杂而相似的病证,善于比较分析,同中求异,异中求同,常能抓住疾病的本质,而深达仲景之旨。

如对于仲景治肺病之诸方,切中要害,两相比较而论其异同。如治"咳而脉浮"之厚朴麻黄汤,与治"咳而脉沉"之泽漆汤进行比较,指出两方主证虽皆咳证,病属肺邪,但同中有异:脉浮则气多居表,脉沉则气多居里,偏表者当发表散邪,偏里者则驱邪下走。厚朴麻黄汤,与小青龙加石膏汤相近,以散邪蠲饮为功,方以厚朴、麻黄、杏仁宣肺利气,发汗解表,宣散水气,厚朴"亦能助表";泽漆汤,以泽漆配黄芩、半夏等则下趋之势较猛。两方皆因邪之表里深浅而因势利导也。又如越婢加半夏汤,与小青龙加石膏汤进行比较分析,认为两方所主病证皆为饮邪,但一为饮热郁肺,病属阳热,一为心下寒饮,兼挟热邪。前者病证属阳,治用辛寒之越婢加半夏汤;后者寒饮挟热,以辛热配以石膏之辛寒,寒热并用。越婢加半夏汤,以麻黄伍重剂石膏为主,辛凉配伍,发越水气,兼清里热;小青龙加石膏汤,以辛温的小青龙温化水饮,加少量石膏清热除烦。总之,两方主证虽皆为饮,但一偏于热,一偏于寒,故两方一为辛凉,一为辛热。

对于历节病的分析,尤氏比较分析其不同的脉象,说明历节病的病机虽各不相同,但病从虚所得则一也,乃为异中求同。观"寸口脉沉而弱"条,此病是"肝肾先虚"而汗出入水,但水气是否发病,在于体质强弱,"盖非肝肾先虚,则虽得水气,未必便入筋骨",故"仲景欲举其标,而先究其本,以为历节多从虚得之也";"少阴脉浮而弱"条,病机是"风血相搏者,少阴血虚而风复扰之",亦属从虚得之;"盛人脉涩小"条,说明形盛于外、"气歉于内"之人,饮酒汗出,致风湿相搏而成历节,但其得病之由亦因虚得之(气虚)。故三者虽病机有所侧重,然得病之本质皆由于虚,"历节病因,有是三者不同,其为从虚所得则一也"。尤氏注重病之标本,抓住了病机的本质。

三、对举析方,达其精义

尤氏析方精辟,同时其释方时,常将两方或一组方进行比较分析,通过比较,抓住方证之关键,以便更好地指导处方用药。

如"血痹虚劳病脉证并治第六",仲景论血痹有两条,其治一为针引阳气,一为用黄芪桂枝五物汤药物治疗,表面上看来两者无甚联系,而尤氏分析异同,认为这两条血痹的病机相同,皆为阳微而阴血痹阻不通,其治不独行其血痹,而要通其阳气,阳通则血痹亦开,故前条针引阳气,后条黄芪桂枝五物汤和荣助卫,"黄芪桂枝五物,和荣之滞,助卫之行,亦针引阳气之意"。两条病机及治疗思路大体相同,又因后条阴阳形气俱不足,较前虚损为重,故遵《经》意,不用针刺而调以甘药也。

同时,尤氏亦注意对比发挥,如"妇人妊娠病脉证治第二十"干姜半夏人参丸是为妊娠中虚而有寒饮者设,同时,补出与其相反病证的治法,即《外台》青竹茹、橘皮等为胃热气逆呕吐者设,其意在"补仲景之未备也"。又将此篇当归散与白术散作对比,当归散为正治湿热之剂,而白术散为正治湿寒之剂,之所以出现湿热与寒湿的不同,是由于人之体质阴阳偏胜不同。"妊娠伤胎,有因湿热者,亦有因湿寒者,随人脏气之阴阳而各异也",此乃发仲景所未发耳,正如尤氏所说:"仲景并列于此,其所以诏示后人者深矣。"

"妇人杂病脉证并治第二十二"中"妇人经水不利下,抵当汤主之"条,认为此条属于经闭不通的病证,是由于瘀血阻脉所致,治当攻逐瘀血。《金匮》将此条与经水不利之土瓜根散条对比分析,认为两者虽皆有月经不利的情况,但此重彼轻,彼为和剂,而此专攻逐,即二证瘀阻程度不同,故药物攻逐之缓急亦不同。

此外,尤氏对于仲景方药的发挥亦颇为精到,常能发古人所未发。如"妇人产后病脉证治第二十一"中产后少腹坚痛之恶露不尽兼阳明里实证,尤氏谓此证"不独血结于下,而亦热聚于中",即属瘀血里实证,其治当两顾。其对大承气汤的分析可谓精辟,谓此方不但急下阳明里实,且因大承气中大黄、枳实均为血药,故此方又有攻逐瘀血之功,"盖将一举而两得之欤",其说尽得大黄、枳实之妙。观仲景治瘀血方中常用大黄、枳实,如本篇下瘀血汤、妇人杂病篇抵当汤、血痹虚劳篇治干血劳之大黄䗪虫丸,方中皆用大黄攻逐瘀血。本篇治气血郁结腹痛的枳实芍药散,用枳实炒黑入血以行滞,可见二药皆可祛瘀,而本证大承气之用大黄、枳实,确有一举两得之妙,此发他人所未发。又如治产后郁冒之小柴胡汤,谓其"解散客邪而和利阴阳",治产后中风之竹叶汤为"表里兼济"之剂,皆得诸方之妙。

四、灵活变通，申其未发

尤氏对《金匮》的注释，除顺释条文之外，较多引申发挥，常能灵活变通，发仲景未发之旨。

如对黄疸病的正治法及变通之法，认识较为透彻。认为黄疸之病乃湿热内郁，有正治法，有权变法，曰："黄疸病，湿热所郁也。故在表者汗而发之，在里者攻而去之，此大法也。乃亦有不湿而燥者，则变清利为润导，如猪膏发煎之治也；不热而寒、不实而虚者，则变攻为补，变寒为温，如小建中之法也；其有兼证错出者，则先治兼证而后治本证，如小半夏及小柴胡之治也。仲景论黄疸一证，而于正变虚实之法，详尽如此，其心可谓尽矣。"其言甚善。黄疸正治之法，在表者宜汗之，在里者宜攻下之。若湿热发生变化，则有变通之法：如不湿而燥，"湿热经久，变为坚燥"，当变清热利湿为润导，即用猪膏发煎润导之。猪脂润血脉，解风热，乱发消瘀，开关格，利小便，观尤氏于猪膏发煎条后补以《千金》病案，服药后"胃中燥粪下"，说明此证燥之甚者，可能出现大便干结的症状；若不热而寒，不实而虚，则变攻为补，变寒为温，即如小建中汤温中补虚之法。

尤氏常能于仲景条文之外，另出新意，补以别说，发仲景未发之旨。如"惊悸吐衄下血胸满瘀血病脉证治第十六"火邪致病的桂枝去芍药加蜀漆龙骨救逆汤条，《金匮》述说简单，只有"火邪"两字，并无脉证，而尤氏补以《伤寒论》中两条条文加以说明。如《伤寒论》"伤寒脉浮，医以火迫劫之，亡阳，必惊狂，起卧不安"，及"太阳病，以火熏之不得汗，其人必躁；到经不解，必圊血，名为火邪"。说明火邪致病之由，从而也补充了《金匮》中火邪致病的情况。又同篇末条"心气不足，吐血、衄血，泻心汤主之"条，引他说加以发挥，本条病机为"心气不足"，但尤氏认为，独心气不足不会引发出血，引寇氏"若心气独不足，则当不吐衄也"，说明本证除心气不足外，尚有"邪热因不足而客之"，即为邪热乘虚入客而致吐衄，其治"以苦泄其热，以苦补其心"，一举而两得。同时亦举《济众方》用大黄、生地汁治衄血，其"下热凉血"之法，亦泻心汤之泻热之意也。

五、遵经不泥，辨其阙误

尤氏对仲景条文，遇其文字疑讹者，不拘泥死守、曲意臆说，而是据文理加以辨误。如"水气病脉证并治第十四"："风水恶风，一身悉肿，脉浮不渴，续自汗出，无大热，越婢汤悉主之。"此条"脉浮不渴"，尤氏认为当为"脉浮而渴"，曰："此与上条（防己黄芪汤）证候颇同，而治特异，麻黄之发阳气，十倍防己，乃反减黄芪之实表，增石膏之辛寒，何耶？'脉浮不渴'句，或作'脉浮而渴'，渴者热之内炽，汗为热逼，与表虚汗出不同，故得以石膏清热，麻黄散肿，而无事兼固其表也。"此风水证热积于内，渴乃热炽灼阴，汗出为热逼，而本方用石膏乃清郁热。又同篇里水证，一身面目黄肿，有越婢加术汤治里水挟热，又"中风历节病脉证并治第五"有"《千金》越婢加术汤"治"肉极，热则身体津脱，腠理开，汗大泄"等，明显有内热，表现为津脱汗泄。以彼推此，说明本篇治风水之越婢汤、治里水之越婢加术汤确有内热炽盛，热炽灼津，故当有口渴，而方中重用石膏，乃为清泄里热，生津止渴，故尤氏以"脉浮不渴"作"脉浮而渴"是有一定道理的。

　　《金匮要略心典》，言简明快，深入浅出，尤易习读，故其书一出，辄为后学所喜爱，成为研习《金匮》之舟楫津梁，至今仍为研读《金匮》之重要参考书。清著名医家徐大椿先生在为此书所作的序中云："其间条理通达，指归明显，辞不必烦而意已尽，语不必深而旨已传。虽此书之奥妙不可穷际，而由此以进，虽入仲景之室无难也。"现代著名医家何任教授谓"其书卷帙不多，注解极简明扼要，以少胜多，堪称《金匮》注本中少而精的代表作"。

《金匮要略心典》所引"李氏"考

长春中医学院　　刘宏岩

　　《金匮要略心典》（以下简称《心典》）为清代医家尤怡（在泾）所著，系张仲景《金匮要略》较好注本之一。《心典》上宗《内经》《难经》，下引各家之言，论述颇为精辟，为后世学习《金匮要略》的主要参考书。该书多处引用"李氏"之言,此"李氏"究为何人,其言见于何书?尤氏未作说明,迄今亦无专文考证。近因工作需要,笔者在查阅其他《金匮要略》注本时,发现了有关"李氏"其人、其著的内容,现汇集简介如下。

"李氏"即李彣,字珥臣,浙江钱塘人,为清代医家。他师承清初名医张卿子和潘邓林,"深心笃学""医学益精",著有《金匮要略广注》(以下简称《广注》)、《伤寒二十四法》《脉约》《本草约》《金匮要略辨证解》《涤山妇科》等书,今唯《广注》流传于世。《心典》所引"李氏"诸言,即出自《广注》中,有的是照录《广注》原注,有的是择要摘录之。如尤氏在注释"血痹虚劳病脉证并治第六"之"夫男子平人,脉大为劳,极虚亦为劳"句时曾引:"李氏曰,脉大非气盛也,重按必空濡。"此段引文与《广注》原文相同。而尤氏在注释同篇之"男子面色薄者,主渴及亡血。卒喘悸,脉浮者,里虚也"句时引:"李氏曰,劳者气血俱耗,气虚则喘,血虚则悸。"对照《广注》原文则言:"劳者气血俱耗。肺主气,气虚则喘;心主血,血虚则悸。"此即尤氏择《广注》原注要言而引用。

《广注》成书于1668年以前,刊行于1682年,比成书于1729年之《心典》早47年。且尤怡为江苏吴县人,李彣为浙江钱塘人,两地相距较近,交通便利,故尤氏易得《广注》而读之。尤氏于《心典》中每引李氏之言,可知他对李彣之《广注》非常推崇,亦可反映《广注》一书在当时已有较大的影响。

《广注》现存有清康熙二十一年(1682)刊本,藏于我院图书馆。该书分为上、中、下三卷,注释《金匮》每有独特见解。由于坊间极少流传,故鲜为人知,建议出版部门重予刊印,以广流传,俾研究《金匮要略》者阅读参考之一助。

(《江苏中医》,1989年第2期)

尤怡研究文集

医学思想研究

　　尤怡认为张仲景立说本旨在于辨证论治，祛病活人，《伤寒论》全书精要是其理法，不必孜孜于文字编排之间，精要之处在于需要强调实用，重视治法。尤怡从临床实际出发，以辨证施治为原则，将《伤寒论》原文重新编次，并适当糅合《金匮要略》的有关条文，以六经分篇，每经首列条例大意，以阐明本经证治之大要。经下统法，此类大法为证治之要，如太阳之正治、权变、斡旋、救逆诸法。法下又赅方证，如太阳篇之麻黄汤、桂枝汤类，阳明篇之承气汤类等，再下层则列诸证，证随方出。对法、证的排列组合，则是遵循先主法主证，后变法变证，最后为类证的原则。如此方随法出，证随方出，环环相扣。

　　尤怡注重从经络、脏腑的角度来阐发六经证候。其在《伤寒贯珠集》中，将三阳经病证分为经病、腑病，将三阴经病证分为经病、脏病，以脏腑经络气化学说相结合的方式来阐释六经实质，实是伤寒学术界的一大进步。同时，尤怡还对伤寒之"三纲鼎立"学说做了修正与发展，认为"桂枝主风伤卫则是，麻黄主寒伤营则非。盖有卫病而营不病者，未有营病而卫不病者"。寒邪侵犯太阳肌表，因其性属阴，功主收引、凝滞，是故足以外闭卫阳而内郁营血。且腠理受寒关闭而至无汗为表实之证，又怎么能说是卫虚！麻黄为去表实之药，如何单单遗漏卫分！师古而不泥古，这种拾前人之遗、纠前人之失、释前人之疑的精神确实值得称道。

论尤怡学术思想

苏州市吴门医派研究院　　欧阳八四

一、条贯《伤寒论》,辨析发明
仲景论治伤寒微言大义

多数学者认为伤寒学派肇始于明代方有执,大体以错简重订、维护旧论、辨证论治三家为主要流派,尤在泾则属于辨证论治流派。其特点在于:不仅强调仲景的立法,更突出治法,不以风伤卫、寒伤营等经文印定眼目。尤氏认为张仲景立说本旨在于辨证论治,祛病活人,《伤寒论》全书精要是其理法,不必孜孜于文字编排之间,精要之处在于需要强调实用,重视治法。

首先,尤氏之《伤寒贯珠集》开创了以法类证的先河。尤怡从临床实际出发,以辨证施治为原则,将《伤寒论》原文重新编次,并适当糅合《金匮要略》的有关条文,以六经分篇,每经首列条例大意,以阐明本经证治之大要。经下统法,此类大法为证治之要,如太阳之正治、权变、斡旋、救逆诸法。法下又赅方证,如太阳篇之麻黄汤、桂枝汤类,阳明篇之承气汤类等,再下层则列诸证,证随方出。对法、证的排列组合,则是遵循先主法主证,后变法变证,最后为类证的原则。如此方随法出,证随方出,环环相扣。这样划分编排最大的好处是突出治法,纲目明了,便于掌握及临床应用。正如尤氏书中所言:"略引大端于前,分列纲目于后,而仲景之法方,周不备举……千头万绪,总归一贯,此于百八轮珠,个个在手矣。"

以下以太阳一病说明之:太阳一经,下分五法,太阳经原发之病和正治之法归为"正治法"。实际上就是太阳经证中风、伤寒以及太阳与他经合病之证,审其汗之有无、脉之缓急,或合阳明,或合少阴,分别用麻黄汤、桂枝汤、葛根汤、黄芩汤等,而照顾到病者内因不同、体气虚实、脏腑阴阳、素体有痰饮、痞气、咽、淋、疮、衄、血、汗等疾或病后产后等差异,所患伤寒亦不能一概而论,需分别情况用小建中、复脉、大小青龙、桂二麻一等方,体现了"因人制宜"的原则,归结为太阳"权变法"。在辨治太阳证过程中,如果出现了太过或不及,如发汗不彻、邪不外散而致病情不解,或发汗太过,过犹不及,亦能伤阴伤阳导致人为变证。为了御变而设更发汗、更药发汗、真武汤、四逆汤等法方从中斡旋调停，是为太阳"斡旋法"。临病对证，辨识不清，对法方掌握失当，以致汗下妄施、温灸混用，治疗结果适得其反，出现种种坏证、逆证，如结胸、痞证、协热下利、惊狂不安等，相应有陷胸、泻心、芩连葛根汤等补救措施，为太阳"救逆法"。又有风温、温病、中暍、霍乱等病与伤寒相似而实不相同，俱列篇中，配以相应法方，示医者于相似中求出不似，以资鉴别，为太阳"类病法"。

其他五经也仿照太阳的体制，阳明经有正治法、明辨法、杂治法；少阳经有正治法、权变法、刺法；太阴病有温里法、解表法、先里后表法；少阴清法、急下法、温法、辨生死法、病禁；厥阴清法、温法、厥阴进退之机、生死微甚等辨。

其次，尤氏注重从经络、脏腑的角度来阐发六经证候。自宋朝朱肱提出六经经络说、传足不传手以来，医家们就伤寒六经问题展开了争论，有经络说、脏腑说、气化说、部位说、疆界说等。尤怡在《伤寒贯珠集》中，将三阳经病证分为经病、腑病，将三阴经病证分为经病、脏病，说明尤怡是以经络、脏腑解释伤寒六经的。如在太阳病正治法第一条注文中尤氏指出："人身十二经络，本相联贯，而各有畔界，是以邪气之中，必各有所见之证与可据之脉。仲景首定太阳脉经，曰脉浮头项、强痛、恶寒。盖太阳居三阳之表，而其脉上额交巅，入络脑，还出别下项……"在太阳斡旋法太阳传本证治注释中说："脉浮小便不利，微热消渴者，病去标而之本，为膀胱腑热证也。"又如在少阳正治法柴胡汤主证条注解中有："胸胁苦满者，少阳之脉，其直者从缺盆下腋循胸过季胁故也。"太阳篇首云："太阳者，土也。在脏为脾，在气为湿。伤寒传经之热入而与之相搏，则为腹满吐利等证。"等等。

同时，尤怡还对伤寒之"三纲鼎立"学说做了修正与发展。自晋王叔和提出"风伤卫，寒伤营"之后，药王孙思邈于太阳表证提出"一则桂枝，二则麻黄，三则青龙，凡疗伤寒，此之三方，不出之也"。此后又经宋代许叔微、金代成无己两位医家发展丰富，再经明代方有执、喻嘉言最终发展成熟为伤寒"三纲鼎立"之说，成为错简重订派的主要观点之一。按照伤寒分立三纲，风伤卫则用桂枝汤，寒中营则用麻黄汤，风寒两伤营卫则用大青龙汤。至清代，该学说广为流行。但尤怡从临证实际情况出发，于其注文中大力反驳此说。他认为"桂枝主风伤卫则是，麻黄主寒伤营则非。盖有卫病而营不病者，未有营病而卫不病者"。寒邪侵犯太阳肌表，因其性属阴，功主收引、凝滞，是故足以外闭卫阳而内郁营血。且腠理受寒关闭而至无汗为表实之证,又怎么能说是卫虚!麻黄为去表实之药,如何单单遗漏卫分!所以,麻黄汤所主病证于尤氏看来实为"营卫并实",即所谓"风寒两伤营卫"而非营实卫虚之证。

关于仲景原文所提到的营弱卫强之说,尤氏认为仲景之说不过是想说明太阳中风发热汗出的原因罢了,后人不细细探究,而致力于"炫新说而变旧章",以致错误地认为"风并于卫,则卫实而营弱;寒中于营,则营实而卫虚",却不曾留心风寒邪气伤人,皆自皮毛而入于肌肉。卫分较之营分为表浅,其主要生理功能为卫外而兼温分肉,充皮肤,肥腠理,司开合之职,其性属阳,所以无论中风还是伤寒,都会伤及卫分,只有风寒邪气达到一定程度才会伤及营分,正如注文中提到的"寒之浅者,仅伤于卫;风而甚者,并及于营。卫之实者,风亦难泄;卫而虚者,寒犹不固"。所以对于表实无汗之太阳伤寒,用辛温发汗之麻黄汤去其表实而发散邪气;对于表虚有汗之太阳中风,用解肌发表调营卫的桂枝汤,助表气而逐邪气!关于如何判断该用麻黄汤还是桂枝汤,尤氏说道:"但当分病证之有汗无汗,以严麻黄、桂枝之辨;不必执营卫之孰虚孰实,以证伤寒之殊。"

还有,尤氏创立了六经俱能感受寒邪的理论。尤氏认为,人体感受风寒之邪,其传经的一般顺序是先由太阳经,传入阳明经,再入少阳经,然后依次传入太阴经、少阴经和厥阴经。但风寒之邪,不必定自太阳一经,六经皆可直接受寒邪而为病。"风寒中人,无有常经,是以伤寒不必定自太阳,中寒不必定自三阴。论中凡言阳明中风、阳明病若中寒及少阳中风、太阴少阴厥阴中风等语,皆是本经自受风寒之证,非从太阳传来者也。"进而尤氏提出"六经皆能自受风寒,何必尽从太阳传入"的观点。此意在于:六经都能感受寒邪,不一定都是从太阳经传入;即使是从太阳经传入,也不一定都循经递进。这一见解是符合《伤寒论》原义的,同时也与临床实际相吻合,直中和传经确实有所区别,他的这一思想亦是受到后世医家的重视。

二、精摩《金匮要略》,深研细讨
仲景论治杂病底蕴奥旨

《金匮要略心典》是尤怡对张仲景《金匮要略》精心揣摩的心得之作,是书有两方面的特点：一是谨遵《金匮》原文而无旁骛曲引之弊，二是对《金匮》原文中涉及的一些不易理解的地方，诸如诊断、病理、病证以及治法方药等各方面做了进一步的解释和阐发，为后人学习理解和运用《金匮要略》一书提供了诸多便利。研读《金匮要略心典》，其学术思想表现在以下几方面。

首先，尤怡注解《金匮要略》引经据典，博采众长。尤怡汲取前人精华，运用注释进行校勘，使之相得益彰。如对《脏腑经络先后病脉证第一》的"所得""所恶""所不喜"的具体服食，分别引用《素问·脏气法时论》的"肝色青，宜食甘；心色赤，宜食酸；肺色白，宜食苦；肾色黑，宜食辛；脾色黄，宜食咸"，《素问·宣明五气》"心恶热，肺恶寒，肝恶风，脾恶湿，肾恶燥"和《灵枢·五味》中的"肝病禁辛，心病禁咸，脾病禁酸，肺病禁苦，肾病禁甘"等来加以说明。再如《呕吐哕下利病脉证治第十七》的"下利肺痈，紫参汤主之"，分别引用了赵以德、喻嘉言和程知等诸家前贤之言。这种引经据典、旁征博引的注释方法在《金匮要略心典》中可谓比比皆是，不胜枚举。

其次，尤氏所注遵古不泥古，敢于勘正。正如尤怡在自序中而言"其系传写之误，则拟正之"，尤氏精研《金匮》之论，对认为有误者，敢于勘正。在《脏腑经络先后病脉证》中他对"酸入肝，焦苦入心，甘入脾。脾能伤肾，肾气欲弱，则水不行；水不行，则心火气盛，则伤肺；肺被伤，则金气不行；金气不行，则肝气盛，则肝自愈。此治肝补脾之要妙也"15 句质疑，"疑非仲景原文，类后人谬添注脚，编书者误收之也"。对《中风历节病脉证并治》篇中的"侯氏黑散，治大风四肢烦重，心中恶寒不足者"，他认为"此方亦孙奇等所附，而去风除热，补虚下痰之法具备，以为中风之病，莫不由是数者所致云尔。学者得其意，毋泥其迹可也"。论"天雄散方"时，疑是"亦后人所附，为补阳摄阴之用也"等等。

再者，尤氏对经文融会贯通，独抒己见。尤怡主张"以吾心求古人之心"，学习古人重在理解，重在融会贯通，去仔细揣摩古人的真正用意，加以阐发，述以己见。如《妇人产后病脉证治》中产后少腹坚痛之恶露不尽兼阳明里实证，尤怡认为此证"不独血结于下，而亦热聚于中"，即属瘀血里实证，其治当两顾。"若但治其血而遗其胃，则血虽去而热不除，即血亦未必能去，而大承气汤中，大黄、枳实均为血药，仲景取之者，盖将一举而两得之欤。"又如《妇人妊娠病脉证治》中"妊娠呕吐不止，干姜人参半夏丸主之"，是益虚温胃之法，为妊娠中虚而有寒饮者设。尤氏注释常"补仲景之未备",如认为《外台》方青竹茹、橘皮、半夏、生姜、茯苓等为胃热气逆呕吐者设。再如《血痹虚劳病脉证并治》中"是故求阴阳之和者,必于中气;求中气之立者,必以建中"之论,可谓深得仲景之旨。《痰饮咳嗽病脉证治》中"痞坚之处,必有伏阳;吐下之余,定无完气",意在对仲景应用石膏、人参进行精辟说明,提醒后学者"书不尽言而意可会也"。

还有,尤氏在阐述归纳时,言简意赅,甚为精当。如:在《肺痿肺痈咳嗽上气病脉证治》篇中按:"肺痈诸方,其于治效,各有专长。""如葶苈、大枣,用治痈之始萌而未成者,所谓乘其未集而击之也;其苇茎汤,则因其乱而逐之者耳;桔梗汤剿抚兼行,而意在于抚,洵为王者之师;桔梗白散,则捣坚之锐师也。"以此告诉后学者:"比而观之,审而行之,庶几各当而无误矣。"《消渴小便不利淋病脉证治》篇论"渴欲饮水",言:"共有五条。而脉浮发热,小便不利者,一用五苓,为其水与热结故也;一用猪苓,为其水与热结,而阴气复伤也;其水入则吐者,亦用五苓,为其热消而水停也;渴不止者,则用文蛤,为其水消而热在也;其口干燥者,则用白虎加人参,为其热甚而津伤也。"认为此"同源而异流者,治法亦因之各异如此",提醒"学者所当细审也"。《腹满寒疝宿食病脉证治》中"承气意在荡实,故君大黄;三物意在行气,故君厚朴",寥寥数语即阐明厚朴三物汤与小承气汤之间的异同。《胸痹心痛短气病脉证治》中有附方九痛丸,治九种心痛。曰:"九痛者一虫、二注、三风、四悸、五食、六饮、七冷、八热、九去来痛是也。而并以一药治之者,岂痛虽有九,其因于积冷结气所致者多耶。"此注释仅以"积冷结气"四个字就高度概括了九种心痛的病机所在,一语中的,切中要害,便于后学者把握症结关要。

三、羽翼《金匮要略》,增广发扬内科杂病证治方药

尤怡对仲景之学推崇有加,于内科杂病证治方面论述全面,多有独到之见,较好地体现于其晚年所著的《金匮翼》中。《金匮翼》一书羽翼《金匮要略》,除记载有少量的头面五官科疾病之外,其余内容都是记载内科杂病的证治方药,所载病证达七十余种。《金匮翼》广泛地选取历代医家医著,并附以

自己的观点及尤怡本人制定的治疗方剂。对每种病证的记载都是既有病因病机、诊断辨证等理论方面的叙述，又广泛地记载丰富的治疗方剂，具有较高的临床实用价值。

《金匮翼》一个明显的特点是长于辨证分型，对多种病证的证候分型甚为详细，如对于内伤发热的证候类型辨析为 8 种，头痛的证候类型辨析为 12 种，腰痛的证候类型辨析为 6 种，咳嗽的证候类型辨析为 9 种，泄泻的证候类型辨析为 6 种，便秘的证候类型辨析为 6 种，卒中风的治疗方法分为 8 种，痰（饮）病的治法分为 7 种，呕吐的治疗方剂分为 9 种（类），痢疾的治疗方剂分为 7 种（类），另外如虚劳、消渴、黄疸、水肿、血证、痛证、痹证、淋证等多种中医内科中的大病大证，书中也都载有丰富的证治方药，显示了尤怡在中医内科方面的广泛阅历和坚实的临床功底。以下试举几例具体病证加以说明。

1. 论痰饮 《金匮》首创痰饮病名，予以专篇论述，提出四饮及留饮、伏饮等概念，成为后世辨证论治痰饮的主要依据。尤氏在仲景痰饮理论的基础上进一步强调了三焦在发病过程中的作用，认为："人之有形，藉水饮以滋养。水之所化，凭气脉以宣通。盖三焦者，水谷之道路，气脉之所始终也。若三焦调适，气脉平均，则能宣通水液，行入于经，化而为血，灌溉周身。""病虽多端，悉由三焦不调，气道否涩而生病焉。"治疗上强调："善治者，以宣通其气脉为先，则饮无所凝滞。所以治痰饮者，当以温药和之。盖人之气血，得温则宣流也。及结而成坚癖，则兼以消痰破饮之剂攻之。"进而提出治痰七法：一曰攻逐，"然停积既甚，譬如沟渠癖壅，久则倒流逆上，污浊臭秽，无所不有。若不决而去之，而欲澄治已壅之水而使之清，无是理也。故须攻逐之剂"。二曰消导，"凡病痰饮未盛，或虽盛而未至坚顽者，不可攻之。但宜消导而已。消者，损而尽之，导者，引而去之也"。三曰和，"补之则痰益固，攻之则正不支，唯寓攻于补，庶正复而痰不滋，或寓补于攻，斯痰去而正无损。是在辨其虚实多寡而施之"。四曰补，"在肾者气虚水泛，在脾者上虚不化。攻之则弥盛，补之则潜消。"五曰温，"盖痰本于脾，温则能健，痰生于湿，温则易行也"。六曰清，"或因热而生痰，或因痰而生热，交结不解，相助为疟。是以欲去其痰，必先清其热"。七曰润，"气不化而成火，津以结成痰，是不可以辛散，不可以燥夺。清之则气自化，润之则痰自消"。以上治痰七法，论述全面，足资临证参考。

2. 论虚劳 《金匮》首提虚劳的病名，阐明虚劳病是因虚致损，积损成劳,有阳虚、阴虚、阴阳两虚等不同病因病机,在治法上着重温补,但强调扶正祛邪、祛瘀生新等治法。尤氏继承了仲景之说,治疗上尤重脾胃,认为:"损者有自上而下者,有自下而上者,而皆以中气为主。夫脾胃居中而运水谷,脾胃气盛,四脏虽虚,犹能溉之。不然则四脏俱失其养矣,得不殆乎。故曰:过于脾胃者不治。"尤氏指出虚劳须分五脏论治:"盖肺主气,益之使充也。心主血,而营卫者血之源,和之使无偏也。脾运水谷而主肌肉,调之适之,毋困其内,亦无伤其外也。肝苦急,缓之使疏达也。肾主精,益之使不匮也。后人不辨损在何脏,概与养阴清火,术亦疏矣。"继而提出了五脏虚劳的具体治法方药。对于虚劳营卫不足者主张"宜甘酸辛药调之。甘以缓急,酸以养阴,辛以养阳"。又另列风劳、热劳、干血劳、传尸劳的治则及选方,较仲景原意,论述更详,辨治更精。

3. 论中风 《金匮》认为中风的形成当责之内外两端,内因脏腑虚弱,气血不足;外因风邪入中,以致经络痹阻,脏腑功能失常。尤怡认为,中风病的根本在于肝,而中风的发作则往往是内邪与外邪互相感召,互相影响所致。"以愚观之,人之为病,有外感之风,亦有内生之风,而天人之气,恒相感召,真邪之动,往往相因。故无论贼风邪气从外来者,必先有肝风为之内应;即痰火食气从内发者,亦必有肝风为之始基……由此观之,则中风之病,其本在肝。"

《金匮》治中风,仅有侯氏黑散、风引汤、头风摩散、防己地黄汤等方,且疑非仲景所作,可能为宋代补入,其药物组方较为庞杂而非一般常用。有鉴于此,尤氏提出"一曰开关,二曰固脱,三曰泄大邪,四曰转大气,五曰逐痰涎,六曰除热风,七曰通窍隧,八曰灸腧穴"治疗中风的八法,以应临证之变。还另立五脏中风分治之方:有肾风苁蓉丸、肺风人参汤、脾风白术汤、心风犀角丸、肝风天麻散等,颇有创见。而对于中风失音不语、口眼歪斜、偏风等列有专篇专方,补仲景之未备。

4. 论血证 对于血证的证治,《金匮》论述较简,仅列四方:吐血不止属于虚寒的,用柏叶汤温中止血;吐血属于热盛的,用泻心汤苦寒清热,泻火止血;下血属于虚寒远血的,用黄土汤温脾摄血;下血属于湿热近血的,用赤小豆当归散清利湿热,活血止血。此四方虽温清补泻,大法初备,可以应对寒热虚实各种病情,但仍有过简之嫌。

尤氏辨治血证颇为详尽,按出血部位分为吐血、鼻衄、齿衄、舌衄、大衄、大便下血、溲血八类，分而治之，条目清晰。而仅吐血一类，又细分为风热吐血、郁热吐血、暑毒吐血、蓄热吐血、气逆吐血、劳伤吐血、阳虚吐血、伤胃吐血八种证型。治疗血证，尤氏谓："凡用血药，不可单行单止，又不可纯用寒凉，必加辛温升药。如用寒凉药，用酒煎、酒炒之类，乃寒因热用也。久患血证，血不归元，久服药而无效者，以川芎为君则效。""凡呕吐血，若出未多，必有瘀于胸膈者，当先消而去之。骤用补法，血成瘀而热，多致不起。"而对于蓄热吐血，滑伯仁氏多用桃仁、大黄等破滞之剂，屡获良效。尤氏认为："去者自去，生者自生，人易知也。瘀者未去，则新者不守，人未易知也，细心体验自见。"可谓一语中的。

5. 论发热 发热是临床常见证候，《金匮》未列专篇，而散见于各个病证之中，如虚劳篇中对虚劳所表现的"手足烦热"，以小建中汤进行治疗等。《金匮翼》对发热予以专篇论述，补仲景之未备，使后学开卷有获。

尤氏在发热统论中提出："治热之法有五，一曰和，二曰取，三曰从，四曰折，五曰夺。假令小热之病，当以凉药和之。和之不已，次用取，为热势稍大，当以寒药取之。取之不已，次用从，为热势既甚，当以温药从之。谓药气温也，味随所为。或以寒因热用，味通所用；或寒以温用，或以汗发之。不已，又用折，为病势极甚，当以逆制之。制之不已，当以下夺之。下夺不已，又用属，为求其属以衰。缘热深陷在骨髓，无法可出，针药所不能及，故求属以衰之。求属之法，是同声相应，同气相求之道也。如或又不已，当广求其法而治之。"尤氏之论，别具匠心，机圆法活。又按劳倦发热、火郁发热、血虚发热、阳浮发热、痰积发热、瘀血作热、骨蒸热、食积酒毒发热分而论述，还以脏腑分治上下血气诸热，对临床辨治多有裨益。

尤怡作为一个有作为的著名医家，医学的贡献是多方面的，除了上面所及以外，其在医论、医话、医案等方面也给后人留下了宝贵的著作。《医学读书记》《静香楼医案》素来脍炙人口，读之既让我们了解到了尤氏广博的知识，也为我们把握尤氏分析复杂病机、分清标本缓急的脉搏，进而立法选方，或经典，或化裁，或自制，提供了难得的"原始"素材。

（《吴中医家与医著》，江苏凤凰科学技术出版社，2016 年）

尤在泾学术思想概论

广西中医学院　　　陈圣华　甘密密　黎昌荣

尤怡,字在泾,长洲(今江苏苏州)人,清代著名医学家。其一生潜心于《内经》及仲景之学,造诣很高。著作有《伤寒贯珠集》《金匮要略心典》《金匮翼》《医学读书记》和《静香楼医案》等。当今对于尤怡伤寒学说文献研究尚少,各篇文献之间也没有系统分析,现将近年来有关尤在泾的文献研究综和评述如下。

一、对于《伤寒论》研究方法的创新

细考中医发展史,我们可以看到,对于仲景《伤寒论》的研究,自明方有执倡言错简之后,逐渐形成两派:一是方喻持错简论,一是"三张"维护旧论。

尤氏之治《伤寒》,则不囿于两派之中,而是从临床实际出发,立足辨证论治,以六经分篇,纂入《金匮要略》有关条文,将《伤寒论》原文重整编次,以八法贯穿仲景六经辨治体系,"为整理研究仲景六经立法辨治规律独辟一门",以此开创了"以法类证"研究方法之先河。

其对六经的分篇,每经首列条例大意,以阐明本经证治之大要,每经诸法的阐发则是先列大法,其次于法下列方证,再下层则列诸证,证随方出。对法、证的排列组合,则是遵循先主法主证,后变法变证,最后为类证的原则。如此,方随法出,证随方出,环环相扣,使得诸法如珠之贯通全书,犹如"百八轮珠,个个在手",这就是"贯珠"二字为书名的缘由。

李惠林认为,此种研究方法最大的好处是突出治法,纲目明了,便于掌握及临床应用。张声鹏则认为,此种研究方法,以类证为纲,以方证为目,纲目分明,更能突出仲景制方本意,即随证治之的辨证论治思想,能够针对不同的证候,选用相应的方药治疗,对临床医师尤为适用。如果单纯以治法分类,易使读者为仲景成法所囿,必然妨碍中医理论及实践水平的提高。胡志洁等认为,尤氏将《金匮要略》条文纂入《伤寒贯珠集》的编制方法,别开生面,既保持了仲景学术体系的完整性,又扩大了《伤寒论》辨证施治的范畴;并且,这种以法类证的研究方法，对辨证论治规律的阐发颇具特色，亦对后世《伤寒论》的研究及伤寒诸法的运用颇有启发。

二、对《伤寒论》六经及六经病的独特认识

对六经实质问题的理解，是研究《伤寒论》的一个关键，恽铁樵曾指出："《伤寒论》第一重要之处为六经，而第一难解之处亦为六经。凡读伤寒者无不于此致力，凡注伤寒者亦无不于此致力……此处不解，全书皆模糊影响。"纵观历代医家对六经实质的说法，可谓众说纷纭，明清时期较为突出，有汪琥等的经络说、李时珍等的脏腑说、张志聪等的六气说、方有执等的部位说、程郊倩等的形层界限说、柯琴等的经界说等。尤氏不为前说所囿，而以脏腑经络气化学说相结合的方式来阐释六经实质，实是伤寒学术界的一大进步。正如在《伤寒贯珠集·太阴篇·辨列太阴条例大意》中所说："太阴者，土也，在脏为脾，在气为湿。伤寒传经之热，入而与湿相搏，则为腹满吐利等证，直中之寒，入而与湿相搏，亦为腹满吐利等证。"余经亦皆有此类论述可证。

其一，对于六经病的认识，尤氏有其创见。

如对太阳病的认识，尤氏脱却了方喻"三纲鼎立"学术观点的束缚。如在《伤寒贯珠集·太阳篇上·太阳正治法》说："不知邪气之来，自皮毛而入肌肉，无论中风、伤寒，未有不及于卫者，其甚者乃并伤于营耳。以寒之浅者，仅伤于卫，风之甚者，并及于营；卫之实者，风亦难泄，卫而虚者，寒亦不固。当分病之有汗无汗，以严麻黄、桂枝之辨，不必执营卫之孰虚孰实，以证伤寒、中风之殊。"又如在《伤寒贯珠集·太阳篇上·太阳权变法》中说："按伤寒分立三纲，以愚观之，桂枝主风伤卫则是，麻黄主寒伤营则非，盖有卫病而营不病者，未有营病而卫不病也。至于大青龙证，其辨不在营卫两病，而在烦躁一证。"

其二，创立了六经皆能感受寒邪的理论。

对于尤氏对六经及六经病的独特认识，李惠林认可尤氏是以经络脏腑等解六经，但通过分析尤氏言经络只及足太阳、足阳明、足少阳、足太阴、足少阴、足厥阴，言脏腑只提到膀胱、胃、胆、脾、肾等脏腑，故而认为其虽未明言伤寒传足不传手，也是有这个倾向的。沈敏南认为尤氏对有"千古疑案"之称的厥阴病篇，进行的纠偏补失恰如其分，其以"厥阴经是阴之尽，为脏之极，阴极

而尽，则必复反而之阳"的生理活动推论其"厥阴之生死，在厥热之进退"这一病变核心。所以厥阴病的全篇安排，以脉证为先，辨厥热进退，以明生死之机；次论生死微甚，以明阴阳之转机；再论热伤其阴，必用清法，寒伤其阳，势施温法；最后论错简九条。错简之九条，逐条晰其理，言其失。尤氏这一安排及注释，使人茅塞顿开。

韩维斌从太阴病的成因和实质、太阴病证型的分类、太阴病的证治三方面研究了尤氏对太阴病的认识。将太阴病实质总结为三个方面：即脾阳虚寒湿内生、脾阴阳俱虚而邪结于胃腑、脾胃阴虚生热。并认为对于太阴病的成因不必拘传经、直中，不必究伤寒、杂病，只要符合太阴病提纲证，即为太阴病的成因。太阴病可分为经病、脏病、经脏俱病三种证型；关于治法，提出脏病以祛邪为先，适当地加以扶正之法，且他主张祛邪之法主要是解表法和攻下法。太阴经病的治疗以祛邪为主，即解太阳之邪。太阴经脏俱病证的治疗，则"先温其里，乃攻其表"。通过以上三方面的研究，韩氏认为，尤氏治学严谨，能跳出具体治法之窠臼，从临证逻辑思维角度分析归纳《伤寒论》辨证论治体系，使仲景著书之旨，"如雪亮月明，令人一目了然"。

三、尤在泾对《伤寒论》经方应用及
杂病诊治用药的独特认识

尤氏临证，如徐大椿所言："凡有施治，悉本仲景，辄得奇中。"其"擅用经方，灵活化裁；临证诊疾，注重中气；制方用药，必本升降"是其特色。且在临证诊治中，于脉法有独特体悟："重独见、巧对比、善合参，探源析变，详加评析，利于临床借鉴、运用。"潘桂娟等根据尤氏在《金匮翼》中提出的攻、消、和、补、温、清、润的治痰七法，认为尤氏治痰，从病机处着眼，大法分明，纲举目张，法中有法，入细入微，不仅开拓了医家治病的视野，而且深化了中医痰病治疗学说，具有重要的学术价值和临床意义，值得深入研究与探讨。关新军等认为尤氏论治血证，擅于撷取前贤的经验，并通过自己的临床验证以为取舍。无论吐血、衄血、咳血、尿血、下血以及妇人崩中漏下等证，均重视辨证论治，每以正本清源为要。并结合《静香楼医案》，总结尤氏治疗血证特色为：先其所因，伏其所主；注重调理中气，中气得理，血自归经；注重安肾固本，摄降潜纳。杜洋据《静香楼医案·肢体诸痛门》所载案10则，分析了尤氏治疗

肢体疼痛的经验，认为尤怡治疗肢体疼痛体现了其深厚的医学素养和鲜明的临证特色，其辨证以仲景思想为宗，博采历代诸贤之所长，师古而能化古，案中处方立意深邃，活泼灵动，故《四库全书总目》赞其案曰："方简法纯。"尤怡《静香楼医案》确系古代名家医案中的一朵奇葩。李志刚等提出尤氏论治中风有三个特点：一是强调肝风在中风中的重要作用，故临床治中风，总以治肝风为首要；二是认为风气通于肝，诸风掉眩，皆属于肝，故中风之病，其本在肝；三是认为中风为病，尚有脏腑经络浅深之异，须临病详察，以辨真邪虚实之故，决治法通塞之宜。并列举了尤氏治疗中风的八大法，且指出尤氏有五脏风之论。最后总结认为，尤氏论治中风，详其证候，析其治要，备举理法方药，其按病期、临床表现辨证论治的特点实能开后世医家之茅塞，普度中风病家之众生。故中风的临床治疗，宜区别对待，选用适宜之治法。或单用一法，或数法合用，总以治愈患者病痛为目的。切忌胶柱鼓瑟，不知变通。此外，高荣林总结了尤氏灵活运用六味丸的经验，张云龙等研究了尤氏的调肝思想，史欣德分析了尤氏养肺阴五法，皆具特色。

综上所述，我们不难看出，近数十年来在对尤氏学术思想的继承和发扬上，系统研究者少，举要论述者多，对尤氏《伤寒论》学术思想的研究更是零散、浅显。因此，本文旨在通过对以上文献的综述，以期能够为研究尤氏学术思想者提供参考。

尤怡学术思想探讨

河南省郑州市卫校　　安艳秋

一、崇尚仲景，擅用经方

尤氏作为医学家，"自轩岐以迄近代诸书"，无不博览，但其最为尊崇的是仲景学说。正如柳宝诒所说:"先生博极群籍,尤服膺仲景之书,所著《伤寒论》《金匮》两注,上溯仲景心传,独抒已见。"尤氏对仲景学说的研究倾注了几十年的心血,编撰了《伤寒贯珠集》《金匮要略心典》和《金匮翼》三书。《伤寒贯珠集》根据《伤寒论》六经分篇,以法(如正治法、权变法、斡旋法、杂治法)重新编次《伤寒论》条文,于每经之首均列"条例大意",以阐明本经证治之大要,从而使《伤寒论》辨证施治精髓如雪亮月明,令后学一目了然;《金匮要略心典》是尤氏集十年寒暑的心得之作,对《金匮要略》注释明晰,据理确凿,切合临床,条理通达,便于学习领会,向被后世称为学习《金匮》的范本,奉为圭臬;《金匮翼》是尤氏补充《金匮要略心典》之作,是针对杂病辨证施治而编写的专著,对《金匮要略》中所载疾病进行了重新归类和补充,集中表现了尤氏研究杂病的心得体会和临床治疗经验总结。正因尤氏精研仲景,尊崇仲景,故在《静香楼医案》中充分体现出擅用经方灵活化裁的特点。

如尤氏治咳喘"久咳喘不得卧,颧赤足冷,胸满上气,饥不能食。此肺实于上,肾虚于下,脾困于中之候也。然而实不可攻,始治其虚,中不可燥,始温其下",治疗用金匮肾气丸,"两寸浮大,关尺沉小,气上而不下,喘咳多痰……宜以肾气丸,补而下之"。治肿胀"肿胀之病,而二便如常,肢冷气喘。是非行气逐水之法所能愈者矣,当用肾气丸,行阳化水"。治黄疸"面黑目黄,脉数而微,足寒至膝,皮肤爪甲不仁。其病深入少阴,而其邪则仍自酒湿得之及女劳也",方用肾气丸。治杂病、阴缩、精出、汗泄,认为是"真阳气弱,不荣于筋则阴缩,不固于里则精出,不卫于表则汗泄。此三者,每相因而见,其病在三阳之枢,非后世方可治。古方八味丸,专服久服,当有验也"。治痰饮"中年以来,内聚痰饮,交冬背冷喘嗽,必吐痰沫,胸脘始爽。年逾六旬,恶寒喜暖,阳分之虚,亦所应尔……肾气丸减肉桂,加北五味、沉香"。综上,尤氏对肾气丸的应用,真可谓得心应手、出神入化。尤氏擅用经方由此可见一斑。

正如徐大椿对尤怡所评:"凡有施治,悉本仲景,辄得奇中。"

二、尊古不泥,敢于正误

尤氏治学态度严谨,客观求实。尊古师古而不泥古,对经典学术内容正确的则继承、发挥；错误的敢于纠正。这种在封建礼教的条件下，能够在学术上直言不讳，发前人之所未发，正前人之所误，其精神是难能可贵的。

如在《伤寒贯珠集》中，尤怡不仅评斥了王叔和编次《伤寒论》的错误之处，而且对某些注家的纰漏也给予了纠正，同前人不同的学术观点进行了争鸣。他明确指出《伤寒论》中第375、第379、第354、第380、第378、第373、第363、第361、第350条"均非厥阴本病，叔和不察，误编厥阴篇中"。对《伤寒论》第8条的注释，尤怡指出："诸注家俱误，盖于经脏腑未审耳。"等等。

再如在《医学读书记》中，尤怡明确指出了《素问》《甲乙经》等错误之处，专门编写了"《素问》传写之误""《甲乙》之误""王注之误"等章节。在"《素问》传写之误"中，他对《素问》"圣人传精神，服天气而通神明"句中，"传"字的解释，就纠正了王冰的错误。王冰注："精神可传，惟圣人得道者乃能尔。"尤氏指出："'传'当作'专'，言精神专一，则清净弗扰。"被众多医学家赞同。

三、临证诊疾，注重中气

尤怡临证诊疾，特别注重中气，钦服李东垣的脾胃学说，重视脾胃在人体的作用。

尤氏认为脾居四脏之中，生育营卫，通行津液。诸气源于中气，故认为很多疾病的发生均与中气不足有关。如《静香楼医案》所述："咳嗽，食后则减，此中气虚馁所致。""噎膈，脉疾徐不常，食格不下，中气大衰，升降失常。"反胃，"中气迭伤，不能健运，朝食暮吐，完谷不腐。"疟疾，"疟止复发，汗多作呕，中气虚逆。"肿胀，"脾健失职，食入不消，遂生胀满。"《金匮翼》所述："飧泄，完谷不化也。脾胃气衰，不能腐熟水谷而食物完出。"失血，"阳虚失血者，脾胃气虚，不能固护阴气也。"等等。

正因为疾病发生的原因大多与中气有关。而治病必求于本，故尤氏治疗疾病，无论外感内伤，新病旧恙，均重视培补中气，调治脾胃。如《静香楼医案》所述："久嗽便溏，脉虚而数，脾肺俱病，培补中气为要。""中气虚寒，得冷则泻而又火升齿衄，此当温补中气，俾土厚则火自敛。"呕哕，"病从肝起，继乃及胃，兹又及于肺矣，然当以胃气为要。久病之体，必得安谷不呕，始可图功。""疟疾经久，亦必固中气。""痎证以能食为要，兹先和养胃气。""右膝肿痛,而色不赤,其脉当迟缓而小促,食少辄呕……此当以和养中气为要。""虚损至食减形瘦,当以后天脾胃为要。"等等。

总之,尤怡认为百病皆以中气为本,"土具冲和之德,而为生物之本,冲和者,不燥不湿,不冷不热,乃能化生万物"。故其诊疾治病,重视中气,善调脾胃。

四、制方用药,必本升降

尤怡认为升浮沉降是运动法则中的两个方面,是人体的功能活动,以及药物在机体所发挥作用的基本形式。所以强调制方用药,必本升降浮沉。

尤氏认为凡病势向下者,制方用药宜升。如尤氏治泄,认为是"清气在下者,乃人之脾胃气衰,不能升发阳气",故治宜补中益气汤。"用升麻、柴胡助甘辛之味以引元气之升,不令下陷为泄也。"治气虚头痛,认为其病势是"清阳气虚,不能上升也",治宜"升阳补气,头痛自愈",药用"黄芪、人参、白术、当归、白芍、陈皮、炙草、升麻、柴胡、蔓荆、川芎、细辛"。

凡病势上升者,制方用药宜降。如尤氏治阴虚证,认为其病势是"阴虚者,气每上而不下",故治疗用六味地黄丸,"以熟地、萸肉、山药味厚体重者补阴益精,而以茯苓、泽泻之甘淡助之下降"。治痰饮内阻之呕哕,认为病势是痰饮内阻,胃气上逆,故治用旋覆代赭汤降逆化痰,益气和胃。正如尤怡说:"谷之不入,非胃之不纳,有痰饮以阻之耳,是当以下气降痰为法。"

而病位在中,清者不升,浊者不降者,则升降并施。如尤氏治气胀,症见"胸膈胀满……腹大而四肢瘦削",认为是"七情郁结,气道壅隔,上不得降,下不得升"所致,"宜升清降浊",用"木香顺气汤"。治痞证,症见"心下痞不能食,食则满闷",由脾失健运,胃失和降,脾不升清,胃不降浊,"宜以补泻升降法治之",药用"人参、干姜、半夏、茯苓、川连、枳实、陈皮、生姜"。

如此辨治,则往往效如桴鼓。

尤怡痰饮证治思想及其学术价值

广州中医药大学　　欧晓波　林昌松

一、阐发张仲景痰饮理论的学术成就

1."以吾心求古人之心"典要仲景《金匮要略》　尤怡所撰《金匮要略心典》，秉承了"以吾心求古人之心"的理念，正古人学说。《金匮要略心典》先列张仲景原文于前，再对原文进行注疏。经注家比较，尤怡注释文笔更为简练，说理清晰，有说服力，在字里行间力求典要张仲景精义。尤怡博览群书，尊崇古人医术，深研仲景之学。凡注疏疑难处，力求荟萃各家精要，辞简而意达。尤怡在《医学读书记·杂识》中说："医悟融会群经，贯穿百家，不为名言高论而义理自著。"尤氏医论反对夸大其辞而理论却不实用的做法，对著述要求行文平易简要。《金匮要略心典》的写作风格充分体现了尤怡的这个特点。

《金匮要略心典·痰饮》篇非常重视前代注家的注文，多处引用赵以德、魏荔彤、徐彬等注家的注文。例如条文1，尤怡注文吸取了徐彬的理论"水为气吸不下"以解释溢饮，但其没有停留在溢饮，而将其理论推广到四饮；条文8，尤怡吸取了魏荔彤用《易》解释留饮症状"背寒冷如手大"，条文24取魏氏木防己汤去石膏加芒硝汤方解，并加以阐发；条文11，尤怡吸取《活人书》的说法，以解释膈上痰饮类伤寒的症状；条文33，吸取赵以德"动肺则咳，动必则烦"的说法，进一步修正赵氏"搏击膈气则痛"为"搏击阳气则痛"，其意义更广泛。

尤怡尊古而不泥古。《金匮要略心典·痰饮》的注文不拘泥于典籍所载，以包容的心态看待张仲景学说，继承和发展并举。例如条文19条，尤怡根据自身实践认为十枣汤过于峻猛，在注文中提出《三因方》的改良方法"十枣汤"以代替之；条文26，尤怡对条文"支饮胸满"提出异议，认为是"腹满"，阐述机理。

尤怡继承和发展了前代注疏方式，力求达到理论和形式的统一。尤怡采用了赵以德开创的《金匮要略》随文注疏方式，但为了保持医理论述的完整，常常几条条文合并注疏。《金匮要略心典·痰饮》篇中如条文1、2完整说明了痰饮的分类,尤怡合并注疏;条文3、4、5、6、7为水在五脏,属于同个范畴,也合并解释。

2. 基于仲景深意,发展了痰饮理论 尤怡注文重视发展张仲景痰饮理论,并重视借鉴其他注家的成果。首先,重视脾胃脏腑在痰饮产生、发展、治疗过程中的作用。尤怡借鉴了《内经》及明清医家(以李中梓、喻昌为代表)关于脾胃及津液运化的理论,确立了脾胃在痰饮发生、发展、治疗中的核心地位,使《金匮要略心典·痰饮》篇对治法的论述纲举目张。第二,从本义解释四饮,最终确立四饮的广义痰饮分类体系。例如在支饮,尤怡从"支"本义出发,以解决支饮历来注文的争论;将留饮、伏饮归于广义痰饮的留而不去或者伏而不发。第三,不拘泥于张仲景文本,在注文中结合宋、金、元以后的痰理论,补充张仲景原文未谈及的内容。例如,其认为痰饮分为两个方面,其一痰积于中;其二饮附于外。第四,重视脏腑辨证,对"水在五脏"的注疏,多为五行与脏腑配对的思想,利用易水学派的思想进行发挥,辨析了"五脏独有肺饮",对现代医学类似肺部积水病症有一定的理论借鉴意义。

3.《金匮要略》痰饮研究重视实用性和理法辨证 尤怡重视发挥痰饮方药的实用性,注文深入浅出地阐述痰饮病证的辨证过程和立法处方。首先,尤怡对"温药和之"的痰饮治疗准则有自己深刻的理解。尤怡吸取了赵以德、易水学派、李中梓的部分理论,认为痰饮的性质为阴邪和结邪,于是推论可用温药散之,内属脾胃,温而健运之,脾胃则以和之。第二,"温药和之"法注文体现了以温煦脾肾为核心的治法。尤怡对苓桂术甘汤、肾气丸和五苓散方证体会甚深,例如在《静香楼医案》中使用肾气丸化裁方多达17个。第三,辛温汗法大青龙汤、小青龙汤证,尤怡注文重视汗后的变证处理,丝丝入扣,条理分明,深得张仲景意。如此周全的善后处理注文,在其他注家的注文中甚为少见。第四,小半夏汤和小半夏茯苓汤,尤怡根据条文进行理法辨证,认为渴或呕的根本原因还是痰饮,提出"当治饮,而不必治其渴"的治本原则。尤怡这种针对病机而不是症状的治法思想,深得张仲景深意,为《金匮要略》研读开拓新的思路。第五,消导法注文围绕留饮的机制以诠释。例如,条文26厚朴大黄汤证,尤怡提出异议,认为此处当"腹满"而非"胸满";甘遂半夏汤证,尤怡论述甘遂甘草相反而相激,一战而久留痰饮能除。第六,消补兼施法,尤怡重视正虚的表现,细微观察症状变化以推演到病因病机的改变,从而在立法处方中得到调整。第七，攻逐法的注文，尤怡深得仲景之妙。尤怡论述十枣汤气饮之间的关系时，明显吸收魏荔彤对寒的论断，认为饮久留能化热。尤怡对十枣汤证情较轻时，建议考虑《三因》十枣丸，避免过于机械地使用猛剂、峻剂，补充了因病症程度不同的方药空缺。另外，在攻逐法注文，多处强调顾护正气，不伤正。

尤怡注文重视病因病机，属于张仲景医学研究的理法辨证一派。历代对痰饮的论治辨证过程可以分为理法辨证和方证辨证。前者重视方剂、药物、仲景原文背后的医理，以医理产生治法，以治法产生主方，以主方选择中药。理法辨证典型代表医家有清代徐大椿、现代岳美中及刘渡舟等医家。方证辨证多以条文之症或抓主证以在临床中选择适当的方剂和药物剂量。另外，现代还有提出病机—治法要素辨证的研究者，围绕病机寻求治法来研究张仲景著作，也类似于理法辨证。尤怡的注文体现出其倾向于理法辨证体系，对张仲景原文中每一症必寻缘由，每一变必总结一证，每一证必论述一理。

二、治痰七法学术特色

1. 集众家理论而成治痰七法　《金匮翼·痰饮统论》篇荟萃各家学说以论述痰饮证治理论。尤怡的痰饮理论体系包含了两个经典理论：其一，是《黄帝内经素问》三焦学说理论；其二，是张仲景《金匮要略》四饮痰饮分类证治体系。在此基础上，尤怡重视各家学说，将痰饮或者痰从病理产物泛化而成杂病的病因病机，这是痰理论对张仲景的重要补充。尤怡对痰理论的吸收非常全面，增加了元朱丹溪的痰理论和明王纶《明医杂著·痰饮》治法；吸收了金元至明清温病理论发展成果以论治热痰、燥痰。由此可见，尤怡在自身学验的基础上，全面概括历代痰饮理论和治法心得，荟萃百家，成为集大成者。

2. 创造性地提出治痰七法，丰富痰饮证治体系　尤怡论述的治痰七法包括了攻逐法、消导法、和法、补法、温法、清法、润法，丰富了痰饮的证治。从治痰七法的渊源上分析，多数治法来源于《金匮要略》，并由此不断提出新的治疗方案。治痰七法最为珍贵的是采纳了27家痰饮理论，熔于一炉。此27位医家的论述在不同时期，具有不同的医学流派背景，然而，尤氏将他们的理法方药非常恰当地放置于不同程度和种类的治疗当中去。例如攻逐法来源于张仲景十枣汤等法；消导法可以来源于张仲景消法；温法、和法、补法皆可追溯到"病痰饮者，当以温药和之"之论。尤怡也多有阐发张仲景未详之治法。例如，清法、润法，在张仲景时代少见，但在后世的治法中却渐渐丰富。从治痰七法的选方，窥探尤怡读书临床的严谨态度和对理论流派的包容，这对后来学医者破除门户之见，是有借鉴意义的。

3. 治痰七法选方不拘一格，但每基于医理 治痰七法各法的选方，丰富多彩，虽然极少使用《金匮要略》原方，却按《金匮要略》之理选择历代痰饮代表方，所选方剂多为宋、金、元时期，较少明清方论，有复兴宋金元医学思想之意。例如攻逐法所选礞石滚痰丸集中体现了王珪的治痰饮学术思想；消导法选宋代杨士瀛《仁斋直指》体现了宋代治痰平和的特点；所选神术丸，体现了宋代许叔微简洁明快、重视实效的风格；润法所选《圣济总录》鹅梨丸、千金散，体现了宋官修方书对病症的普遍适应性。

治痰七法重实效，随证定法，随法选方，思路活泛，不拘一格。对同一证的选方，还应遵循痰饮病证的浅深轻重而定，以不同方剂对应不同痰饮病发展时期的病机。例如在攻逐法中所选方剂从病情轻重顺序为神仙坠痰丸、控涎丹、十枣汤、礞石滚痰丸；清法，从内热的轻重分为小黄丸、鹅梨煎丸、千金散方。

尤怡治痰七法，条理清晰，层次分明。现代研究者论治痰七法，称：尤怡从病机处着眼，大法分明，纲举目张；其中大法中有细分之法，细致入微。治痰七法开拓了后世医家的痰饮证诊治的视野，进一步发展了中医痰饮病治疗学说。因此，对治痰七法的研究有一定的学术价值和临床意义。

4. 治痰七法对杂病证治的扩展 《金匮翼·痰饮》篇提出治痰七法以针对论治痰饮病，在《金匮翼》的其他杂病门，许多从痰饮病因病机论治，运用治痰七法。痰饮病之外的其他杂病在某个病情发展阶段或与痰饮证相关，尤怡采取从痰饮论治，使用治痰七法的立法，博采各家方剂，以求奏效。例如在肺系杂病咳嗽、喘；消化系疾病的痰膈、痰疟、痰积、胃脘痛、呕吐；再如其他杂病如中风、头痛、臂痛等，尤怡不拘一格地使用治痰七法以治之。由此可见，痰饮的证治思想在《金匮翼》的杂病诊治中占重要的地位。治痰七法从治疗痰饮病到针对不同杂病的痰饮证进行治疗，是对张仲景痰饮理论体系的补充和发展。

三、尤怡痰饮医案临证特色

1. 本于仲景之理,发挥各家治验　《静香楼医案·痰饮门》的医案所体现的证治方法,集中表现"温药和之"的治则。痰饮门共有 7 个医案,大多为治痰七法的温法、补法、和法。在前文论述,此三法皆为《金匮要略》"温药和之"法引申而来,故此,其理多宗《金匮要略》"病痰饮者,当以温药和之"的治则。《静香楼医案·痰饮门》处方多与《金匮翼》所收各家方剂类似,虽与《金匮要略》有所出入,亦法宗仲景。

《静香楼医案·痰饮门》极少蹈袭成方,处方随证化裁。徐荣斋认为尤怡《静香楼医案》体现其师古而又宜今的议病遣方,是易水学派和李士材学派的后继与发展,并受到薛已调肾思想的影响。"痰饮门"医案中,尤怡每案紧扣临床病机,诊断辨病皆体现仲景学说,临床处方广博而不拘泥,简洁明了,以治效为目的。

2. 丰富了其他杂病的痰饮病机辨析与证治　《静香楼医案》的痰饮治法扩展到其他门类,涵盖了过半的杂病门类,较为集中的有咳喘门、呕吐门、类中门、类风门、情志门等,这是《金匮翼》治法理论进一步扩展。《静香楼医案》活泼泼地以尤怡自身临床实践展示出痰饮病因病机治验过程,验证《金匮翼》治痰七法。可以说在《静香楼医案》的治验中,涵盖了所有治痰七法的内容,从临床中充分地体现尤怡痰饮的证治思想。不同门类杂病不仅仅能从本病出发,专方专用,还能用辨痰饮病因病机,并从痰饮论治,以拓展治疗思路和手段。

3. 治痰七法在临床灵活应用,治标治本皆得所宜　《静香楼医案》在临床当中全面体现治痰七法,治本为主,标本兼治。"痰饮门"与"咳喘门"的医案以治本为主,兼顾标证。"痰饮门"案 3、案 4 与"咳喘门"案 21、案 24、案 25、案 27 使用《金匮》肾气丸类方化裁;"肢体疼痛门"则用龟鹿二仙及补肾之品;以上从肾论治,治本为主兼顾标证。"类中门""疟疾门"医案多有从脾胃论治,也体现治本为主能兼顾标证。"呕吐门""外感门"痰饮病案清法多为以治标为主,兼顾本证。"情志门"突显温胆汤的使用,消导为主,清热为辅,体现标本兼治。

4. 应用同时代医学发展的新理论,与痰饮证治融会贯通　《静香楼医案·外感门》中与痰饮病因病机相关的风温两案,尤怡从温病论治。尤怡将痰饮证治思想与其时代发展的温病理论相结合,所采用的治法部分类似叶天士和后来的吴鞠通等医家,但尤氏独特之处在于将痰饮的证治思想与温病治疗融会贯通。虽然尤怡在痰饮证治中以"温药和之"为核心规则,却一直不断地接受新的医学理论,并在临床中应用。因此,痰饮的诊治方法在温病的治疗和兼证处理过程中也有非常重要的地位。这种方法和立方内容也对温病学家产生一定的影响。比如,研究发现,在《静香楼医案·肿胀门》案 8 的"气滞津停,蒸化为痰"所立方与后世吴鞠通三仁汤相近,不排除吴氏对尤怡相关医案学习的可能。

《静香楼医案·痃癖门》案 7 和《静香楼医案·肿胀门》案 12 皆化裁吴又可达原饮。吴又可达原饮本用于瘟疫或疟疾的邪伏膜原证,其症见憎寒壮热,一日多次发作,伴有胸闷、头痛、呕恶、烦躁,脉弦数,舌苔垢腻,或苔白厚如积粉。经尤怡化裁,在医案中用于对膜原,或者半表半里少阳经脉的痰饮积聚的痃癖或肿胀之证的治疗。可见尤怡临床不拘一格,思想广博,为尤氏临证特色之一。

(节录自博士论文《尤怡对〈金匮要略〉痰饮理论的阐发及其证治思想研究》,2016 年)

尤怡《伤寒贯珠集》学术思想浅析

江西中医药大学　李泽明　郑　冉　程绍民

尤怡,字在泾,号饲鹤山人,江苏吴县(今属江苏苏州)人,生活年代在清康熙至雍正年间(1650—1749)。尤氏少时家贫好学,能诗善文,性格沉稳,淡泊名利,曾于寺院卖字为生。后拜师苏州名医马俶,深得师传,为人诊疾,多见奇效,名噪声起。晚年诊技益精,读书灌花侍草,饲鹤观鱼,博览医书,著书自娱。尤对仲景著作研究颇深,所撰《伤寒贯珠集》《金匮要略心典》《金匮翼》对后世研究仲景学说者影响深远。

一、以法类证辨伤寒

尤氏认为仲景先师的《伤寒杂病论》自晋王叔和分为两书，割裂颠倒，冠以序列，后贤有窥其谬妄者，削例辨驳，率意改编，使其理越发晦涩难懂，故汇聚诸家之学，悟仲景之要旨，作《伤寒贯珠集》八卷。以伤寒治则为纲，按类分列六经原文，叙法诠证，解方述药，论药合证，提纲挈领，一目了然，犹如百八轮珠，个个在手。卷一、卷二论述太阳篇。尤氏认为伤寒一证，古称大病，而太阳一经，方法庞杂，头绪繁多，辨之非易，但不可不辨。太阳之经为原出之病，以法统之，正治法应为邪去而病解，故将桂枝汤脉证 7 条、桂枝汤禁 3 条、麻黄汤脉证 7 条列为太阳正治法，辨其证有汗无汗，使邪从汗去而病解。太阳若合阳明，或合少阳，或兼三阳，则解之清之、解之和之，也属于太阳正治法。如合病证治 6 条，如葛根汤方、葛根加半夏汤方、白虎汤方等。因人体虚实不同，脏腑阴阳各异，或素有痞气痰饮、咽燥淋疮汗、房室金刃、亡血亡精等，不能从正治之法解决的，只能权变处理，列为太阳权变法，如桂枝二越婢一汤脉证 1 条、桂麻各半汤脉证 1 条、大青龙汤脉证 2 条、小青龙汤脉证 2 条、十枣汤证治 1 条、五苓散证治 1 条、四逆汤方、调胃承气汤方、小建中汤方、炙甘草汤方。用桂麻发汗解除表邪，则有过之或不及之弊者。如发汗太多，阳气受损，可发生肉𬌗筋惕、振振僻地等症；发汗不及，无以祛邪，再传他经，列为太阳斡旋法。如服桂枝汤后诊治 6 条（桂枝二麻黄一汤、白虎加参汤、甘姜汤、芍甘汤、桂枝去桂加茯苓白术汤），发汗后脉证治法 15 条（真武汤、桂附汤、新加汤、桂甘汤、苓桂枣甘汤、朴姜夏草人参汤、芍药甘草附子汤、麻杏石甘汤），发汗、吐、下解后病脉诊治 3 条（苓桂术甘汤、旋覆代赭汤），太阳传本证治 7 条（茯苓甘草汤、桃花承气汤、抵挡汤、抵挡丸）。太阳病误治产生各种变证，列为太阳救逆法。如结胸证治 10 条（大小陷胸汤、文蛤散、三物白散），痞证 7 条（大黄、生姜、半夏、附子、甘草泻心汤），懊恼烦满证治 6 条（栀子豉汤、栀甘豉汤、栀姜豉汤、栀朴汤、栀子干姜汤），下利脉证 5 条（葛根芩连汤、桂枝人参汤、赤石脂禹余粮），下后诸变证治 8 条（桂枝去芍药汤、桂附汤、桂朴杏汤、柴胡龙牡汤），误汗下及吐后诸变脉证 13 条（附子干姜汤、茯苓四逆汤、黄连汤），火逆 10 条（桂甘龙牡汤、桂枝救逆汤、桂枝加桂汤）。天气六淫,伤寒之外,又有风温、湿温、中暍、霍乱等证,形似伤寒,列为太阳类病法。如温病风温各 1 条,痉病 7 条(桂枝加葛根汤),湿病 5 条,风湿 4 条(桂枝附子汤、甘草附子汤),暍病 3 条,霍乱 11 条(四逆加人参汤、理中丸、四逆加猪胆汁方),饮证 1 条(瓜蒂散)。

卷三、卷四论述阳明篇。尤怡认为,太阳病从外而入,经病多于腑病;阳明病则腑病多于经病,腑邪常聚而不行,故仲景先师以胃家实为阳明正病。阳明正治法则有宜下、宜清、宜温等法。如调胃承气汤证 4 条、小承气汤证 2 条、大承气汤证 9 条、白虎加人参汤证 3 条、吴茱萸汤。因经腑相连,虚实交错,或可下、或不可下、或下而尚未可下、或不可大下等法需要明辨斟酌,列为阳明明辨法。如猪苓汤方、蜜煎导方、猪胆汁方、麻仁丸方。发黄证治 7 条,如茵陈蒿汤、栀子柏皮汤、麻翘赤小豆汤等。蓄血证治两条均列为阳明杂治法。卷五论述少阳篇,少阳主半里半表,汗不从表解,下不从里出,惟和解表里为少阳正治法,如小柴胡汤证 9 条。和解兼汗、下等法列为少阳权变法,如柴胡桂枝汤、柴胡桂枝干姜汤、柴胡加芒硝汤、大柴胡汤。刺法 4 条(刺期门、大椎、肺俞、肝俞穴)列为少阳刺法。卷六论述太阴篇。太阴属土,在脏为脾,腹满实痛之桂枝加芍药汤、桂枝加大黄汤等 6 条列为脏病;三阴为三阳之里,风寒所中,亦有留于经者,如身体疼痛,列桂枝汤发汗等 2 条为经病;两者兼有则列为经脏俱病。卷七论述少阴篇。少阴为太阳之里,居厥阴、太阴之间,有邪在太阳内及少阴,有寒邪直中之寒化,久而化热之热化,寒者温之。如麻黄附子细辛汤、附子汤、四逆汤等 15 条列为温法。热者清之,如黄连阿胶汤等 7 条列为清法。少阴急下 3 条列为存阴法,少阴生死 12 条列为生死法。卷八论述厥阴篇。厥阴为阴之尽、脏之极,阴极而尽必反于阳,厥阴之生死,在厥热之进退,厥阴有热,虑其伤阴,必用清法。如白头翁汤、麻黄升麻汤等 5 条列为厥阴清法。厥阴有寒,虑其伤阳,必用温法。如乌梅丸、干姜黄连黄芩人参汤、归逆汤、归逆加茱汤等 10 条列为厥阴温法。最后如竹叶石膏汤、枳实栀豉汤、牡蛎泽泻散、烧裈散等条列为瘥后劳复法。

二、纠前人之失

1. 驳三纲学说　三纲鼎力学说认为寒伤营之麻黄、风伤卫之桂枝、风寒两伤营卫之青龙，麻、桂、青龙三足鼎立应一切外感，其说始于成无己、许叔微，成于方有执、喻嘉言。尤怡认为此三纲学说欠妥当，风寒袭人，风邪不可能只侵袭卫阳，不侵袭营阴；寒邪也不可能只侵袭营阴，不侵袭卫阳。卫为营外，部位较营浅，风邪袭人，感邪较轻者存在只侵袭卫阳而未波及营阴，但不可能存在寒邪袭人不损及卫阳直接波及营阴者。大青龙证，辨证不在营卫两病，而在烦躁一证，立法之旨也不在并用麻、桂，而在独用石膏，风寒并重，闭热于经，用石膏辛散兼清郁闭之热。如果仅是风寒并发，则用麻黄、桂枝足以胜任，不必加石膏，所以必须知道中风而或表实也用麻黄，伤寒而或表虚也用桂枝，闭热于中表不得泄则用石膏。

2. 纠阴阳之误　《伤寒论》条文"发热恶寒发于阳，无热恶寒发于阴"中的"发于阳"和"发于阴"，历代医家对阴阳有不同见解。如王焘《外台秘要》和朱肱《伤寒类证活人书》中就认为此阳为太阳，此阴为太阴，故发热恶寒属于太阳，无热恶寒属于太阴。尤氏认为此说欠妥，伤寒条文中"或已发热，或未发热……曰伤寒""太阴病……反发热脉沉者"可表明太阳也可不发热，太阴也可发热。如方有执《伤寒论条辨》和喻嘉言《尚论篇》则认为风为阳，寒为阴，发于阳中的"阳"解释为中风，发于阴中"阴"解释为伤寒，此说亦欠妥。仲景认为卫强营弱是发热汗出的机制，外邪伤人无论是风邪也好，寒邪也罢，岂会只伤卫不伤营，只是受邪轻重而已，且未兼顾其他五经，对阴阳思想的认识过于片面。综上，尤氏则认为此阳属阳经，发于阳，表示病在阳经，以寒加阳，阳气被郁，故发热恶寒；此阴属阴经，发于阴，表示病在阴经，以阴加阴，无阳可郁，故无热恶寒。观点新颖独特，耐人寻味。

3. 风寒非独中太阳，六经皆受　尤氏认为风寒中人，无有常经，伤寒不必一定都得来自太阳，中寒也不一定都来自三阴，阳明、少阳、太阴、少阴、厥阴皆受风寒，非独中太阳，六经皆有表证。如太阳中风之恶风发热、出汗脉浮缓；太阳伤寒之恶寒发热或不发热，体痛呕逆、脉浮紧；阳明中风之脉迟、汗出多、微恶寒、能食；阳明中寒之脉浮、无汗而喘、不能食；少阳中风之目赤耳聋、胸满而烦；少阳中寒之胸胁苦满、往来寒热；太阴中风之肢体疼烦，脉阳微阴涩而长；太阴中寒之腹满吐利、肢冷；少阴中风之阴脉浮、阳脉微；少阴中寒之吐利、手足逆冷，发热脉沉；厥阴中风之阴阳脉微浮；厥阴中寒之脉微而厥，肤冷。

三、释前人之疑

1. 心下、胃中疑解　仲景认为结胸证是由于太阳病阶段,医者没有用汗法驱除外邪而反用泻下的方法使邪气内陷结于心下致结胸,当用大陷胸汤泻热逐水。论治大承气汤证曰:"阳明病,谵语,有潮热……胃中必有燥屎五六枚……宜大承气汤。"尤氏认为,大承气汤证与大陷胸汤的使用区别在于胃中和心下,仲景所说的心下即是正胃,胃中即是大小肠,胃为水谷之海,饮食入胃,清浊未分,邪气参入,夹痰夹食,相互胶结不解,则成结胸。精华已被吸收,余糟粕留滞大肠小肠,邪气参入,与秽物结成燥屎。大承气专主肠中燥屎,燥屎在肠,必藉推逐之力,故用枳实、厚朴,且先煮枳实、厚朴,后放大黄,治下宜急,生则行速。大陷胸汤主治心下水热互结,必兼破饮之长,故用甘遂攻逐水饮,且先煮大黄,后纳诸药,治上宜缓,熟则行迟。

2. 厥阴疑解　尤氏认为厥阴属脏阴极尽,秉风木之气,生阳火而烁阴津。阴尽还阳,厥阴之生死,在于厥热之进退。伤寒一二日至四五日,阴阳邪正交争,若阴受病而厥者,势必转而为热,阴胜而阳争之;若阳受病而热者,甚则也变而为厥,阳胜而阴被格之。阳胜而阴格者,其厥非真寒,是阳陷于内而阴见于外。所以热深者厥也深,热微者厥也微,随热之深浅,而为厥之微甚,厥与热是阴阳消长的征兆。热已而厥者,邪气自表入里,乃厥未已;热之日多于厥之日,则邪复转表而出;厥已而热者,阳气复而阴邪退,乃热未已而复厥,且厥日多于热日,则病进,寒多热少,阳气不振,阴邪复胜;热已而厥者,传经之证,应该考虑阳邪递深;厥已而热者,直中之证,应该考虑阳气不振。所以传经的厥热,可以说它是邪气的出入;直中的厥热,可以说它是阴阳的胜复。

3. 六经实质疑解　关于《伤寒论》六经实质问题,历代医家看法不一。自宋代朱肱《伤寒类证活人书》用经络学说诠释六经实质开始,至清代名医柯琴则用六经地面学说解释六经,名医高学山则用脏腑学说解释六经,钱塘名医张志聪则用气化学说解释六经,而尤氏认为他们各有所长,各有不足,应取众家之长,倡导经络、脏腑、气化三说一体诠释六经实质,别开生面,新颖独特。如尤氏辨太阴篇中指出，太阴属脾土，秉湿土之气，经脉入大腹络胃，上膈夹咽，所以太阴病多腹满而吐，食不下，自利腹痛等。三阳病多经、腑，三阴病多经、脏。如太阳为经，膀胱为其腑，太阳之邪不从表出，内传于腑，与血相搏，名蓄血，即当下其血；与水相结，名蓄水，即当导水泄热。如少阳属胆木，胆受邪热则上溢口苦，少阳之脉从缺盆下腋下，循胸过胁肋，故胸胁苦满等。如胃者，水谷之海，阳明之腑。少阴之脏为胃关，肾者胃关也，司二阴，少阴之脉上膈循喉咙等。

四、结　语

综上所述尤在泾之法证思想、驳三纲学说、纠阴阳之误、六经皆中风寒、心下胃中疑解、六经实质疑解、厥阴疑解思想，源自笔者阅《伤寒贯珠集》所感所发，由心叹先生阐论精微、见解独到，然虑先生研习仲景学说精深，恐笔者只能窥其伤寒学术思想一角，但求为后世研习者抛砖引玉，以期待为研究尤氏伤寒学术思想及仲景学说提供一些理论参鉴并更好地运用于临床，从而提高疗效。

《伤寒贯珠集》学术思想探讨

山东中医药大学　　胡志洁　田思胜

《伤寒贯珠集》是一部有广泛影响的《伤寒论》注释性著作。由于《伤寒论》"其言精而奥，其法简而详"（《伤寒论·序》宋孙奇等），因而给后世学者正确理解其辨证论治的理论精髓带来了诸多困难，所以自金代成无己以下，历代有关《伤寒论》的注本和研究性著作有数百家之多。许多研究《伤寒论》的医家亦从临床实际出发，将《伤寒论》条文分类整理，以切实用。从不同角度有不同分类法,现在一般认为柯韵伯著《伤寒来苏集》用的是按汤证分类法,沈金鳌著《伤寒论纲目》用的是按症状分类法,而尤在泾所著《伤寒贯珠集》用的是按治法分类法。这些不同的编排法具体表现在各书的编排结构上。也有人认为《伤寒贯珠集》一书,上承柯韵伯《伤寒来苏集》以及钱天来的《伤寒溯源集》,但其最主要的特点则是在编排结构上突出治法,以法类证,每经分列纲目。纲,就是治法;目,就是汤证及处方。以法为纲,统率证候和用方。因此它备受推崇,被视为学习《伤寒论》的津梁,后世学者谓“由是而进,则义之可疑者始明,理之难晓者自显”,可从而穷本溯源。

《伤寒贯珠集》成书于清雍正七年(1729),成书之后,早期以抄本形式流传民间,至清嘉庆十五年(1810),由朱陶性以活字板印成,从此盛行于世。在不到300年的时间内屡经翻刻,因此版本的流变状况较为复杂。据《全国中医图书联合目录》所载,现存版本约有18种。最早者为清嘉庆十五年(1810)朱陶性活字本(白鹿山房藏版),以下还有嘉庆十八年(1813)苏州会文堂刻本,日本文政九年(1826)小川汉庵氏校刻本(稽古斋藏板),及清绿润堂来苏阁、绿荫堂刻本,清末广州惠济仓刻本,上海千顷堂石印本等。

一、作者生平

尤怡,字在泾(一作在京),号鹤年、拙吾,晚年自号饲鹤山人,清代著名医学家。江苏长洲(今江苏苏州)人,生年不详,卒于乾隆十四年(1749)。

怡少时家贫而笃学,工诗善书,淡泊名利,曾鬻字于佛寺。与同郡顾秀野、沈德潜等为挚友。弱冠之年即博涉医学,于历代医著,无不披览。先从韩伯林学,后从苏州名医马元仪师授。马有医名,从游者甚众,得尤怡而喜甚,谓“吾今得一人,胜得千万人”。尤怡平生于仲景学说致力甚深,最有心得。同时师法百家,广采博取,融会贯通。晚年医术益精,为人治病多奇中,遂名噪三吴。然不求闻达,欲晦姓名,乃隐居花溪,著书自得。所著除《伤寒贯珠集》八卷外,还有《金匮要略心典》三卷,《金匮翼》八卷,《医学读书记》二卷,《静香楼医案》一卷。尤怡学宗仲景,于仲景之书,覃精研思,颇有心得。所撰

《伤寒贯珠集》《金匮要略心典》《金匮翼》均为阐发仲景的上乘著作，对后世具有深远影响。《医学读书记·卷中》也全是研究《伤寒论》的心得体会。同时怡颇有诗名，著有《北田吟稿》。沈德潜编《清诗别裁》，内收尤怡诗词 9 首，并云其写诗"不求人知，而重其诗者，谓唐贤得三昧，远近无异词"。又据《吴县志·艺术》载，尤怡亦"间作古文时文，绝类唐荆川"。由此可见，尤怡于医学之外，兼擅诗文书法，为一多才多艺者。

二、学术思想

1. 开创了以法类证的先河 尤怡从临床实际出发，以辨证施治为原则，将《伤寒论》原文重新编次，并适当糅合《金匮要略》的有关条文，以六经分篇，每经首列条例大意，以阐明本经证治之大要。每经诸法的阐发则是先列大法，如太阳之正治、权变、斡旋、救逆诸法，其次于法下列方证，如太阳篇之麻黄汤、桂枝汤类，阳明篇之承气汤类等，再下层则列诸证，证随方出。对法、证的排列组合，则是遵循先主法主证，后变法变证，最后为类证的原则。如此方随法出，证随方出，环环相扣，使得诸法如珠之贯通全书，犹如"百八轮珠，个个在手"，这就是以"贯珠"二字为书名的缘由。

2. 驳斥"三纲鼎立"学说 伤寒"三纲鼎立"学说，始于成无己、许叔微，成于方有执、喻嘉言。他们以"风伤卫、寒伤营、风寒两伤营卫"三类证候来分类太阳病篇，并分别主以麻黄汤、桂枝汤、大青龙汤治疗，此即世人所言之太阳病"三纲鼎立"学说。尤怡对这种曲解仲景原意的三纲学说提出了尖锐的批评，他在《太阳权变法·大青龙汤脉证二条》的注文中，斥责方、喻二氏"炫新说而变旧章"，并进一步指出："以愚观之，桂枝主风伤卫则是，麻黄主寒伤营则非，盖有卫病而营不病者，未有营病而卫不病者。"《太阳正治法第一·桂枝汤脉证七条》中又说："寒之浅者，仅伤于卫；风而甚者，并及于营；卫之实者，风亦难泄；卫而虚者，寒犹不固。"因而主张运用麻黄汤、桂枝汤两方，必须掌握有汗、无汗之关键，而不必执营卫之孰虚、孰实，以证伤寒、中风之殊，更不能受两者字面的限制。大青龙汤方证中还提出了"中风而或表实亦用麻黄，伤寒而或表虚亦用桂枝"的观点。

3. 用经络脏腑学说来解析六经 尤怡充分吸收《内经》理论的精髓，分别用经络、脏腑学说解析六经。例如在对《少阳正治法·小柴胡汤证九条》作注时，尤怡指出："胸胁苦满，少阳之脉，其直者从缺盆下腋循胸过季肋故也。"在《太阴诸法·太阴脏病脉证治六条》的注文中也有"太阴之脉，入腹属脾络胃，上膈挟咽……"等语，都是用经络的循行部位来解析伤寒经病的机制，发微阐幽，耐人寻味。

脏腑学说是中医的重要理论之一，尤怡遵从仲景立说本旨，从脏腑的生理、病理角度来阐发六经实质。例如他对阳明病提纲一条是这样注解的："胃者，汇也，水谷之海。为阳明之腑也。胃家实者，邪热入胃，与糟粕相结而成实，非胃气自盛也。"从胃肠生理功能失调出发，揭示了邪热入内，与糟粕互结，致使传导失职而成阳明腑证的病机。

4. 创立了六经俱能感受寒邪的理论　尤怡在《阳明正治法第一·阳明病风寒不同证治八条》中论述"风寒中人，无有常经，是以伤寒不必定自太阳，中寒不必定自三阴。论中凡言阳明中风、阳明病若中寒及少阳中风、太阴少阴厥阴中风等语，皆是本经自受风寒之证，非从太阳传来者也。"进而提出了"六经皆能自受风寒，何必尽从太阳传入"的观点。

此外，尤怡将《金匮要略》的部分条文移入本书，仅"太阳类病法"一节就掺进《金匮要略》的 5 条原文。这种编制方法，别开生面，既保持了仲景学术体系的完整性，又扩大了《伤寒论》辨证施治的范畴。

尤怡根据自己研究伤寒的心得体会，本着以法类证、以证类治的原则，将《伤寒论》原文重整编次，汇集前人之论，论述透彻切实，注释简明清晰，深得仲景之秘旨。《伤寒贯珠集》强调治法，以法类证，注重临床运用，对辨证论治规律的阐发颇具特色，亦对后世《伤寒论》的研究及伤寒诸法的运用颇有启发。《简明中医词典·尤怡》评价其"论述条理清晰，简明扼要，平正通达"。清人唐笠三认为，尤注使"仲景著书之旨，如雪亮月明，令人一目了然，古来未有"。

（《江西中医药》，2008 年第 39 卷第 306 期）

浅谈《伤寒贯珠集》

上海中医药大学　　蓝忠仁
北京中医药大学　　谢茂源　林峻生

《伤寒论》之于中医学，犹如《论语》之于儒家学说。至其成书以后，便标志着中医学辨证论治体系及理、法、方、药一体化诊疗模式的形成，为中医临床医学奠定了不朽之基。其学术思想历朝历代备受重视，注释性著作更是不胜枚举，仅明清两代便不下百家。其中清代著名医家尤在泾所作《伤寒贯珠集》便是较为经典的一部，历来被认为是学习《伤寒论》的重要参考书籍。该著作流传甚广，版本众多，其中以清嘉庆十五年（1810）所出的朱陶性活字本为最早，又以日本文政九年（1826）小川汶庵校刻本为最佳。清唐笠三评价该书为"仲景著书之旨，如雪亮月明，令人一目了然，古来未有"。下面仅就此书以对于伤寒依法论证派的贡献，对"三纲鼎立"学说的修正与发展及对原文经典注释举例三部分作简要介绍。

一、对于伤寒依法论证派的贡献

《伤寒贯珠集》是一部有广泛而久远影响的《伤寒论》注释性著作，此书不但对《伤寒论》原文进行了逐条注解，还采用了以六经为纲，治法为目，以方类证的方法，对《伤寒论》原文次序进行了重新编排和归纳，并对书中方药的煎煮及炮制方法做了删节和改动，后世认为是伤寒依法论证派的代表性著作。尤在泾认为："振裘者必挈其领，整网者必提其纲，不知出此，而徒事区别，纵极清楚，亦何适于用哉？"是故于六经中分列其纲目。下面以太阳病为例简要说明其治法分类。尤在泾于太阳病篇除设正治法以外，尚有权变法、斡旋法、救逆法、类病法。

1. 正治法　针对本经原出病证而立。太阳为六经之藩篱而主一身之表，统摄营卫，是故其受风寒邪气所伤，必以卫外失职，营卫失和，正邪相争于表，经气不利为其基本病机，故以桂枝、麻黄等法，汗而解之。此外，对于太阳或合阳明，合少阳，或兼三阳者，又有葛根、黄芩、白虎等法，亦归入其中。

2. 权变法 由于年龄、性别、体质禀赋等种种原因,虽然同是伤于寒邪致病,且又有可汗之证,却不能单独以麻桂发汗为其治。其间有或取小汗,或待其自解,或兼清热,或兼消饮,或先救里,或建中气,或养营卫,于是乎有小建中、炙甘草、大小青龙及桂枝加芍药、生姜各一两,人参三两新加汤等法,是为权变法。

3. 斡旋法 针对施以太阳正治法后未能尽愈其病,反生他变而发明的治法。其间或因汗出不彻,邪不外散,而致使病邪传于他经,如太阳蓄水、蓄血发黄之病,设有五苓、桃核、抵当等法;又有因发汗太过,阳气随汗液外泄,或伤卫阳,或亡心阳,或动肾水者,设有桂枝加附子、桂枝甘草、真武、四逆等法。

4. 救逆法 针对仲景文中"为逆"之失治误治而提出的补救之法,而非回阳救逆之意。例如当汗而反下,或既下而复汗以及温针、艾灼等原因所致之结胸痞满,协热下利,或烦躁不得眠,或内烦饥不欲食,或惊狂不安,或肉上粟起等变证,设有大小陷胸、诸泻心汤、文蛤散等法。

5. 类病法 尤在泾认为,使人得病的外部因素,非独风寒,共有六淫,而太阳受病,亦非独伤寒一种。所以除伤寒之外,又有风温、温病、风湿、中湿、湿温、中暍、霍乱等证,因其病形与太阳伤寒相类似,而治法又有别于太阳伤寒,于是乎设有桂枝附子、甘草附子、桂枝加葛根、四逆加人参、理中等法。此类条文治法统归于太阳病篇,名为太阳类病法。

与此相类似,阳明以白虎、承气为其正治法,另有杂治法、明辨法;少阳以小柴胡为其正治法,另有权变法和刺法;太阴有脏病、经病法,经、脏俱病法;少阴、厥阴有温法、清法、辨生死法等。

二、对"三纲鼎立"学说的修正与发展

自晋王叔和提出"风伤卫,寒伤营"之后,药王孙思邈于太阳表证提出"一则桂枝,二则麻黄,三则青龙,凡疗伤寒,此之三方,不出之也"。此后又经宋代许叔微、金代成无己两位医家发展丰富,再经明代方有执、喻嘉言最终发展成熟为"三纲鼎立"之说,成为错简重订派的主要观点之一。按照伤寒分立三纲,风伤卫则用桂枝汤;寒中营则用麻黄汤;风寒两伤营卫则用大青龙汤。至

清代,该学说广为流行,即使现今也依然有其广泛的影响。

尤在泾从临证实际情况出发,于其注文中大力反驳此说。他认为:"桂枝主风伤卫则是,麻黄主寒伤营则非。盖有卫病而营不病者,未有营病而卫不病者。"寒邪侵犯太阳肌表,因其性属阴,功主收引、凝滞,是故足以外闭卫阳而内郁营血。且腠理受寒关闭而致无汗为表实之证,又怎么能说是卫虚! 麻黄为去表实之药,如何单单遗漏卫分! 所以,麻黄汤所主病证于尤在泾看来实为"营卫并实",即所谓"风寒两伤营卫"而非营实卫虚之证。

关于仲景原文所提到的营弱卫强之说,不过是想说明太阳中风发热汗出的原因罢了,后人不细细探究,而致力于"炫新说而变旧章",以致错误地认为:风并于卫则卫实而营弱;寒中于营,则营实而卫虚。却不曾留心风寒邪气伤人,皆自皮毛而入于肌肉。卫分较之营分为表浅,其主要生理功能为卫外而兼温分肉,充皮肤,肥腠理,司开合之职,其性属阳,所以无论中风还是伤寒,都会伤及卫分。只有风寒邪气达到一定程度才会伤及营分。正如注文中提到的"寒之浅者,仅伤于卫;风而甚者,并及于营。卫之实者,风亦难泄;卫而虚者,寒犹不固"。所以对于表实无汗之太阳伤寒,用辛温发汗之麻黄汤去其表实而发散邪气;而对于表虚有汗之太阳中风,用解肌发表调营卫的桂枝汤,助表气而逐邪气! 关于如何判断该用麻黄汤还是桂枝汤,尤氏在泾说道:"但当分病证之有汗无汗,以严麻黄、桂枝之辨;不必执营卫之孰虚孰实,以证伤寒之殊。"

至于大青龙汤,尤氏在泾认为是治疗中风而表实者之药,其辨不在营卫两病,而在烦躁一证,其立方之旨亦不在麻桂并用,而在独用石膏。肌肤坚实之人,一般不易被外界风邪所伤,若是被邪所及,虽风之为病"能动阳气而泄津液",由于是表实之人所中,反而造成卫阳被闭,不得外泄,闭热于内,郁而化热的情况,故可见到脉紧身疼痛,不汗出而烦躁等症。如果说只是风寒并发而致此证,那么只用麻黄、桂枝不就足以胜任,又怎么要用到石膏呢! 并指出临证要以当前为主,即仲景所谓"观其脉证,知犯何逆,随证治之"。切不可简单地拘泥于中风伤寒的病名,要知道"中风而或表实,亦用麻黄;伤寒而或表虚,亦用桂枝。其表不得泄,而闭热于中者,则用石膏;其无热者,但用麻桂"。也暗示了大青龙所主病证亦可由麻黄汤所主之证发展而来。

三、原文经典注释举例

张仲景于伤寒原文中提到："本太阳病，医反下之，因而腹满时痛者，属太阴也，桂枝加芍药汤主之。大实痛者，桂枝加大黄汤主之。"而其提纲证也明确提出："若下之，必胸下结硬。"对此，尤怡给出了他的解释。

此为邪陷阴中之故。病在太阳，不与解表，而反攻其里，以致邪气乘虚陷入太阴之位，为腹满而时痛，陶氏所谓误下传者是也。桂枝所以越外入之邪，芍药所以安伤下之阴也。夫病因邪陷而来者，必得邪解而后愈；而脏阴为药所伤者，亦必药和之而后安，故需桂枝加芍药主之。而桂枝加芍药亦小建中之意。不用胶饴者，以其腹满，不欲更以甘味增满耳。

夫太阴脾者，脏也，脏者藏精气而不泻，是故禁下，自然之理。对此他认为"脏受邪而府不行则实，故脾非自实也，因胃实而实也。大黄所以下胃，非下脾也"。由于太阴与阳明同属中州，互为表里，经脉相互络属，故病情在一定情况下可互相转化。如阳明病过用清下，则病可及于太阴而太阴病过用温燥，或阳复太过，亦可由太阴转出阳明，即所谓"实则阳明，虚则太阴"之义。

此外，阳明居中，土也，万物所归，故无论三阳三阴，其邪皆可或转移或合并于胃，而成可下之证。是故少阴、厥阴亦有用承气法者，取泻火存阴、釜底抽薪之意是也。他还指出三阴病所列下法有轻重缓急之分。由五行来看，阳明五行属土，少阴五行属水，热并阳明，则土实而水虚，此时不单单热气伤阴，脾土也攻伐肾水，故宜急下，通过泻脾土之邪热而保全肾水肾精。然而太阴转阳明，脏邪还腑，为欲愈也；厥阴传阳明者，木邪归土，不能复木也。所以三阴虽并用下法，而少阴之法，较之太阴、厥阴都更加峻猛了。

尤在泾对于三阴病论述也十分精彩。诸如："今之论三阴者，但云直中传经而已，是知有三阴之里，不知有三阴之表也。""三阴为三阳之里，而三阴亦自有表里。是以风寒所中不必尽入于脏，而亦留连于经。""凡阴病在脏者宜温，在经者宜汗，如少阴之麻黄、附子、细辛，厥阴之麻黄、升麻皆是也。桂枝汤甘辛入阴，故亦能散太阴之邪。"

尤氏认为太阴、厥阴之提纲句仅就脏病说理而并未涉及经病。少阴提纲更是概括甚少，并认为是邪气由阳经传入的局部表现。提醒医者无论学习还是临证，不要拘泥一两条经文，要全面而谨慎。于生死法中有"传经之病，以阴气之存亡为生死，直中之病，以阳气之消长为生死也"等总结性论说。

四、结 语

清代医家尤在泾所著的《伤寒贯珠集》，将仲景辨证施治的精义作简要发挥，条理通达，分析详明，非常方便读者对《伤寒论》的理解和运用。章太炎也评价说："分擘条理，莫如吴之尤在泾。"文中对于方有执、喻嘉言所倡导的"三纲鼎立"之说做出了修正与发展。正如注文中提到的"寒之浅者，仅伤于卫；风而甚者，并及于营。卫之实者，风亦难泄；卫而虚者，寒犹不固"，认为"桂枝主风伤卫则是，麻黄主寒伤营则非"，乃是主风寒两伤营卫之药，至于大青龙则是治疗中风而表实之药。此外，其文中对于三阴病的论述，更是师古而不泥古，依古而又加以权变，做到了古为时用。

（《吉林中医药》，2011 年第 31 卷第 1 期）

浅谈尤在泾《伤寒贯珠集》

浙江省嘉兴市王店人民医院　　沈敏南

《伤寒贯珠集》是清尤在泾先生所编著。先生学验俱精，著作亦丰，屡起沉疴，煊耀一时。特别对仲景之说，独标心得，连目空时人的徐大椿亦称之为道也。尤其是《伤寒贯珠集》，因编著新颖，论说精透，结构谨严，注释精辟，颇为医林推崇，至今仍是研究《伤寒论》最好注本之一。

一、合理安排顺序

《伤寒杂病论》是东汉张仲景所著，成书之际，战乱纷起，曾一度散失，后经西晋太医令王叔和整理编次而成《伤寒论》《金匮要略》两书。所以对《伤寒论》一书之真伪，历代学者见仁见智，莫衷一是。大致上分两种学派：一种是维护旧论，认为王叔和编次体现出该书的本来面目；另一种持有错简论，认为王叔和编次大失该书之面貌，应重新制订。《伤寒贯珠集》之编次，不囿于两派之争，从临床实践出发，以辨证施治为原则，并纂入《金匮》有关条文，堪称独到，值得推崇。

《伤寒贯珠集》是按六经病之排列顺序，三阳篇在前，三阴篇在后，并按每篇疾病之特点加以论述。例如三阳病以经、腑立论，三阴病以经、脏立说。各篇以法类证，以证论治。这种分类，独辟一门，颇有见地。篇幅最多的是太阳病，分正治、权变、斡旋、救逆、类病五种，正治以汗法立论，包括脉缓有汗之桂枝汤证，脉紧无汗之麻黄汤证，或合阳明，或合少阳，或兼三阳，从而解之清之为正治之法也；权变是对正治汗法而言，因人体虚实有别，脏腑阴阳有异，或素有痰饮痞气，虽同患伤寒病，亦不得用正治之法，用小建中汤、炙甘草汤、大小青龙及桂枝二麻黄一汤权变治之；斡旋是汗不得法之变证，有汗出不彻，使邪不外散，或汗出过多，损伤正气，导致的发黄、蓄血、真武、四逆汤证；救逆是当汗而反下，或既下而复汗，以及温针、艾灼、水渍，种种混施以致变证，用大小陷胸、诸泻心汤、文蛤散以救逆之，其实斡旋与救逆同属一类，仅是误治之因不同而已；类病形似伤寒，实非伤寒，如风温、温病、风湿、中湿、湿温、中暍、霍乱等病。这样使千头万绪的太阳病，归类清晰，提要挈领，总归一贯，比于百八轮珠，个个在手矣！故以"贯珠"之称也。尤氏深谙仲圣之旨，虽同是阳经之病，也不拘一格分类。"阳明篇"仲师以胃家实立论，故尤氏先列腑病于前，次列经病于后，以腑病、经病为正治法。攻下之证有经腑相连，虚实交错，或可下，或不可下，或可下而尚未可再下，及不可大下之时，故有脉实、潮热、转矢气、小便少等辨，及外导润下等法为明辨法。其他尚有发黄、蓄血等证为杂治法。这种顺序，合理妥帖，独树一帜。

另外，《伤寒贯珠集》以法类证，以证论治为原则，对《伤寒论》的部分条文进行重新合理安排，这样顺装合拍，使词明义晓，裨益于后学。例如第98条："伤寒五六日，中风，往来寒热，胸胁苦满，默默不欲饮食，心烦喜呕，或胸中烦而不呕，或渴，或腹中痛，或胁下痞鞕，或心下悸，小便不利，或不渴，身有微热，或咳者，小柴胡汤主之。"该条王叔和整理时，竟放在"太阳篇"中，尤氏移至"少阳篇"，这既补充少阳病提纲之不足，又充实了少阳病的主要内容，确是临床经验所得。又如第 371 条："下利腹胀满，身体疼痛者，先温其里，乃攻其表。温里宜四逆汤，攻表宜桂枝汤。"此条王叔和本列入"厥阴篇"，尤氏特移至太阴篇，从第 273 条"太阴之为病，腹满而吐，食不下，自利益甚，时腹自痛，若下之，必胸中结鞕"之提纲分析，该条无疑是太阴病，是太阴经、脏并受寒邪之证。这种拨乱反正，足资后世借鉴。

特别需要指出的是，《金匮》原文参入《伤寒贯珠集》的编次，是独开生面的。例如太阳类病加了《金匮要略》痉湿暍篇痉病，"太阳病，发热无汗，反恶寒者，名曰刚痉"等 5 条，这样以扩类病之法，对保持《伤寒论》学术体系完整性、对后学者都大有裨益。

二、解析六经实质

对《伤寒论》六经的实质，历代学者看法不一。如朱肱以经络解，李时珍、高学山以脏腑解，张志聪以六气解，这些见解各有所长，亦各有所不足。《伤寒贯珠集》尤氏用经络、脏腑之学说来解释六经之实质，取两家之长，比较完妥地阐明六经的机制，对当时来说，颇具新意，至今亦有一定的研究价值。

尤氏三阳病以经、腑立论，三阴病以经、脏立说，分别用经络、脏腑学说解释六经之实质。如第 1 条："太阳之为病，脉浮，头项强痛而恶寒。"尤氏注曰："太阳居三阳之表，而其脉上额交巅，入络脑，还出别下项。故其初病，无论中风、伤寒，其脉证皆如是也。"又如第 35 条："太阳病，头痛发热，身疼腰痛，骨节疼痛，恶风，无汗而喘者，麻黄汤主之。"尤氏注曰："足之太阳，其脉上际巅顶，而下连足，而寒之气，足以外闭卫阳而内郁营血，故其受病，有头痛发热，身疼腰痛，骨节疼痛，恶风无汗而喘之证。"以上两条，均是太阳经病，用经络学说注释，既熨帖中肯，又发微阐幽。三阴经病，尤氏亦用经络学说来注释，如第 310 条："少阴病，下利，咽痛，胸满，心烦者，猪肤汤主之。"尤氏注曰："少阴之脉，从肾上贯肝膈，入肺中循喉咙。其支别者，从肺出络心，注胸中。阳邪传入少阴，下为泄痢，上为咽痛，胸满，心烦……"从上所述，三阳、三阴篇之经病与三阳之腑病，三阴之脏病相比较，经病为表，脏腑为里。伤寒之邪，从外而来,必犯经络,经络内属脏腑,外络肢节,不同的经络受邪反映了不同的病理变化。尤氏用经络的不同生理功能及循行部位来解释伤寒经病的机制,确有见地。

脏腑学说是中医重要的理论之一。《伤寒论》原文文简意深,已有了脏腑辨证的雏形。在尤氏的注释中,通晓其理,从而揭示六经实质的另一个侧面,能启发后学。《伤寒贯珠集》用脏腑学说解释六经实质,有三个方面:一是三阳病腑证,如第 185 条:"阳明之为病,胃家实也。"尤氏注曰:"胃者,汇也,水谷之海,为阳明之府也。胃家实者,邪热入胃与糟粕相结而成,实非胃气自盛也。"此注释从《内经》胃、肠的生理功能失调出发,是邪热内侵与糟粕互结导致传导失职而成阳明腑证。注释深入浅出,理明词畅。二是三阴病脏证,如第 299 条:"少阴病,六七日,息高者死。"尤氏注曰:"息高,气高而喘也。少阴为真气之源,呼吸之根,六七日病不愈而息高者,邪气不去体,而真气已离根也,故死。"该条以肾为足少阴之脏,肾为纳气之根解释,熨帖允正,符合临床之实践。三是误治之变,如第 64 条:"发汗过多,其人叉手自冒心,心下悸,欲得按者,桂枝甘草汤主之。"尤氏注曰:"心为阳脏,而汗为心之液,发汗过多,心阳则伤,其人叉手自冒心者,里虚欲为外护也。"又尝谓:"按发汗过多,有动肾中阳者,以阳为汗之根,而肾为阳之宅,枝伤者其本必戕也。有动心中之阳者,以汗为心之液,而心为阳之脏,液亡者,气必从亡也。"误治之变导致坏病,有病情重、病势复杂之特点,以脏腑病变为多,故用脏腑学说来注释,切中肯綮,绝无浮夸、狭隘之弊。

尤氏把经络、脏腑学说有机地结合来揭示六经实质,不同于平庸之言。例如太阴病"腹满而吐"这一主症,尤氏注曰:"太阴者,土也,在脏为脾,在气为湿,伤寒传经之热,入而与之相搏,则为腹满吐利等证。"又尝谓:"太阴之脉,入腹属脾络胃,上膈挟咽,故其病有腹满而吐。"从临床实践出发,从善而择,吸取《内经》理论,以明六经之实质,诚属可贵,与张志聪用五运六气来论六经,互为媲美。

三、注释析疑理明

《伤寒贯珠集》注释,博采众长,自成一家。共采 12 家之学说(《外台》、柯琴、成无己、王好古、郭雍、巢元方、许叔微、李东垣、朱肱、娄从善、王冰、《玉函经》)，特别对《内经》之理论注释较多，与成无己《注解伤寒论》，可并存不悖。成氏注本重于理论，尤氏注本以临床实践，取其理论精要而成，以阐仲景之奥旨，可为医林圭臬也。

如第48条："二阳并病，太阳初得病时，发其汗，汗先出不彻，因转属阳明，续自微汗出，不恶寒……何以知汗出不彻，以脉涩故知也。"该条是太阳病发汗不彻的二阳并病证治，"以脉涩故知也"是自注句，亦是该条提要所在。尤氏注曰："按《内经》云，脉滑者，多汗。又曰：脉涩者，阴气少阳气多也。夫汗出于阳而生于阴，因诊其脉涩，而知其汗出不彻也。"比成氏注本"涩者，阳气有余，为身热无汗，是以脉涩知阳气壅郁而汗出不彻"更加确切。又如第159条："心下痞，按之濡，其脉关上浮者，大黄黄连泻心汤主之。"尤氏注曰："按成氏云'心下鞕，按之痛，关脉沉者，实热也；心下痞，按之濡，关上浮者，虚热也。与大黄、黄连以导其虚热'。成氏所谓虚热者，对燥屎而言也，非阴虚阳虚之谓。"这种注释既取他人之长，而又有发展，确是青出于蓝而胜于蓝。

尤氏之注释除逐条分析外，还分类相比、分证对比以迪启后学。大陷胸汤证与大承气汤证是伤寒实证之示范，初学者易以混淆。尤氏曰："按大陷胸与大承气，其用有心下与胃中之分。以愚观之，仲景所云心下者，正胃之谓；所云胃中者，正大小肠之谓也。胃为都会，水谷并居，清浊未分，邪气入之，夹痰杂食，相结不解，则成结胸；大小肠者，精华已去，糟粕独居，邪气入之，但与秽物结成结粪而已。大承气专主肠中燥粪，大陷胸并主心下水食。"此述言简意深，精而不玄，细而不凿，学验未练达者，实难到此境界。尤氏之注释，又能不落常套，纠其前人之失。如第146条："寒实结胸，无热证者，与三物小陷胸汤，白散亦可服。"尤氏注曰："本文'小陷胸汤'及'亦可服'七字，疑衍。"

总之，《伤寒贯珠集》尤氏之注释，拾前人之遗，纠前人之失，释前人之疑，结合临床深入浅出，确实值得称道的。

太阳病"三纲鼎立"之说，起于王叔和、孙思邈。王叔和曰："风则伤卫，寒则伤营，营卫俱病，骨节烦疼。"孙思邈尝谓："夫寻方之大意，不过三种：一则桂枝，二则麻黄，三则青龙。"后至成无己、喻昌加以发挥，成后世"三纲鼎立"

之说,风行一时。尤氏持于异议,尝谓:"按伤寒分立三纲,桂枝主风伤卫,麻黄主寒伤营,大青龙主风寒两伤营卫……以愚观之,桂枝主风伤卫则是,麻黄主寒伤营则非。盖有卫病而营不病者矣,未有营病而卫不病者也。至于大青龙证,其辨不在营卫两病,而在烦躁一证。"尤氏之论,允正贴切,修正"三纲鼎立"的谬误之处,比较符合客观实际,从而有效地指导临床。

《伤寒论》是什么样的书?历代众说纷纭。有代表性的只有两种,一种是王安道谓:"张仲景所著《伤寒论》,全书大法,都是为伤寒病而设。"另一种如张锡驹说:"书虽论伤寒,而脏腑经络,营卫气血,阴阳水火,寒热虚实,靡不毕备,神而明之,千般疢难,如指诸掌。故古人云:能医伤寒,即能医杂证,信非诬也。"从《伤寒贯珠集》一书探讨,尤氏是持第二种见解的。笔者认为此种见解是正确的。如第105条:"伤寒二三日,心中悸而烦者,小建中汤主之。"该条注句中有"仲景御变之法如法,谁谓伤寒非全书哉"之说。又如第172条:"病胁下素有痞,连在脐旁,痛引少腹,入阴筋者,此名脏结死。"尤氏注曰:"脏结之证,不特伤寒,即杂病亦有之。"再从尤氏所著的《静香楼医案》中看,许多杂病尤氏活用伤寒方,往往取得佳效,限于篇幅,不多赘述。

《伤寒论》厥阴病,历代学者认为脱简谬误较多,陆九芝竟说它为"千古疑案"。尤氏对厥阴病的编写,确是潜研体察,深谙《经》旨,进行恰如其分之纠偏补失。首先尤氏认为"厥阴经是阴之尽,为脏之极,阴极而尽,则必复反而之阳"的生理活动,从生理而推论其"厥阴之生死,在厥热之进退"这一病变之核心。所以厥阴病的全篇安排,以脉证为先,辨厥热进退,以明生死之机;次论生死微甚,以明阴阳之转机;再论热伤其阴,必用清法,寒伤其阳,势施温法;最后论错简九条。错简之九条,逐条晰其理,言其失。尤氏这一安排及注释,真是分流竞爽,茅塞顿开。

毋庸讳言,《伤寒贯珠集》也不是尽善尽美的,它阐明了《伤寒论》部分重要理论问题,但对合病、并病、传经、直中、伤寒与温病等理论问题未曾提及,或阐而未明。尚需参阅其他注本,才能窥得《伤寒论》理论之全豹。

(《河南中医》,1981年第5期)

尤怡《伤寒贯珠集》探析

北京中医药大学　　蒋锋利　肖荃月　刘曈纶　陈　萌

《伤寒论》的成书，标志着中医学辨证论治体系及理、法、方、药一体化诊疗模式的形成，其学术价值历朝历代备受重视，仅明清两代，其注释著作便不下百家，清代医家尤怡（字在泾）的《伤寒贯珠集》便是其中较为经典的一部。该书运用"六经为纲，治法为目，以方类证"的方法，对《伤寒论》原文次序进行了重新编排和归纳，并对书中部分药物的炮制及煎煮方法做了改动或删减，为明清三派中依法论证派的代表性著作。唐笠山在其《吴医汇讲》中评价该书说："喻氏《尚论》脍炙人口，然以尤在泾《贯珠集》较之，则又径庭矣。仲景著书之旨，如雪亮月明，令人一目了然，古来未有。"

一、对《伤寒论》的看法

《伤寒论》成书至今已有 1800 多年，历来被奉为中医学的经典。然而，如何正确地理解"伤寒"二字，将《伤寒论》更好地运用于临床，古来争议颇多。其中代表性的说法有两种：一种说法主张《伤寒论》专为伤寒病而设。如元时医家王安道谓："张仲景所著《伤寒论》，全书大法，都是为伤寒病而设。"另一种说法则主张《伤寒论》为临床医学全书。如清代医家张锡驹谓："书虽论伤寒，而脏腑经络，营卫气血，阴阳水火，寒热虚实，靡不毕备，神而明之，千般疢难，如指诸掌，故古人云能医伤寒，即能医杂证，信非诬也。"

尤怡素与徐大椿交好，徐大椿于《金匮要略心典》徐序中写道："今之称医宗者，则曰四大家，首仲景，次河间，次东垣，次丹溪，且曰仲景专于伤寒。然窃尝考《神农本草》以后，神圣辈出，惟仲景则独祖经方而集其大成。远接轩黄，近兼众氏，当时著书垂教，必非一种，其存者有《金匮要略》及《伤寒论》两书，当宋以前，本合为一，自林亿等校刊，遂分为两焉。夫伤寒乃诸病之一病耳，仲景独著一书者，因伤寒变证多端，误治者众，故尤加意，其自叙可见矣。且《伤寒论》中一百十三方，皆自杂病方中检入，而伤寒之方，又无不可以治杂病。若三家之书，虽各有发明，其去仲景相悬，不可以道里计，四家并称，已属不伦,况云仲景专于伤寒乎!呜呼!是尚得未读仲景之书者乎!"

综上所述,读《伤寒贯珠集》一书,不难发现尤怡持第二种见解。如尤怡于《伤寒论》第102条"伤寒二三日,心中悸而烦者,小建中汤主之"注句中谓:"仲景御变之法如此,谁谓伤寒非全书哉!"在记载尤怡医案的《静香楼医案》中,会更直观地看到,许多杂病,尤怡都是活用伤寒方取得佳效,限于篇幅,不作赘述。

二、对伤寒六经实质的认识

作为伤寒学的基本概念之一,"六经"一词并未见于《伤寒论》中。宋代医家朱肱于其《南阳活人书》谓"治伤寒须先识经络,不识经络,触途冥行,不知邪气之所在",发挥为"六经传足不传手"之说,并于书中设有经络图,主张从经络辨识病位。自此,历代医家就伤寒六经的实质问题展开争论与探讨,并形成众多学说,如经络说、脏腑说、气化说、部位说、疆界说等。

《伤寒贯珠集》中,尤怡将三阳经病分为经病、腑病,将三阴经病分为经病、脏病。对六经实质的阐发,三阳病时,多用经络学说阐释。如尤怡于第1条注文中指出:"人身十二经络,本相联贯,而各有畔界,是以邪气之中,必各有所见之证与可据之脉。仲景首定太阳脉证曰脉浮、头项强痛、恶寒,盖太阳居三阳之表,而其脉上额交巅,入络脑,还出别下项,故其初病,无论中风伤寒,其脉证皆如是也。"又如第35条注文中谓:"足之太阳,其脉上际巅顶,而下连足,而寒之气,足以外闭卫阳而内郁营血,故其受病,有头痛发热,身疼腰痛,骨节疼痛,恶风无汗而喘之证。"再如第96条注文中谓:"胸胁苦满者,少阳之脉,其直者,从缺盆下腋,循胸过季胁故也。"

另外,在三阴病发微时,亦多使用经络学说来阐释。如第273条注文中谓:"太阴之脉,入腹属脾络胃,上膈挟咽,故其病有腹满而吐,食不下,自利腹痛等证。"然而亦云:"太阴者,土也,在脏为脾,在气为湿。伤寒传经之热入而与之相搏,则为腹满吐利等证。"又如第297条注文中谓:"腹满而未实,痛而不甚者,可以桂枝加芍药,和而解之。若大实大痛者,邪气成聚,必以桂枝加大黄,越陷邪而去实滞也。夫太阴脾,脏也,脏何以能实而可下?阳明者,太阴之表,以膜相连,脏受邪而腑不行则实,故脾非自实也,因胃实而实也,大黄所以下胃,岂以下脾哉!"再如第310条注文中谓:"少阴之脉,从肾上贯肝膈,入肺中循喉咙,其支别者,从肺出络心,注胸中,阳邪传入少阴,下为泄痢,上为咽痛,胸满,心烦。"由此不难看出尤怡同时也从脏腑生理、病理角度来阐发伤寒六经证候。

另外,尤怡还在文中补充说:"然阳明条下无口干恶热之文,少阳证中无往来寒热之目,少阴欲寐,仅举一端,太阴、厥阴,多言脏病,学人当参合他条,毋徒执一,可也。"不难看出,尤怡对于六经实质的看法是朱肱和柯琴六经说的结合,并蕴含实事求是的精神。

三、对六经提纲证的看法

六经提纲脉证说,由清柯琴首先提出,后世医家对此褒贬不一。对于此种观点,尤怡认为:"振裘者必挈其领,整网者必提其纲,不知出此,而徒事区别,纵极清楚,亦何适于用哉?"于第1条注文中补充道:"后'阳明篇'云阳明之为病,胃家实也;'少阳篇'云少阳之为病,口苦咽干目眩也;'三阴篇'云太阴之为病,腹满而吐食不下,自利益甚,时腹自痛;少阴之为病,脉微细但欲寐;厥阴之为病,消渴,气上撞心,心中疼热,饥而不欲食,食则吐蛔。即本文共六条,选举六经受病之脉经,故柯氏目为六经之纲领。"但是,其在"少阴篇"提纲证的注文中写道:"夫少阴者,三阴之枢也,阳于是乎入,而阴于是乎出。故虽太阴、厥阴同为阴脏,而其为病,实惟少阴为然,而少阴之为病,亦非独脉微细但欲寐二端。仲景特举此者,以为从阳入阴之际,其脉证变见有如此。"这说明他是赞同六经提纲脉证说的,但从重视临床实用而言,以提纲脉证为主线,参合他条,更便于临床应用。

此外,尤怡认为太阴、厥阴之提纲句仅就脏病说理而并未涉及经病,少阴提纲更是概括甚少,并认为是邪气由阳经传入的局部表现。提醒医者无论学习还是临证,千万不要拘泥一两条经文,要做到全面而谨慎。

四、以法类证,注释《伤寒论》

尤怡《伤寒贯珠集》运用"六经为纲,治法为目,以方类证"的方法,对《伤寒论》原文进行了重新编排和归纳。其中，"太阳病篇"以桂枝、麻黄等法，汗而解之为正治法，另设权变法、斡旋法、救逆法、类病法等；"阳明病篇"以承气、白虎为其正治法，另设杂治法、明辨法等；"少阳病篇"以小柴胡为其正治法，另设权变法和刺法等；"太阴病篇"设脏病法、经病法、经脏俱病法；"少阴病篇""厥阴病篇"设温法、清法、辨生死法等。另外，又有"传经之病，以阴气之存亡为生死，直中之病，以阳气之消长为生死也"等总结性论说。

尤怡注释《伤寒论》除逐条分析外，还以分类比较、分证对比的形式迪启后学。如大陷胸汤证与大承气汤证是伤寒实证之示范，初学者容易混淆。尤怡在其注文中写道："按大陷胸与大承气，其用有心下与胃中之分。以愚观之，仲景所云心下者，正胃之谓；所云胃中者，正大小肠之谓也。胃为都会，水谷并居，清浊未分，邪气入之，夹痰杂食，相结不解，则成结胸。大小肠者，精华已去，糟粕独居，邪气入之，但与秽物结成结粪而已，大承气专主肠中燥粪，大陷胸并主心下水食也。"

此外，由于尤怡是为数不多《伤寒论》和《金匮要略》一起注释的医家，写成《伤寒贯珠集》及《金匮要略心典》，故而对于《伤寒杂病论》脉络的把握和整体思想上的统一，较之其他医家有明显的优势。另外，尤怡于太阳类病法中增加了"太阳病，发热无汗，反恶寒者，名曰刚痉"等 5 条《金匮要略》条文，这样不仅扩展了类病法，而且对保持《伤寒论》学术体系的完整性，及启迪后学者等方面都大有裨益。将《金匮要略》原文参入《伤寒贯珠集》的编次，是独开生面的。

五、对"三纲鼎立"学说的探讨

自晋王叔和提出"风则伤卫，寒则伤营"之后，唐孙思邈又于太阳表证提出"一则桂枝，二则麻黄，三则青龙，凡疗伤寒，此之三方，不出之也"。此后又经宋许叔微、金成无己两位医家发展丰富，最终由明方有执、喻嘉言发展成熟为"三纲鼎立"学说，并成为明清伤寒错简重订派的主要观点之一。该学说的主要内容可概括为：四时外感以冬月伤寒为大纲，伤寒六经以太阳经为大纲，太阳经以风伤卫、寒伤营、风寒两伤营卫为大纲。以此三纲订正仲景《伤寒论》为 397 法，113 方。主张该说的医家还有张璐、吴仪洛、吴谦、程应旄、章楠、黄元御等。其中吴谦在乾隆时任太医院院判，奉敕编著《医宗金鉴》，内有《订正仲景全书》，其编次悉据方有执《伤寒论条辨》，取方、喻之注亦复不少。因《医宗金鉴》以御赐书名而颁行天下，故其影响深远而甚大，之后从方、喻之说大倡"三纲鼎立"者甚众，与此不无关系。

尤怡从临证实际情况出发，对"风伤卫则用桂枝汤，寒中营则用麻黄汤"提出了批判。其注文中写道："桂枝主风伤卫则是，麻黄主寒伤营则非。盖有卫病而营不病者，未有营病而卫不病者。"其后又补充道："寒之浅者，仅伤于卫；风而甚者，并及于营。卫之实者，风亦难泄；卫而虚者，寒犹不固。"对于如何鉴别患者适用麻黄汤还是桂枝汤，尤怡也给出了自己的观点，谓："但当分病证之有汗无汗，以严麻黄、桂枝之辨；不必执营卫之孰虚孰实，以证伤寒之殊。"此外，对于"风寒两伤营卫则用大青龙汤"的理解，尤怡于第38条注文中谓："中风而表实者之药，其辨不在营卫两病，而在烦躁一证，其立方之旨亦不在麻桂并用，而在独用石膏。"并告诫后学者不可过多地执泥于中风伤寒的病名当中，谓："中风而或表实，亦用麻黄；伤寒而或表虚，亦用桂枝。其表不得泄，而闭热于中者，则用石膏；其无热者，但用麻桂。"从而暗示了麻黄汤证患者由于久治不愈，阳气内郁生热而成大青龙汤证的可能。

六、结　语

该书运用"六经为纲，治法为目，以方类证"的方法，对《伤寒论》原文次序进行了重新编排和归纳，这种编排方法尤怡谓"千头万绪，总归一贯，比于百八轮珠，个个在手矣"，是故名为《伤寒贯珠集》。总之，《伤寒贯珠集》拾前人之遗，纠前人之失，释前人之疑，结合临床深入浅出，确实值得称道。

国学大师章太炎于《伤寒今释》序中说道："自金以来，解《伤寒论》者多矣，大抵可分三部：陋若陶华，妄若舒诏，僻若黄元御，弗与焉。依据古经，言必有则，而不能通仲景之意，则成无己是也；才辩自用，颠倒旧编，时亦能解前人之执，而过或甚焉，则方有执喻昌是也；假借运气，附会岁露，以实效之书，变为玄谈，则张志聪、陈念祖是也。去此三谬，能卓然自立者，创通大义，莫如浙之柯氏；分擘条理，莫如吴之尤氏。嗟乎！解伤寒者百余家，其能自立者，不过二人，斯亦稀矣。"

《吉林中医药》，2015 年第 35 卷第 1 期）

浅析《伤寒贯珠集》之特色

广州中医药大学　　肖　莹

　　《伤寒贯珠集》乃清代伤寒学家尤怡编撰。尤怡，字在泾，号拙吾，晚号饲鹤山人。他根据自己研究伤寒之心得，将《伤寒论》原文重整编次，注释汇集前人之论，以指导临床辨证论治，后人评价其"论述条理清晰，简明扼要，平正通达"（《简明中医辞典·尤怡》）。尤氏作为伤寒学派中着重于研究《伤寒论》辨证论治规律的代表人物，其在整理注释《伤寒论》的过程中，自成体系，颇具特色。

一、以法类证，如珠相贯

　　尤在泾研究《伤寒论》，着眼于临床实用，归纳诸经治法，以法类证，证从方出。如"太阳篇"之正治法、权变法、斡旋法、救逆法、类病法；"阳明篇"之正治法、明辨法、杂治法；"少阳篇"之正治法、权变法、刺法以及三阴之诸法。其中尤怡尤重辨太阳，在其归纳的 408 条经文中，几近半数为太阳篇之经文。他指出："伤寒一证，古称大病。而太阳一经，其头绪之繁多，方法之庞杂，又甚于他经。是以辨之非易，然非不可辨也。"（《伤寒贯珠集·辨列太阳条例大意》）

　　每经诸法的阐发大致可划分为三个层次。第一层列大法，如太阳之正治、权变、斡旋、救逆、类病诸法；第二层列诸方，尤以每经之主方为重点，如太阳之桂枝汤，麻黄汤，阳明之承气汤类、白虎汤类，少阳之小柴胡汤等；第三层列诸证，证随方出，如桂枝汤脉证，下列 7 条"桂枝汤主之"或"宜桂枝汤"之证。其层次略如图 1 所示。

太阳正治法

（第一层）
太阳病脉证 3 条
麻黄汤脉证 7 条
葛根汤方
葛根加辛夏汤方
桂枝汤脉证 7 条
黄芩汤方
黄芩加半夏生姜汤方
白虎汤方
……

（第二层）

（第三层）
太阳中风，阳浮而阴弱……桂枝汤主之
太阳病，头痛发热，汗出恶风者，桂枝汤主之
太阳病，外证未解，脉浮弱者……宜桂枝汤
太阳病，外证未解者，不可下也……宜桂枝汤主之
病常自汗出者，此为营气和……宜桂枝汤
病人藏无他病，时发热，自汗出……宜桂枝汤主之
太阳病，发热汗出者，此为营弱卫强……宜桂枝汤

图 1 太阳正治法层次

三个层次，方随法出，证随方出，层层相叠，纲目分明，条理清晰，诸法如珠之贯通全书。同时各经治法前后呼应，三阳经证相类，三阴经证相仿。三阳经各有正治法，太阳权变与阳明明辨，分列表里虚实之辨或可汗（下）不可汗（下）之例；三阴诸法则分列三阴证之辨治法。编次格式整齐划一，故云："此为伤寒类病法也。夫振裘者必挈其领，整网者必提其纲，不知出此，而徒事区别，纵极清楚，亦何适于用哉。兹略列大端于前，分列纲目于后，而仲景之方，罔不备举。然太阳一经，千头万绪，总归一贯，比于百八轮珠，个个在手矣，六经仿此。"（《伤寒贯珠集·辨列太阳条例大意》）

二、群分类聚，分经辨析

尤在泾以六经分论，善于抓住各经辨治的关键脉证治法。如太阳以汗法为主法，"假使治伤寒者，审其脉之或缓或急，辨其证之有汗无汗，则从而汗之解之"（《伤寒贯珠集·辨列太阳条例大意》）。而太阳其余诸法均围绕"汗"字类，权变法为有汗证而不得径用汗药，斡旋法所归纳的大多是汗后证治，救逆法为非汗之结胸、痞、懊侬烦满、下利、下后变证、误汗、吐下后变证等证。阳明以攻下为主法，"若阳明则府病多于经病……故仲师以胃家实为阳明正病……盖阳明以胃实为病之正，以攻下为法之的"（《伤寒贯珠集·辨列阳明条例大意》）。少阳以和解为主法，"少阳居表里之间，当肓膜之处，外不及于皮肤，内不及于脏腑，汗之而不从表出，下之而不从里出，故有汗吐下之戒。而惟小柴胡一方和解表里，为少阳正治之法"（《伤寒贯珠集·辨列少阳条例

大意》）。

　　阴阳表里经编次手法遥相对应。太阳与少阴相表里,三阳合病、兼病归于太阳,三阴兼病归于少阴。如"其或合阳明,或合少阳,或兼三阳者,则从而解之清之"（《伤寒贯珠集·辨列太阳条例大意》）,原隶属于阳明经的"三阳合病,腹满身重,难以转侧,口不仁而面垢,谵语遗尿,发汗则谵语,下之则额上生汗,手足逆冷,若自汗出者,白虎汤主之",以及少阳经的"三阳合病,脉浮大,上关上,但欲眠睡,目合则汗"等条均纳入太阳篇中,而"有邪在少阴,而或兼厥,或兼太阴者"（《伤寒贯珠集·辨列少阴条例大意》）则列于"少阴篇"内。阳明与太阴相表里,均侧重于区分"经"与"府（脏）"之证,阳明"府病多于经病……先列府病于前,次列经病于后"（《伤寒贯珠集·辨列阳明条例大意》）;太阴亦"先列脏病,次列经病,又次为经脏俱病"（《伤寒贯珠集·辨列太阴条例大意》）。少阳与厥阴相表里,均需辨进退之机,少阳居表里之间,外不及皮肤,内不及脏腑,当辨少阳邪气之进退,而"厥阴为阴之尽,为脏之极,阴极而尽,则必复反而之阳,故厥阴之生死,在厥热之进退也。本篇于厥阴脉证之下,先辨厥热进退,所以明先死之机"（《伤寒贯珠集·辨列厥阴条例大意》）。由此可见,尤怡思路之清晰,经验之丰富,编次手法确有独到之处。

三、灵活变通,创立新说

　　尤在泾尊经法古,承仲景之说。《伤寒贯珠集》书中常溯本求源,引诸家之论,如王叔和、成无己、巢元方、郭雍、王好古、柯琴等,但其食古能化,不拘泥于古说,结合自己多年的研究体会,灵活变通。如对于王叔和将风温、温病汇于"太阳篇"中,尤在泾认为:"中风、风温、温病,虽并得称伤寒,而其病发之状与治之之法,实与伤寒不同,叔和汇列于此者,又以正中风、风温、温病之始也,然详仲景篇中,每多风寒互举之处,似有不容分别而出之者,岂非以风寒之气恒相兼,与阴阳之致可互参耶。余故以中风伤寒,并列于此,而风温、温病则隶于类病法下。"（《伤寒贯珠集·太阳正治法·太阳病脉证》）伤寒与风温、温病均可见发热、脉浮,并能传变,有相似之处,但其病因病机及治疗均不相同,风温、温病作为伤寒之反照列于太阳类病法中,是为正名。他说:"夫治病者，必先识病，欲识病者，必先正名，名正而后证可辨，法可施矣。"（《伤寒贯珠集·太阳类病法·风温》）对于方有执、喻昌等人提出的"风伤卫"之桂枝汤证、"寒伤营"之麻黄汤证、"风寒两伤营卫"之大青龙汤证的三纲鼎立学说，尤在泾持反对意见，他认为："无论中风、伤寒，未有不及于卫者……是以寒之浅者，仅伤于卫，风而甚者，并及于营，卫之实者，风亦难泄，卫而虚者，寒犹不固……学者但当分病证之有汗无汗，以严麻黄、桂枝之辨。不必执营卫之孰虚孰实，以证伤寒中风之殊。"（《伤寒贯珠集·太阳正治法·桂枝汤脉证》）至于大青龙汤证，尤氏认为其辨不在营卫两端，而在烦躁一证，仲景立方之旨，亦不在并用麻、桂，而在独加石膏。麻黄汤中用桂枝、甘草，尤在泾认为"虽曰佐之，实以监之"，以制麻黄"泄而不收，升而不降"之性，可见尤氏研究伤寒体会之透彻切实。书中此等论述俯拾皆是，不胜枚举。

创立寒邪六经俱受理论。尤在泾受王好古、柯琴等医家的影响，提出"六经皆能自受风寒，何必尽从太阳传入"及"夫风寒中人，无有常经，是以伤寒不必定自太阳，中寒不必定自三阴"（《伤寒贯珠集·阳明正治法·阳明病风寒不同证治》），世人只知"有三阴之里，不知有三阴之表也"（《伤寒贯珠集·辨列太阴条例大意》），并区分为"传经""自受"之不同，且六经自感风寒表证不一定完全相同，其表现证治可自有其特点。如在《阳明病风寒不同证治》节中，他指出"太阳主肌表，故有有汗无汗之分。阳明为胃府，故有能食不能食之辨"。又风寒初中阳明之证，"其见证与太阳中风、伤寒相类，而阳明比太阳稍深，故中风之脉不浮而迟。伤寒之脉不紧而浮，以风寒之气，入肌肉之分，则闭固之力少，而壅遏之力多也"（《伤寒贯珠集·阳明正治法·阳明经病脉因证治》）。对三阴经宜汗之证，他主张"少阴之麻黄附子细辛，厥阴之麻黄升麻皆是也。桂枝汤甘辛入阴，故亦能发散太阴之邪"（《伤寒贯珠集·太阴诸法·太阴经病证治》）。

总之，尤怡之《伤寒贯珠集》强调治法，对临床治疗、辨证立法的阐发颇具心得，亦对后世《伤寒论》的研究及伤寒诸法的运用颇有启发。

从《伤寒贯珠集》看尤在泾治伤寒学说的主要学术观点

陕西中医学院　　李惠林

《伤寒贯珠集》(以下简称《贯珠集》)是尤怡多年悉心研究应用《伤寒论》的经验总结。其主要特点是突出治法,重视实用,在注疏编排方法上也大胆创新,对伤寒学说研究做出了较大贡献。

一、以法类证,独辟蹊径

《伤寒论》成书以后,动乱迭起,散失亡佚,幸得王叔和重新编次而保留下来,后又经林亿等整理,成无己注解,到明清注家益多,因而引起了有关编排次序的论争。尤在泾则认为,张仲景立说本旨在于辨证论治,却病活人,《伤寒论》全书精要是其理法,无需分何为仲景旧论,何为后世变动。因此他在著《贯珠集》时独能另辟蹊径,不孜孜于文字编排之间,而强调实用,重视治法,将研读《伤寒论》理解出来的大法与自己临床应用的体会烊于一炉,成其一家之言。

尤在泾编撰《贯珠集》的体例是:病分六经,经下统法,法下又赅方证,其法证之划分排列本着先主法主证、后变法变证。再后为类证辨识,法下又按方证相似将条文组合排列,井然有序,环环相扣,层层设防,可谓用心良苦。例如太阳一经,下分五法,太阳经原发之病和正治之法归为“正治法”。实际上就是太阳经证中风、伤寒以及太阳与他经合病之证,审其汗之有无、脉之缓急,或合阳明,或合少阴,分别用麻黄汤、桂枝汤、葛根汤、黄芩汤等;而照顾到病者内因不同,体气虚实、脏腑阴阳及素体有痰饮、痞气、咽、淋、疮、衄、血、汗等疾或病后产后等差异,所患伤寒亦不能一概而论,需分别情况用小建中、复脉、大小青龙、桂二麻一等方,体现了“因人制宜”的原则,归结为太阳“权变法”;在辨别太阳证过程中,虽能辨证准确,法方对病,在法方“质”的方面正确无误,但在治疗应用时“量”的掌握失当,出现了太过或不及,如发汗不彻、邪不外散而致病情不解自然传变,或发汗太过,过犹不及,亦能伤阴伤阳导致人为变证，为了御变而设更发汗、更药发汗、真武汤、四逆汤等法方从中斡旋调停，是为太阳"斡旋法"；临病对证，辨识不清，在法方的"质"的方面掌握失当，以致汗下妄施、温灸水溃混用，治疗结果适得其反，出现种种坏证、逆证，如结胸、痞证、协热下利、惊狂不安等，相应有陷胸、泻心、芩连葛根汤等补救措施，为太阳"救逆法"，又有风温、温病、中暍、霍乱等病与伤寒相似而实不相同，俱列篇中，配以相应法方，示医者于相似中求出不似，以资鉴别，为太阳"类病法"。其他五经也仿照太阳的体制，阳明经有正治法、明辨法、杂治法，少阳经有正治法、权变法、刺法，太阳诸法，少阴清法、下法、温法、生死法、病禁，厥阴清法、温法、厥阴进退之机、生死微甚等辨。

而且，尤氏不拘旧说，根据证候表现将有些条文的六经归属进行了调整，使其更为切合临床实际，如"少阳篇"中将原"太阳病篇"中小柴胡汤诸条移入，便是合理调整的例子。有些地方还引入《金匮》条文。

这样划分编排最大的好处是突出治法，纲目明了，便于掌握及临床应用。正如尤氏书中所言："略引大端于前，分列纲目于后，而仲景之法方，罔不备举……千头万绪，总归一贯，此于百八轮珠，个个在手矣。"所以用"贯珠"为其书名。

二、经络脏腑，解释六经

自宋朝朱肱提出六经经络说、传足不传手以来，医家们就伤寒六经问题展开了争论，有经络说、脏腑说、气化说、部位说、疆界说等。而我们精读尤怡的《贯珠集》可以看出，在三阳经病证中，尤氏将其分为经病、腑病，在三阴经病证中，分为经病、脏病。这说明尤怡是以经络、脏腑解释伤寒六经的，并在文中似有"传足不传手之倾向"。试以其注释文字例举分析。

在太阳病正治法第一条注文中尤氏指出："人身十二经络，本相联贯，而各有畛界，是以邪气之中，必各有所见之证与可据之脉。仲景首定太阳脉经，曰脉浮、头项强痛、恶寒。盖太阳居三阳之表，而其脉上额交巅，入络脑，还出别下项……"在少阳正治法柴胡汤主证条注解中有："胸胁苦满者，少阳之脉，其直者从缺盆下腋循胸过季胁故也。"在"太阴篇"首条注文中有："太阴之脉，入腹属脾络胃，上膈挟咽，故其病有腹满而吐，食不下，自利腹痛等证。"从这些注解文字可见,在《贯珠集》中尤在泾解释六经证候是从经络来解的。

但是,尤在泾同时也从脏腑生理、病理角度来阐发六经证候。如在太阳斡旋法太阳传本证治注释中说:"脉浮小便不利,微热消渴者,病去标而之本,为膀胱腑热证也。"在阳明正治法首条下说:"胃者,汇也,水谷之海,为阳明之腑也。胃家实者,邪热入胃与糟粕相结而成。""太阳篇"首云:"太阳者,土也。在脏为脾,在气为湿。伤寒传经之热入而与之相搏,则为腹满吐利等证。""少阴篇"中有:"少阴之脏,为胃之关,为二阴之司,寒邪直入经脏俱受,故当咽痛而复吐利也。"即是指肾而言,因为"肾为胃之关"为"二阴之司"。可见尤在泾是主张以脏腑论六经的。

从《贯珠集》中仔细分析,发现尤在泾虽以经络脏腑解六经,但言经络只及足太阳、足阳明、足少阳、足太阴、足少阴、足厥阴,言脏腑只提到膀胱、胃、胆、脾、肾等脏腑,所以虽未明言伤寒传足不传手,笔者认为也是有这个倾向的。

三、有争议处,独有见地

在历代研究注释《伤寒论》中的一些争议之处,尤在泾提出了他独到的见解,以下举其几例。

六经提纲:六经提纲脉证说,由清柯韵伯首先提出,后世医家褒贬不一。尤怡在太阳正治法首条注中说:"……后'阳明篇'云,阳明之为病,胃家实也;'少阳篇'云,少阳之为病,口苦咽干目眩也;'三阴篇'云,太阴之为病,腹满而吐食不下,自利益甚,时腹自痛;少阴之为病,脉微细但欲寐;厥阴之为病,消渴,气上撞心,心中疼热,饥而不欲食,食则吐蛔。暨本文共六条,选举六经受病之脉经,故柯氏目为六经之纲领。"这说明他是赞同六经提纲脉证说的,从尤氏重临床实用而言,以提纲脉证为主线,参合他条更便于临床应用。

三纲鼎立:先是王叔和提出风伤卫、寒伤营之说,明清方喻二氏进一步发挥为三纲鼎立说,认为太阳病分为风伤卫、寒伤营、风寒两伤营卫三类证候,仲景立桂枝汤、麻黄汤、大青龙汤,鼎足大纲三法分治三证。尤氏对此大不以为然,他认为:"寒之浅者,仅伤于卫,风而甚者,并及于营,卫之实者,风亦难泄,卫而虚者,寒犹不固……学者但当分病证之有汗无汗,以严麻黄、桂枝之辨,不必执营卫之孰虚孰实。"在大青龙汤方注中说:"伤寒分立三纲……其说始于成氏、许氏，成于方氏、喻氏。以愚观之，桂枝主风伤卫则是，麻黄主寒伤营则非，盖有卫病而营不病者矣，未有营病而卫不病者也。至于大青龙汤证，其辨不在营卫两病，而在烦躁一证，其立方之旨，亦不在并用麻桂，而在独加石膏。"

病发于阴阳：张仲景在《伤寒论》第 7 条说："病发热恶寒者，发于阳也；无热恶寒者，发于阴也。"在结胸病成因条中亦提到病发于阴、发于阳之语。历代医家注释时，有说阴、阳是指太阳、少阴，有说指风邪、寒邪和营阴、卫阳，也有认为指寒热而言。尤在泾认为是指发于阴经、发于阳经而言，他说："发于阳者，病在阳之经也，以寒加阳，阳气被郁，故发热而恶寒。发于阴者，病在阴之经也，以阴加阴，无阳可郁，故无热而恶寒耳。"

简误九条：尤怡研究经文，其态度是尊而不泥，如《贯珠集》书末之简误九条，其条文原皆属于"厥阴篇"，尤怡细心分析，认为这九条不当属于厥阴，并具体指出当属何处。如"呕而发热者，小柴胡汤主之"条下说："此邪在少阳之经，非厥阴本病也，故以小柴胡汤和解少阳之邪。"

又如对"翕翕发热"的注解，一般以"合羽"解翕字，言其热如羽毛覆盖身上温温发热，但尤氏则说："翕，越也；动也，盛也，言其热时动而盛。"《康熙字典》引《广雅》"翕炽也"，又引《广韵》"火炙又动也盛也"，与尤氏之意相同，且尤氏之说与临证亦较贴切。

四、旁征博引，注解详明

尤怡著《贯珠集》，效法张仲景"勤求古训，博采众方"，集诸家之长，广征博引，引入《内经》、王叔和、成无己、朱肱、柯琴、李东垣、孙思邈、王好古、尚从善、郭白云等家论述，并以《伤寒论》本论条文及《金匮要略》条文互注。注释中能结合自己体会，启微发隐，对错衍文字以及文中文法特别之处一一指出，对他认为难解的地方及仲景未言明之处都予以破解，以裨后学。

如"伤寒心下有水气，咳而微喘，发热不渴，服汤已渴者，此寒去欲解也。小青龙汤主之"条，尤怡注时，首先揭示此条为内饮外寒之证，并叙出病机及治法，进一步指出此处用了兜转文法，"小青龙汤主之"当在"发热不渴"后。最后又论述了水饮证渴与不渴的机制，他说："水积于中，故不渴也。其渴者，水积一处，不得四布也，然而不渴者，常也，渴者，变也。"说理明晰透彻，使人一目了然。

又如在结胸证大陷胸汤方注中说："按大陷胸与大承气其用有心下与胃中之分，以愚观之，仲景所云心下者，正胃之谓，所云胃中者，正大小肠之谓也。胃为都会，水谷并居，清浊未分，邪气入之，挟痰杂食，相结不解则成结胸；大小肠者，精华已去，糟粕独居，邪气入之，但与秽物结成燥屎而已……"这里，尤怡详尽地解释了仲景心下、胃的含义，区别了大陷胸汤与大承气汤用方病机证候之不同。这样详明的注解，对后世读用《伤寒论》确有解惑导迷的作用，可谓点睛之笔。

尤怡对仲景言而未明之处、省文之处都逐一辨出，明示后学，如阳明急下证有："阳明病，发热汗多，急下之，宜大承气汤。"尤氏解释说："然必有实满之证，而后可下，不然则是白虎汤证，宜清而不宜下矣，学者辨诸。"

尤氏还一再提示后学者要将《伤寒论》条文互相参看，不要拘于字句。可见其著述时严谨负责的治学态度。

但是，由于作者所处时代、地域、个人理解的偏颇，《贯珠集》亦有其不足之处，牵强附会、避而不解偶有之。如阳明病"伤寒十三日不解，过经谵语者……"条下，尤氏解"脉微厥"时，认为是"脉乍不至也"，其说失之牵强，与证情亦不切合，不如读为"脉微，厥"，解为脉象微、四肢厥冷更为贴切。

然而，纵观全书，尤氏著《贯珠集》注重实用，开辟了以法类证的新途径，条理清晰，注解精当，简而不略，详不而繁，是《伤寒论》注本中颇受推崇的一家，堪称有功于仲景，有益于后人。

（《陕西中医函授》，1987 年第 4 期）

尤怡对《伤寒论》注诠的学术贡献

河南中医学院一附院　　张建文

张仲景的《伤寒论》成书于东汉末年，距今已 1700 余年，为历代医家所崇奉的不朽之作。清尤怡的《伤寒贯珠集》是历代几百部注诠《伤寒论》的著作中比较受人推崇的注本之一。近30年来，不少人探讨了成无己、钱潢、柯琴等注诠《伤寒论》的学术贡献，而对尤怡注诠《伤寒论》的学术贡献尚缺乏探讨。本文试从《伤寒贯珠集》探讨尤怡注诠《伤寒论》的学术贡献，以期有所裨益于同道。

一、以法编次，层次井然

《伤寒杂病论》成书以后，正值东汉末年战乱时期，辗转传抄，已散佚失次，幸经晋王叔和将其伤寒部分搜集整理，名《伤寒论》刊行于世。又因晋室搬迁，至隋代《伤寒论》又散佚不全，唐孙思邈再次进行搜集整理，宋林亿等加以校正，才使《伤寒论》长期保存下来。自此虽经许多医家考校，但因其内容已脱简失次，给学习、研究《伤寒论》者带来了困难。尤怡切其要旨，完全打乱了《伤寒论》原文的编排顺序，重新编次，才将《伤寒论》辨证施治精髓比较清楚地揭示出来，使《伤寒论》理法方药一套理论系统地体现出来。

《伤寒贯珠集》的编排是以六经分篇，以法编次。全书共八卷。卷一、卷二论太阳病证，分正治、权变、斡旋、救逆、类病等法；卷三、卷四论阳明病证，分正治、明辨、杂治等法；卷五论少阳病证，分正治、权变、刺法等；卷六论太阴诸法、脏病、经病、经脏病等；卷七论少阴诸法、下法、温法、生死法等；卷八论厥阴诸法，厥阴进退之机，生死微甚、清法、温法等。

尤氏以法编次，打乱了《伤寒论》原文次序。例如：他将太阳病误下后所致的邪陷变证、桂枝去芍药汤证、桂枝加厚朴杏子汤证、气上冲证、柴胡加龙骨牡蛎汤证、柴胡疑似证、五苓散证、麻黄杏子甘草石膏汤证等8条变证条文，汇编在太阳病下后诸变证一栏。这些条文在宋本《伤寒论》中分别是第240、第21、第37、第15、第107、第98、第56、第162条。通过这种编次进一步清楚地体现了《伤寒论》辨证施治规律，更便于读者领会、掌握，较以方归类、以证归类更具有独到之处。例如：他将同是太阳病因发汗不当所致的15条不同变证汇编于太阳斡旋法，就比较清楚地体现了《伤寒论》病因相同，变证不同，治疗不同的辨证思想。也正如尤氏所注：此"十五条，并发汗后证，而或伤卫阳；或损营血；或亡心阳；或动肾水；或伤胃阳，及伤脾气；或邪仍不解；

或解而转属阳明,及膀胱;或动饮气;或伤肺气;或入肺中。其变种种不同,其治因之各异,学者谙练在心,亦可以应变无穷矣。"再如,他将《伤寒论》发黄7条汇编于阳明杂治法,就清楚地体现了《伤寒论》"同中求异,异中求同"的辨证思想。总之,他用以法编次方法将《伤寒论》内容一线贯穿,层次清楚,并然有序,既有效地阐发了《伤寒论》之精微,又便于读者学习应用。当今出版的《伤寒论释义》、湖北中医学院主编的《伤寒论选读》、陕西中医学院杜雨茂编的《伤寒论辨证表解》、北京中医学院刘渡舟等编的《伤寒挈要》等都采用了这类编次形式。所以《吴医汇讲》赞曰:《伤寒贯珠集》"立为正治法、权变法、斡旋法、救逆法、类病法、明辨法、杂治法等,仲景著书之旨如雪亮月明,令人一目了然,古来未有"。

二、发难解惑,注释甚详

自宋成无己开注解《伤寒论》之先河,从宋至清历代研究《伤寒论》的注本,汗牛充栋,浩如烟海。其注解各见其长,但亦有言必由经,滥引经典,或臆测其理,乱加杜撰之词,不仅大失仲景原义,而且前后矛盾,以致后学迷惘。尤氏则以他的博学和精深的学识注入在他的注本之中,其注解说理充分有据,微奥揭发,既合乎情理,又便于理解。

1. 以经解论 如对"手足厥寒,脉细欲绝者,当归四逆汤主之"一条的解释:"手足厥寒,脉微欲绝者,阳之虚也,宜四逆辈。脉细欲绝者,血虚不能温于四末,并不能荣于脉中也。'夫脉为血之府',而'阳为阴之先',故欲续其脉,必益其血;欲益其血,必温其经。"

2. 以论解论 如对"伤寒五六日中风,往来寒热,胸胁苦满,默默不欲饮食,心烦喜呕,或胸中烦而不呕,或渴,或腹中痛,或胁下痞硬,或心下悸,小便不利,或不渴,身有微热,或咳者,小柴胡汤主之"的解释:"以少阳为半表半里,其气有乍进乍退之机,故其病有或然或不然之异,而少阳之病,但见有往来寒热、胸胁苦满之证,便当以小柴胡和解表里为主,所谓伤寒中风,有柴胡证,但见一证便是,不必悉具是也。"

3. 以《金匮》理论解伤寒 如对"伤寒若吐若下后,心下逆满,气上冲胸,起则头眩,脉沉紧,发汗则动经,身为振振摇者,茯苓桂枝白术甘草汤主之"一条的解释：“《金匮》云，肠间支饮，其人喘满，心下痞坚，其脉沉紧。又云：心下有痰饮，胸胁支满，目眩。又云：其人振振身瞤动，必有伏饮是也。发汗则动经者，无邪可发，而反动其经气，故以茯苓、白术以蠲饮气，桂枝、甘草以生阳气，所谓病痰饮者，当以温药和之也。”

4. 汲各家理论解伤寒 如对“病如桂枝证，头不痛，项不强，寸脉微浮，胸中痞硬，气上冲咽喉不得息者，此为胸有寒也，当吐之，宜瓜蒂散”一条的解释：“寒为寒饮，非寒邪也。《活人》云：痰饮之为病，能令人憎寒发热，状类伤寒，但头不痛，项不强为异。正此之谓，脉浮者，病在膈间，而非寒邪，故不盛而微也。胸有寒饮，足以阻清阳而碍肺气，故胸中痞硬，气上冲咽喉，不得息也。《经》曰：其高者因而越之。《千金》云：气浮上部，顿塞心胸，胸中满者，吐之则愈。瓜蒂散能吐胸中与邪相结之饮也。”再如对“淋家不可发汗，汗出必便血”一条的解释：“巢氏云，淋者肾虚而膀胱热，更发其汗，损伤脏阴，增益腑热，则必便血。”

5. 提出独到见解 如尤氏认为太阳受邪非只伤寒一种，他说：“太阳受邪非一种，是以伤寒之外，有风温、温病、风湿、中湿、湿温、中暍、霍乱等证，其形与伤寒相似，其治与伤寒不同。”体现六经病变规律亦可见于伤寒之外的其他疾病。再如对“营弱卫强”一词的解释，他说：“仲景营弱卫强之说不过发明所以发热汗出之故，学者但当分病证之有汗无汗，以严麻黄、桂枝之辨，不必执营卫之孰虚孰实。”

三、大胆质疑，更正前误

历代有些注家，对经论和名家的注解往往恭维得尽善尽美，即使知其条文有错简，观点有纰漏，也只敢随文衍义，或者敷衍回避，或者委曲求全，而不敢妄动只字。这样是不利于中医学发展的。尤氏则尊古而不泥，有疑而必质。他在《伤寒贯珠集》中不仅评斥了王叔和编次《伤寒论》的错误之处，而且对前人某些注家的纰漏也给予了纠正，同时对前人不同的论点也进行了争鸣。如：他明确指出论中第 375、第 379、第 354、第 380、第 378、第 373、第 363、第 361、第 350 条“均非厥阴本病，叔和不察，误编厥阴篇中”。再如他对论中“太阳病头痛，至七日以上自愈者，以行其经尽故也，若欲作再经者，针足阳明,使经不传则愈"的注释指出:"诸注家俱误,盖于经脏腑未审耳。"他认为行其经尽者,不但未入脏腑,亦未离太阳,若入厥阴之脏则病深热极而死耳,其或幸而不死者,则从脏出腑可愈,设太阳不解则会从太阳而复入阳明,所谓作再经也。又如他对前人所提出的《伤寒论》"三纲学说"观点认为:"桂枝主风伤卫则是,麻黄主寒伤营则非,盖有卫病而营不病者矣,未有营病而卫不病者也。至于大青龙汤证,其辨不在营卫两病,而在烦躁一证。"说明他对"三纲学说"是持反对态度的。

四、结　语

尤怡《伤寒贯珠集》继承了仲景《伤寒论》之精微,既熔众家之长于一炉,又有自己的独特见解,且能从实际出发正前人之误。其突出的贡献:一是对《伤寒论》条文顺序进行了合理的重新编次;二是对《伤寒论》精奥的内涵给予了比较精详的解说。因此,我们学习、研究《伤寒贯珠集》对研究张仲景的学术思想大有裨益。

(《河南中医》,1988 年第 3 期)

类证为纲,方证为目
——《伤寒贯珠集》编排体例新说

广州中医药大学　　张声鹏

《伤寒杂病论》是东汉张仲景所著的一部重要的中医经典著作,医圣"勤求古训,博采众方"创造性地融理、法、方、药于一体,奠定了中医辨证论治理论体系的坚实基础。由于《伤寒论》"其言精而奥,其法简而详"(《伤寒论·序》宋孙奇等),给后世学者正确理解其辨证论治的理论精髓带来了诸多困难,所以自金代成无己以下,历代有关《伤寒论》的注本和研究性著作有数百家之多，《伤寒贯珠集》就是其中一部有广泛影响的《伤寒论》注释性著作。本文拟通过探讨该书的编排体例以充分理解《伤寒论》所确立的辨证论治思想。

一、《伤寒贯珠集》纲目溯源

尤在泾认为："振裘者必挈其领，整网者必提其纲，不知出此，而徒事区别，纵极清楚，亦何适于用哉？"由此可看出，分清本书的纲目，也就是领会本书编排体例的实质，对于指导临床实践具有特殊重要意义。

许多研究《伤寒论》的医家，从临床实际出发，将《伤寒论》条文分类整理，以切实用。从不同角度有不同分类法，现在一般认为柯韵伯著《伤寒来苏集》用的是按汤证分类法，沈金鳌著《伤寒论纲目》用的是按症状分类法，而尤在泾所著《伤寒贯珠集》用的是按治法分类法。这些不同的编排法具体表现在各书的编排结构上。有人认为，《伤寒贯珠集》一书，上承柯韵伯《伤寒来苏集》以及钱天来的《伤寒溯源集》，其最主要的特点则在编排结构上突出治法，以法类证，每经分列纲目。纲，就是治法；目，就是汤证及处方。以法为纲，统率证候和用方。

对于《伤寒贯珠集》编排体例的上述认识，主要源于本书卷一"辨列太阳条例大意"一文中，尤氏提出"太阳之经，其原出之病，与正治之法，不过三十余条而已，其他则皆权变法、斡旋法、救逆法、类病法也"，在上述各"法"之外，"阳明篇"又提出"明辨法、杂治法"及"少阴篇""厥阴篇"的"温法、清法、下法"等诸法，并在每法之上，列出相应方证，故有前述"以法为纲"的说法。

二、《伤寒贯珠集》纲目辨析

要正确认识《伤寒贯珠集》编排体例，就不能被作者所列诸法的字面意思所迷惑，而要认真辨析各法的实质。

1. 关于正治法 原文为："审其脉之或缓或急，辨其证之有汗无汗，则从而汗之解之，如桂枝、麻黄等法，则邪却而病解矣。其或合阳明，或合少阳，或兼三阳者，则从而解之清之，如葛根、黄芩、白虎等法，亦邪却而病解矣，此为正治之法。"可见，所谓正治法，就是首先要辨明感受外邪以后机体的症状及体征,根据其脉象、有汗无汗及是否兼有阳明、少阳受邪的表现,采用与疾病证候性质相反的方药进行治疗,或"汗之解之",或"解之清之"。

2. 关于权变法 原文为:"顾人体有虚实之殊,藏府有阴阳之异,或素有痰饮痃气,以及咽燥、淋、疮、汗、衄之疾,或适当房室、金刃、产后、亡血之余,是虽同为伤寒之候,不得竟以麻、桂之法,于是乎有小建中、炙甘草、大小青龙及桂枝二麻黄一汤等也。是为权变之法。"可见,所谓权变法,就是要根据患者体质虚实、气血盛衰及是否兼有宿疾,从而辨明正邪对立的形势,灵活采用相应的方药以愈其疾。

3. 关于斡旋法 原文为:"而用桂枝、麻黄等法,又不能必其无过与不及之弊,或汗出不彻,而邪不外散,则有传变他经,及发黄、蓄血之病;或汗出过多,而并伤阳气,则有振振擗地、肉瞤筋惕等证,于是乎有可更发汗,不可发汗,及真武、四逆等法也。是为斡旋之法。"可见斡旋之法,是针对运用正治法出现过与不及两种不良预后时所采用的补救措施,至于怎样确定"可更发汗,不可发汗",仍然要根据辨证结果而定。

4. 关于救逆法 原文为:"或当汗出而反下,或既下而复汗,以及温针、艾灼、水漬种种混施,以致结胸痞满,协热下利,或烦躁不得眠,或内烦饥不欲食,或惊狂不安,或肉上粟起,于是乎有大小陷胸汤、诸泻心汤、文蛤散等方也。此为救逆之法。"可见,所谓救逆之法,只是强调对于失治误治而导致的诸般变证,要根据其辨证结果,选取相应的方药加以治疗。

5. 关于类病法 原文为:"至于天之邪气,共有六淫,太阳受邪,亦非一种。是以伤寒之外,又有风温、温病、风湿、中湿、湿温、中暍、霍乱等证,其形与伤寒相似,其治与伤寒不同,于是乎有桂附、术附、麻黄、白术、瓜蒂、人参、白虎等方。此为伤寒类病法也。"可见,所谓类病法,就是根据导致外感证候的六淫邪气的不同性质,有针对性地选方用药以逐邪愈疾。

6. 关于明辨法及杂治法 此两法列于"阳明篇"上"辨列阳明条例大意"一文中,原文为:"其次为明辨法。盖阳明以胃实为病之正,以攻下为法之的,而其间有经府相连,虚实交错,或可下,或不可下,或可下而尚未可下,及不可大下之时,故有脉实、潮热、转矢气、小便少等辨,及外导、润下等法。又其次为杂治法,谓变发黄、蓄血诸候,非复阳明胃实,及经邪留滞之时所可拟,或散或下,所当各随其证,而异其治者也。"可见,明辨法就是要以病位、病邪性质及脏腑虚实为根据选方用药，实际上等同于权变法。杂治法则是要根据疾病证候的变化（这种变化可能是失治误治引起的，也可能是疾病按自身规律演化的结果），宜"各随其证"而治之。可视具体情况归入斡旋法或救逆法之中。

三、《伤寒贯珠集》纲目新说

虽然正如前文所述，"正治、权变"诸法并非治法，但作为一种分类方法，仍然有效地按证候产生特点将《伤寒论》条文进行了分类。具体说来，正治法概括了太阳、阳明、少阳等经本经受邪或兼他经共病的一类证候；权变法概括了需要联系体质、环境、气候，根据三因制宜理论整体辨治的一类证候；斡旋法概括了虽然治疗大法正确，但由于太过与不及所致的一类证候；救逆法概括了由于失治误治所致的一类证候；类病法则概括外感病中非由"伤寒"所致的一类证候。由于同一类证候有其产生的相同基础、相似病因病机，可以将这些证候名之为"类证"。以此为纲，统率其下各具体的证候和处方用药，即方证。如太阳正治法就包括了太阳病脉证、（太阳）合病证、伤寒受病阴阳不同证。太阳病愈时日及欲解之候与传经之证等多种证候。再根据上述证候的不同特点，又分为桂枝汤方证、麻黄汤方证及葛根汤方证、黄芩汤方证等具体证候。这样分类，以类证为纲，以方证为目，纲目分明，更能突出仲景制方本意，即各随其证，随证治之的辨证论治思想，能够针对不同的证候选用相应的方药治疗。

本书"少阴篇"下列有清法、下法和温法，厥阴篇下列有清法和温法，认为是按治法分类本无可非议，但换一个角度看，因为法随证立，所以这些治法下所列的证候均有其可清、可下或可温的相同病理机制及临床表现，同样可以认为是按类证分类。至于"太阴篇"，分为脏病、经病、经脏俱病三类，更是按类证分类的典型代表。

四、结　语

《伤寒贯珠集》在编排体例上以类证为纲，以具体方证为目，按证候进行分类的特点，充分体现了仲景原旨，"千头万绪，总归一贯"，处处以辨证为中心,也符合"方从法出,法随证立"的诊、治疾病的思维过程,对临床医生尤为适用。如果单纯以治法分类,易使读者为仲景成法所囿,知其然而不知其所以然,必然妨碍其中医理论及实践水平的提高。相信《伤寒贯珠集》这样一本切乎实用、帮助后学领会仲景辨证论治思想的佳作,必将与《伤寒论》一样流芳千古,泽被后世。

（《中医文献杂志》,1999 年第 4 期）

《伤寒贯珠集》编次体例新识

安徽中医学院　　张仁岗

《伤寒贯珠集》乃清代名医尤怡所著,是研究《伤寒论》不可或缺的一个珍贵注本,对后世研究《伤寒论》产生重要影响,被尊为范本,著名医家徐大椿评价其"得古人意"。尤怡工诗善书,淡泊名利,潜心医学,博览医籍,对仲景学说研究尤深,另著有《金匮要略心典》《静香楼医案》等。《伤寒贯珠集》根据六经分篇,进而以法编次,突出治法,以法类证,并且对条文解难释疑,自成一家之言。全文以法为纲,统率方证,将《伤寒论》原文重新编排,更能凸显《伤寒论》辨证论治的真谛。今就书中此种编次体例的特点及意义,予以浅析。

一、五法统论"太阳病篇"

六经当中,"太阳病篇"内容最丰,方法庞杂,辨之非易,尤其对于初学者而言,往往难得要领。尤氏提出"太阳病篇"虽内容繁多,但真正属于太阳经本经之病,不过 20 余条而已,这部分原文归属正治之法。其他原文相应归属权变、斡旋、救逆、类病等法。太阳一经,虽千头万绪,如此编排,则"总归一贯",好比"百八轮珠,个个在手矣",其余各经亦仿此而编次。

1. 太阳正治法　太阳是六经之首,而太阳之论始于麻、桂,故尤氏在太阳病篇,首先将桂枝、麻黄汗之解之等法归为正治法。其次,对于汗之解之后,未能邪却病解,或太阳阳明合病,或太阳少阳合病,或三阳合病,包括葛根、黄芩、白虎等解之清之之法,亦列入正治法之中。如此则层层递进,易学易明。除上述之外,太阳正治法中尚包括桂枝汤禁忌、太阳病欲愈及传经等内容在内。此正治法主要是针对太阳中风、太阳伤寒而言,反映了在《伤寒论》中,此二者是太阳病本证的主体,当首重之,同时也反映了仲景论伤寒详于寒略于温之特色。

2. 太阳权变法 因人体有虚实之殊、脏腑有阴阳之异、素体有痰饮痼气等不同,虽同为伤寒之候,而有不得从麻黄、桂枝之法者,于是有大小青龙等汤证,尤氏将此类治法称为权变之法。如表实兼有内饮之小青龙汤证,伤寒兼有里虚的小建中汤证等,皆不可单纯使用麻桂之法,当根据情况,或施表里同治,或安内以攘外,此类条文皆列入权变法中。权变法是基于患者体质、宿疾等差异而提出的,提示临证当因人而异,灵活治之,对于临床有重要指导意义。

3. 太阳斡旋法 斡旋有周旋、扭转之意,此法主要指针对汗法不当,而采取的一类补救措施。尤氏将"太阳病篇"中或汗出过多,或汗出不彻等汗法使用不当相关原文归为斡旋法。比如对于汗出太过,伤及正气而采用桂枝甘草汤温通心阳、桂枝加附子汤温阳解表等法;对于发汗后,邪气内传而采用白虎加人参汤清解阳明、麻杏甘石汤清解肺热、抵当汤攻下瘀血等。斡旋之法示人处方用药当有章有法,无太过不及,以祛邪却病为首务。

4. 太阳救逆法 对于因失治或误治,或当汗而反下,或既下而复汗,以及温针艾灸等法混施而产生的结胸痞满,或惊狂不安等变证、逆证而采用的治法,称为救逆法。下法运用不当,可致多种变证的发生,如结胸、痞证等,相应诸法皆归属太阳救逆法范畴。另外如汗下失序而致的肾阳虚烦躁的干姜附子汤证;误用火疗致心阳亡失,惊狂不安等诸般火逆证亦皆归属太阳救逆法。因失治、误治可导致变证丛生,将此单独列法,更突出体现了仲景所言之救逆原则,即"观其脉证,知犯何逆,随证治之"。

5. 太阳类病法 天之邪气,共有六淫,六经受邪,亦非一种,除狭义伤寒外,又有温病、风湿、霍乱等证,其形与狭义伤寒相似,而其治不同,于是有桂枝加附子汤、四逆加人参汤、瓜蒂散等条,尤氏将此类原文称为伤寒类病法。

此法示人临证当四诊合参,仔细辨证,注重鉴别诊断,切勿被某些表象所迷惑。如症状类似表证之瓜蒂散证,被归入太阳类病范畴,因其实为胸有寒饮,阻清阳碍肺气所致,故其治不能误用麻桂之法。现行七版教材即是遵照此意,将瓜蒂散证原文归入太阳疑似证中。

二、阳明少阳各有正治等法

"阳明病篇"中,尤氏以经腑分类,首列正治法,将腑病之宜下、宜清、宜温,经病之传经、自受,皆归入其中。同时指出阳明特点为"腑病多于经病",因经邪不能久留,而腑邪常聚而不行。下法为阳明最常用之法,涉及原文较多,也是最难懂之处,为了使下法层次分明,尤氏特意将或可下,或不可下,或可下而尚未可下,以及外导润下等诸般下法,单独归为明辨法。如此分类,使得阳明病篇中原本稍嫌凌乱的下法相关条文,变得更有章可循,易于掌握。另外,针对阳明发黄、蓄血诸候,由于这类原文既非阳明胃实,又非经邪留滞,故将其相应内容归为杂治法中,所谓"各随其证,而异其治也"。

关于少阳病篇,尤氏强调惟有小柴胡汤和解表里,为少阳正治之法,故其将太阳病篇第96、第97等相关原文皆移入"少阳病篇",以全少阳之意。另将少阳兼表、兼里之证归入少阳权变法,对于涉及针刺的有关太少合病等原文,另归为少阳刺法。如此编排,则使"少阳病篇"重点突出,主次分明,便于后学。

三、太阴诸法以经脏分类

"太阴病篇"原文最少,诸法共计10条,尤氏倡导以经脏予以分类,并指出"凡阴病在脏者宜温,在经者宜汗"。他提出伤寒传经之邪或直中之寒皆可入里与湿相搏,发为腹满、腹痛、吐利,邪尽入里,无太阳表证者,属太阴脏病。若风寒所中留连于经者,见四肢烦疼等症,属太阴经病。另外,尤氏提出太阴病除了有脏病、经病,还有经脏同病。他认为"下利腹胀满,身体疼痛者,先温其里,乃攻其表。温里宜四逆汤,攻表宜桂枝汤"条即属太阴经脏俱病,此条原被编入"厥阴病篇","是叔和之误也",当列入"太阴病篇"。从仲景所提太阴病主治方为"四逆辈"而言,以及按照尤氏对太阴经脏为病的分类方法,将此条移入

"太阴病篇"，可谓有见地之举，使"太阴病篇"内容更充实，更全面。此说颇有创见，发前人所未言，反映了尤氏善于独立思考，对仲景学说有深入研究。

四、少阴厥阴温清并举

少阴为病，病情较为复杂，既有邪在太阳，而已内及少阴者；有直中之寒，亦有传经之热；还有初受寒邪，久而变热等证。对此，尤氏以简驭繁，提出认识"少阴病篇"，关键是"明辨宜清宜温之实"，而不必拘泥"传经直中之名也"。他将少阴主体按清法、下法、温法分类编次，预后、病禁另列。如此分类，一方面使"少阴病篇"更为有条理，另一方面突出了寒热辨证对于少阴病的重要意义。

"厥阴病篇"向来争议最多，最为难解，被陆渊雷称为"千古疑案"。尤氏对"厥阴病篇"诸法分类，从辨厥热之法着手，温清之法继于后。同时提出有9条原文非属厥阴，乃王叔和混入其中，将其单列为简误。对厥阴病证，尤氏提出当先辨厥热进退，才能明生死之机，点明阳气来复是厥阴病进退、生死之关键。尤氏对厥阴如此编排，可谓是独具匠心，自成体系，但同时我们也当认识到，麻黄升麻汤、乌梅丸、干姜黄连黄芩汤均属寒温并用之方，不可被此分类所拘泥，当辨证看待此种分类方法。对于其中简误9条的提出，其见解独特，发人深省，对研究"厥阴病篇"有重要的参考价值。如其提出痰厥之瓜蒂散证，"不必定属阴经，即阳病亦有之也"。另外明确指出"伤寒脉滑而厥者"，为"阳明热极发厥之证"，为"误编入厥阴者也"等，对临床具有一定的指导意义，值得借鉴。

（《贵阳中医学院学报》，2011年第33卷第5期）

《伤寒贯珠集》六经病阐幽

浙江大学医学院附属第一医院　　夏　晨　厉有名　陈韶华

《伤寒贯珠集》按治法分类法，归类《伤寒论》条文，遵循先主法主证，后变法变证,最后为类证的原则,以法类证,以证论治。每经分列纲目,纲就是治法;目就是汤证及处方。即以治法为纲,统率证候和用方,方随法出,证随方出,环环相扣,如珠之贯,犹如"百八轮珠,个个在手"。令人雪亮月明,一目了然,故名《伤寒贯珠集》。

本书的最大的创新点是用经络、脏腑学说来解析六经。即从经络和脏腑的生理、病理角度来阐发六经实质。六经病证就是经络脏腑病理变化的反映。伤寒之邪,从外而来,必犯经络,经络内属脏腑,外络肢节,不同的经络受邪反映了不同的病理变化。六经辨证乃将外感病演变过程中所表现的各种证候,以阴阳为纲,按疾病的不同性质分成三阳和三阴两大类,三阳为太阳病证、阳明病证和少阳病证,抗病力强,病势亢盛;三阴为太阴病证、少阴病证和厥阴病证,抗病力衰减,病势虚弱。运用六经辨证,可掌握外感病变化发展的规律,从而能正确辨证论治。

一、太阳病的实质及治疗

太阳为人身的藩篱,主肌表,外邪侵袭,大多从太阳而入,正气奋起抗邪,首先表现出来的就是太阳病,第 1 条太阳病的主脉主症:"太阳之为病,脉浮、头项强痛而恶寒。"尤氏注释,太阳居三阳之表,而其脉上额交巅,入络脑,还出别下项。故其初病,无论中风、伤寒,其脉证皆是脉浮、头项强痛而恶寒。又如第 35 条:"太阳病,头痛发热、身疼腰痛、骨节疼痛、恶风、无汗而喘者,麻黄汤主之。"尤氏注曰:足之太阳,其脉上际巅顶,而下连足,而寒之气,足以外闭卫阳而内郁营血,故其受病,有头痛发热,身疼腰痛,骨节疼痛,恶风无汗而喘之证。

尤氏修正三纲学说的偏颇谬误。伤寒分立三纲,桂枝主风伤卫,麻黄主寒伤营,大青龙主风寒两伤营卫。其实,桂枝主风伤卫则是,麻黄主寒伤营则非,盖有卫病而营不病者,未有营病而卫不病者。至于大青龙证,其辨不在营卫两端,而在烦躁一证。

尤在泾将太阳病分为正治法、权变法、斡旋法、救逆法、类病法 5 种。① 正治法以汗法立论,包括脉缓有汗之桂枝汤证,脉紧无汗之麻黄汤证,或合阳明,或合少阳,或兼三阳。② 权变法是对正治汗法而言,因人体虚实有别,脏腑阴阳有异,或素有痰饮痞气,虽同患伤寒病,也不能用正治之法,当用小建中汤、炙甘草汤、大小青龙及桂枝二麻黄一汤权变法治之。③ 斡旋法用于汗不得法的变证,有汗出不彻,使邪不外散,或汗出过多,损伤正气,从而导致发黄、蓄血、真武、四逆汤证。④ 救逆法适用于当汗而反下,或既下而复汗,以及温针、艾灸等种种治法混施所致的变证,用大小陷胸、诸泻心汤、文蛤散以救逆。⑤ 类病法适用于形似伤寒,实非伤寒。太阳类病包括温病、风温、痉病、风湿、湿病、暍病、霍乱、饮证等。如太阳类病选取了《金匮要略》痉湿暍篇的痉病"太阳病,发热无汗,反恶寒者,名曰刚痉"等 5 条原文。扩展了太阳病的类病法,使太阳病的内容更加充实。

二、阳明病的实质及治疗

外感病过程中的阳明病是阳气亢奋,邪从热化的里实热证。但尤在泾在《阳明正治法第一·阳明病风寒不同证治八条》中论述风寒中人,无有常经,是以伤寒不必定自太阳,中寒不必定自三阴。论中凡言阳明中风,阳明病若中寒及少阳中风,太阴、少阴、厥阴、中风等语,皆是本经自受风寒之证,非从太阳传来。进而提出了"六经皆能自受风寒,何必尽从太阳传入"。

第 185 条阳明病提纲:"阳明之为病,胃家实也。"尤氏注曰:"胃者,汇也,水谷之海,为阳明之腑也。胃家实者,邪热入胃,与糟粕相结而成实,非胃气自盛也。"从胃肠生理功能失调出发,提示了邪热入内,与糟粕互结,致使传导失职而成阳明腑证的病机。

第 159 条成无己注曰:"心下硬,按之痛,关脉沉者,实热也;心下痞,按之濡,关上浮者,虚热也,与大黄、黄连以导其虚热。"尤氏认为此虚热是指无形热邪,相对燥屎而言是虚热,非阴虚阳虚之谓。

仲景认为,大陷胸与大承气,其用有心下与胃中之分。尤氏认为仲景所云心下者,正胃之谓。所云胃中者,正大、小肠之谓。胃为都会,水谷并居,清浊未分,邪气入之,夹痰杂食,相结不解,则成结胸。大、小肠者,精华已去,糟粕独居,邪气入之,但与秽物结成结粪而已。大承气专主肠中燥粪,大陷胸并主心下水食。《伤寒贯珠集》将"阳明病篇"分为正治法、明辨法、杂治法。

三、少阳病的实质及治疗

少阳病从其病位上来看,正是在表里之间。第 98 条:"伤寒五六日,中风,往来寒热,胸胁苦满,默默不欲饮食,心烦喜呕,或胸中烦而不呕,或渴,或腹中痛,或胁下痞鞕,或心下悸,小便不利,或不渴,身有微热,或咳者,小柴胡汤主之。"该条原在"太阳篇"中,尤氏将其移至"少阳篇",成为少阳病提纲,充实了少阳病的主要内容。对《少阳正治法小柴胡汤证九条》作注时指出:"胸胁苦满,少阳之脉,其直者从缺盆下腋循胸过季胁故也。"

《伤寒贯珠集》将"少阳病篇"分为正治法、刺法、权变法。其中权变法包括柴胡桂枝汤证、柴胡桂枝干姜汤证、柴胡加芒硝汤证、大柴胡汤证。少阳病禁用汗法、吐法、下法。

四、太阴病的实质及治疗

太阴病的性质属于里虚寒湿,脾阳不足则邪从寒湿而化。太阴病虽包括手太阴肺经和足太阴脾经,但主要是指足太阴脾的病变(手太阴肺的病症大多于"太阳篇"论及)。第 273 条太阴病的主症:"太阴之为病,腹满而吐,食不下,自利益甚,时腹自痛。"尤氏解释:太阴者,土也,在脏为脾,在气为湿,太阴之脉,入腹属脾络胃,上膈挟咽,外邪侵入则出现腹满吐利等证。

《伤寒贯珠集》太阴诸法包括太阴脏病脉证治 6 条,太阴经病脉证治 2 条,太阴经脏俱病 1 条,太阴病愈期 1 条。根据第 273 条"太阴之为病,腹满而吐,食不下,自利益甚,时腹自痛,若下之必胸中结鞕"的提纲分析第 371 条:"下利,腹胀满,身体疼痛者,先温其里,乃攻其表。温里宜四逆汤,攻表宜桂枝汤。"此条原本列入"厥阴篇",尤氏将其特移至"太阴篇",属太阴经、脏并受寒邪之证。太阴病,当温之,宜服四逆辈。

五、少阴病实质及治疗

少阴病属于全身性虚证。少阴经属于心肾,是人身之根本,心肾功能减弱，抗病力量薄弱，则为少阴病。

第 310 条："少阴病，下利，咽痛，胸满，心烦者，猪肤汤主之。"尤氏注曰：少阴之脉，从肾上贯肝膈，入肺中，循喉咙，其支别者，从肺出络心，注胸中，阳邪传入少阴，下为泄痢，上为咽痛、胸满、心烦等。

第 299 条："少阴病，六七日，息高者死。"尤氏以"肾为足少阴之脏，为纳气之根"注释。息高，气高而喘也。少阴为真气之源，呼吸之根，六七日病不愈而息高者，邪气不去体，而真气已离根也，故死。

第 64 条："发汗过多，其人叉手自冒心，心下悸，欲得按者，桂枝甘草汤主之。"尤氏注曰：心为阳脏，而汗为心之液，发汗过多，心阳则伤，其人叉手自冒心者，里虚欲为外护也。且发汗过多，有动肾中之阳者，以阳为汗为根，而肾为阳之宅，枝伤者，其本必戕。汗为心液，而心为阳脏，液亡者，气必从亡。

六、厥阴病的治疗及实质

厥阴病在外感病程中为病变的后阶段，阴阳对峙，寒热交错。尤氏认为：厥阴经是阴之尽，为脏之极，阴极而尽，则必复反而之阳。从生理推论，其厥阴的生死，在于"厥热进退"这一病变核心。故其厥阴病的全篇安排，以脉证为先，辨厥热进退，以判断预后。次论生死微甚，以明阴阳转机。再论热伤其阴，宜用清法；寒伤其阳，宜用温法。

七、结 语

《伤寒贯珠集》最大的创新点是用经络、脏腑学说来解析六经，把经络的循行部位与脏腑学说有机地结合起来，阐明伤寒六经病的实质，三阴病以经、腑立论，三阴病以经、脏立说，且创立了六经俱能感受寒邪的理论；对《伤寒论》的部分条文进行重新合理的安排，将《金匮要略》的部分条文编入相应的治法项下；从理论上反复论证六经统治杂证的观点，他的《静香楼医案》常用伤寒方以治杂证，屡见奇效。既增加了仲景学术体系的完整性，又扩大了《伤寒论》辨证施治的范畴，为六经辨证发微阐幽。

尤怡《伤寒贯珠集》厥阴病实质与治法初探

陕西中医药大学　　　张新悦　周永学

《伤寒贯珠集》是尤怡汇诸家之学,悟仲景之意,研究《伤寒论》的心得体会。全书以伤寒治则为纲,取六经证治原文,按治法类分诸证,并对原文逐一注解,且注解时侧重阐明治则大法,提纲挈领,是研究《伤寒论》治法体系的重要参考文献。本文以厥阴病为切入点,从厥阴病实质、脉证及治法三个方面探讨尤怡论治厥阴病的学术思想。

一、厥阴病实质

尤怡在《伤寒贯珠集》"厥阴篇·辨列厥阴条例大意"中开篇即云"厥阴为阴之尽,为脏之极,阴极而尽,则必复反而之阳",认为厥阴的本质为"阴尽阳生",意同于《内经》所说的厥阴为"两阴交尽也",因此厥阴病的生死、进退、病机的寒热错杂,治法的温、清均应以此作为基础。

阴阳学说是道家思想的精髓,阴阳学说认为阴阳之间的对立制约、互根互用,并不是处于静止和不变的状态,而是始终处于不断的运动变化之中。而"阴尽阳生"是阴阳运动变化过程中的一个阶段,属于阴阳之间的相互转化,是阴阳学说的基本内容之一。正如老子在《道德经》所云"道生一,一生二,二生三,三生万物,万物负阴而抱阳,冲气以为和"(《老子·四十二章》),万物皆包含阴阳,即阳中有阴,阴中有阳,阴阳交混并列存在;阴阳是互为消长的,当阴阳消或长达到一定程度时就会发生阴阳转化。

如同《伤寒论》中所言,厥阴处于"阳极而阴,阴尽阳出"的特殊阶段,厥阴正是处于阴尽阳生时,纯阴之中,又含阳气。按照伤寒六经传变法则,疾病从太阳(三阳)到阳明(二阳),再到少阳(一阳),每次少一个阳的单位计量变化,从太阴(三阴)到少阴(二阴),再到厥阴(一阴),每次少一个阴的单位计量变化,所以厥阴为阴之尽,疾病发展到厥阴的时候阴阳皆弱,病情危重。故厥阴也是阴阳的转折点,阴极而尽,则必复反而之阳。

近代伤寒学家刘渡舟，在《伤寒论通俗讲话》中指出："病至厥阴，阴尽而阳生，由于正邪斗争有胜负，故其病变有厥热进退的机转。"厥阴病是正邪的最后对抗，若最后一个单位计量的正气能够抗邪，则病由阴转阳，厥热进，厥热进则生；若最后一个单位计量的正气不能抗邪，则阴阳皆尽，厥热退，厥热退则死。这些，与尤怡所说的"厥阴之生死，在厥热之进退"含义大致相同。

二、厥阴病脉证

脉证是病机的外在反映，厥阴病虽脉证复杂，但总以厥热之进退为主，尤怡将其归纳为厥热重而阴不足、厥热进至大肠、厥热入里下利脓血、厥阴寒结膀胱关元和厥阴真寒假热 5 种证型。

1. 厥热重而阴不足　由于热重而无阴，必求救于水，水不足以制热，而反被热所消，表现为消渴。厥阴热重，木火攻土，进至阳明胃，则自觉气上撞心，心中疼热。厥阴肝木喜攻脾土，胃虚求食，而邪热不能消谷，所以饥却不欲食。胃家伤而邪热下注，则下之利不止。

2. 厥热进至大肠　伤寒四五日后，厥阴热太过，进至阳明大肠，若腹中痛而满，为热聚成实；若腹中痛而不满，但时时转气下趋少腹者，为热不聚而从下注肠中，会形成下利。

3. 厥热入里下利脓血　厥热入里而作下利，而若阳邪入里下利，脉象是寸浮数、尺中涩，则说明不但阳强而且阴弱，尤怡认为强阳加弱阴，就会导致脓血。

4. 厥阴寒结膀胱关元　当厥阴有寒，厥热不升，退至膀胱关元，则手足厥冷，不结胸，少腹满，按之痛。

5. 厥阴真寒假热　若下利后，脉象沉而迟，面少赤，身有微热，则说明真阴在里在下，假阳在外在上，治疗当使外出之阳内入，内伏之阴外出；若郁冒汗出，其面戴阳，则为真阳上浮，厥阴的假热浮越于上。

综上所述，尤怡认为厥阴病脉证的核心仍以"厥热之进退"为主，厥热进则热，厥热退则寒，有以上脉证者即可认为是厥阴病。

三、厥阴病治法

尤怡根据厥阴"阴尽阳生"的生理特点将厥阴病的基本病机概括为厥热的进退,认为厥热进则热,厥热退则寒,根据《内经》"热者寒之,寒者热之"将厥阴治法分为清法和温法,热进则清,热退则温。其中厥阴清法有 5 条,厥阴温法有 9 条。

1. 厥阴清法 尤怡所言之厥阴清法并非热在厥阴本经,而是根据厥热进犯之脏腑不同分而论治,主要包括厥热犯胃、厥热入肠、热扰胸膈、厥热入肺及咽喉。

(1)厥热犯胃:尤怡认为"厥阴病,渴欲饮水者,少少与之愈"之热非在厥阴,在厥阴当"消渴",少少饮水可愈,是厥热犯胃之轻证,水入热消,胃气乃和,此以水清热之法。

(2)厥热入肠:当厥阴之热进至阳明,欲饮水,热性下利,伴里急后重,为厥阴热毒下迫大肠,此为厥热深重,非水能救,故用白头翁汤清热解毒止痢。白头翁苦辛除邪气为君药,臣以黄连、黄柏、秦皮苦寒兼收涩之品,可将厥热收回厥阴。

(3)热扰胸膈:若厥阴热犯阳明,下利后本当热减烦轻,今利后更烦且心下濡,乃阳明中无邪热,为在上之虚热。治疗当用栀子豉汤清宣郁热而除烦,栀子、豆豉彻热除烦,发越胸膈之虚热。

(4)厥热入肺及咽喉:伤寒六七日,病至厥阴,若厥阴有热,大下之后,寸脉沉而迟(阳气内郁),手足厥逆(阴尽阳不生,阴阳之气不相顺接),下部脉不至,为大下之后阴气遂虚,阳气乃陷,阴阳并伤。若伴咽喉不利,吐脓血,为内陷之阳伏于肺,郁热壅结咽喉;若伴泄利不止,为大下之后脾虚气陷。治疗当用麻黄升麻汤,以升发阳气为主,通上下,和阴阳,将内陷之阳气升发上去,以维持阴尽阳生的正常状态。

2. 厥阴温法 在厥阴温法的归纳中,尤怡除了治疗厥阴本经病的乌梅丸、吴茱萸汤证外,还将具有四肢厥逆表现的当归四逆汤证及具有寒热格拒表现的干姜黄连黄芩人参汤证均归属于温法。究其原因,尤怡认为厥阴本质当为阴尽阳生,若阴太过,阳不生则四肢无以温煦,发为寒厥,亦属厥阴之病。

（1）乌梅丸证：此证通常被认为是厥阴病上热下寒代表方，然而尤怡将其列入温法 10 条中，认为此证病虽曰蛔厥，但病之缘由不在蛔，而是厥寒入脏，因蛔喜温，脏寒则蛔不安所致的躁。因此治疗当温脏为主，安蛔为辅，用乌梅之酸，连、柏之苦，姜、辛、归、附、椒、桂之辛，以温脏安蛔而止厥逆。蛔动中虚，故加人参。

（2）吴茱萸汤证：厥阴之寒上攻阳明，故干呕、吐涎；寒邪循经上逆清窍，故头痛。肝胃两寒，饮邪不化，治用吴茱萸汤散寒降逆，既治阳明中寒，又治厥阴肝寒。

（3）当归四逆汤证：当厥阴有寒，脉微欲绝，为阳虚、血虚不能温达四末，不能荣于脉中，故欲续其脉，必增其血量，欲增血量，就要温其经脉，所以用当归四逆汤温经通脉，养血散寒。若其人有久寒，说明厥阴寒早已入里，此时还需加温脏散寒之品，如吴茱萸、生姜、清酒，使里寒得以驱散。

（4）四逆汤类证：四逆汤类证的归属问题争议也较多，尤怡将其归为"厥阴病篇"，究其原因，尤怡认为"厥阴、少阴同为阴脏，而俱属阳火，故于二者群分类聚"。四逆汤类证本为少阴病而设，病机的核心是阴盛阳衰，是阴阳之间平衡被打破，阴多阳少；厥阴本质是阴尽阳生，厥阴病亦是阴阳之间的平衡失调，两者都存在阳弱的一面。因此，尤怡将其统而言之，病虽不同经，但证相同，故"异病同治"。当"呕而脉弱，小便复利，身有微热，见厥者"，为阴寒内格，阳气外越，邪实而正虚，故治疗当用四逆汤逐阴回阳。当"下利清谷，里寒外热，汗出而厥"，说明厥阴之寒遍及太阴脾和少阴肾，但以太阴为主，同样"里寒外热，汗出而厥"说明阴内盛而阳外越，但寒较四逆汤证更为顽固，故加干姜一倍，以温里而胜寒邪。

（5）阳郁不通：当伤寒手足厥，但促脉，尤怡认为乃阳脉，实为阳郁不通而不能达于四末，故治用灸法散阳郁以引阳外出。

（6）厥逆伴心下有水：厥逆伴有因心下有水导致的心悸时，治厥、治水的先后是一个问题，尤怡认为先治水而后治厥的关键在保护"正气"；若不治水，水泛阳明则可作下利，下利则更伤正气，若正气衰亡，则厥不回矣；故其治疗当先以茯苓甘草汤去心下水，水却后而治厥。

（7）干姜黄连黄芩人参汤证：若病为因吐下太过而致的脾胃阴阳格拒所致的上热下寒证时，尤怡认为，本已太阴虚寒而致寒下，复吐下之，里气更虚,下之太阴虚寒益甚而太阴之气愈下,吐之阳明胃阳愈上,最终形成太阴阴寒在下,格阳明胃阳于上,阴阳格拒,吐下愈剧。治用干姜黄芩黄连人参汤,以连、芩之苦降上亢之胃阳,以参姜之温逐太阴之寒。此乃太阴、阳明之病,但因太阴、阳明互为表里,功能上相互为用,且两经同时受病,故当两脏共治,投以寒热共用之法,而此证的核心是因寒而起,故尤怡将其归为温法。

尤怡在继承仲景学术思想的基础上,结合自己的临床经验和对《伤寒论》六经的认识,提纲挈领,对六经病的病机、治法、传变等进行了完备的论述。本文仅从《伤寒论》厥阴病探讨尤在泾的学术思想,便使人豁然开朗,可见尤怡学术思想值得继续探讨,具有很深刻的理论和实践价值。

（《环球中医药》,2019 年第 12 卷第 1 期）

试论尤怡对《伤寒论》太阴病的著述

甘肃中医学院　　韩维斌　周语平

《伤寒贯珠集》是尤怡于 1729 年写成。全书八卷,约十万言,始于"太阳篇",终于"厥阴篇",逐条注释仲景原文。该书具有如下特点:以法类证,重编伤寒;以经名篇,注重辨证;病辨疑似,突出主证;条理分明,纲目有序;简洁明快,切于实用。具有重要的理论研究和临床实用价值。本文主要从太阴病的成因和实质、太阴病证型的分类、太阴病的证治三个方面来认识尤怡对太阴病的论述和主要观点,希望对尤怡学术思想的研究有所裨益。

一、太阴病的成因和实质

1. 太阴病的实质　太阴包括手、足两经和肺、脾两脏,但《伤寒论》"太阴篇"主要是论述足太阴脾的病变,而手太阴肺的病症大多于"太阳篇"论及。太阴病的实质,尤氏认为:"太阴者,土也,在脏为脾,在气为湿。伤寒传经之热,入而与之相抟,则为腹满吐利等证。直中之寒,入而与湿相抟,亦为腹满吐利等证。但有肢冷肢温,脉迟脉数,口渴不渴之异耳。"可见尤氏认为太阴病的实质有三个方面:即脾阳虚寒湿内生,脾阴阳俱虚而邪结于胃腑,脾胃阴虚生热。"伤寒传经之热""直中之寒",可以看出尤氏认为传至太阴之邪其有热有寒。虽古代有用"热"来代替"邪气"之说,但尤氏所处清代,温病学派已兴起,不可能再邪、热不分地笼统称之。而再观"但有肢冷肢温,脉迟脉数,口渴不渴之异耳",可知"伤寒传经之热"其性属热,"直中之寒"其性属寒。故尤氏"本太阳病,医反下之,因而腹满时痛者,属太阴也,桂枝加芍药汤主之。病在太阳,不与解表,而反攻里,因而邪气乘虚陷入太阴之位,为腹满而时痛。陶氏所谓误下传者是也,夫病因邪陷而来者,必得邪解而后愈。而脏阴为药所伤者,亦必以药和之而后安,故须桂枝加芍药汤主之。桂枝所以越外入之邪,芍药所以安伤下之阴也",属脾阴阳俱虚而邪结于胃腑。又如"若大实大痛者,邪气成聚,必以桂枝加大黄,越陷邪而去实滞也",亦属此类。此外,尤氏虽未明确提出脾胃阴虚生热,但已有所暗示。如"手足自温,非太阴定证。见太阴有寒,手足必寒,有热,手足乃自温耳。又阳明受热,即一身及手足热,太阴则身不热,而手足温,兹寒已变热,而手足自温"。可见,尤氏已经意识到脾胃阴虚证的可能性。"但有肢冷肢温,脉迟脉数,口渴不渴之异耳。"不难看出,尤氏认为太阴病有热证和寒证,而热证主要是阴虚致热,寒证主要是阳虚而寒湿内侵和内生。至于脾阴虚而寒湿内生证型,尤氏在太阴脏病证治中把"太阴之为病,腹满而吐,食不下,自利益甚,时腹自痛。若下之,必胸下结硬"作为首条来论,可见他对这一证型的重视。

2. 太阴病的成因　对于太阴病的成因,尤氏提出不必拘传经、直中,不必究伤寒、杂病,只要出现提纲中证候,即可诊为太阴病。"太阴之为病,腹满而吐,食不下,自利益甚,时腹自痛。若下之,必胸下结硬。"尤氏在《伤寒贯珠集》中说:"然太阴为病,不特传经如是,即直中亦如是,且不特伤寒如是,即杂病亦如是,但有属阴属阳,为盛为虚之分耳。"可见尤氏认为不管是六淫之邪入侵或七情内伤,或先天禀赋不足、脏器虚弱,或三阳失治误治损伤中阳,只要符合太阴病提纲证,即为太阴病的成因。

二、太阴病分为脏病、经病和经脏俱病三种证型

对于太阴病的证型分类,尤怡认为可分为三型:脏病、经病、经脏俱病,即:"又三阴为三阳之里,而三阴亦自有表里。是以风寒所中,不必尽入于脏,而亦留连于经,故有太阴中风之条,与桂枝发汗之法。又下利腹胀满,身体疼痛者,此为经脏俱病之证,故与先里后表之法。乃今之论三阴,但云直中传经而已,是知有三阴之里,不知有三阴之表也。此篇先列脏病,次列经病,又次为经脏俱病。"这使得太阴病证的条目分类有序,而且对太阴病证的理解和把握显得有纲可循,对于初学者是获益匪浅。尤氏分别列有太阴脏病证治6条、太阴经病证治2条和太阴经脏俱病1条。

具体而言,尤氏把具有明显脾胃脏腑症状,太阳表证症状不明显的条目列于太阴脏病之下。如"自利不渴者,太阴本自有寒,而阴邪又中之也,曰属太阴。其脏有寒,明非阳经下利,及传经热病之比,法当温脏祛寒,如四逆汤之类","本太阳病,医反下之,因而腹满时痛者,属太阴也,桂枝加芍药汤主之","大实痛者,桂枝加大黄汤主之"等条归于脏病条目之下。太阴经病是具备太阴提纲证,但以太阳表证为主的证型。如"太阴中风,四肢烦疼,阳微阴涩而长者,为欲愈""太阴病,脉浮者,可发汗,宜桂枝汤"两条。太阴经脏俱病是太阴病症和太阴表证都很明显的证型。此型尤氏只列了1条,即"下利腹胀满,身体疼痛者,先温其里,乃攻其表。温里宜四逆汤,攻表宜桂枝汤"。

尤氏根据太阴病和太阳病的轻重,把太阴病分为脏病、经病和经脏俱病三型,具有重要的参考价值。但太阴脏病中的条目却显得过于杂乱,不如《伤寒学》(七版)本科教材中把太阴病分为太阴病本证和太阴病兼变证之明了,但尤氏的这一分法使我们对证型的分析和用药具有重要的参考价值。

三、太阴病的证治

尤怡把太阴病的证型分为脏病、经病和经脏俱病,对于三种证型的论治尤氏提出脏病以祛邪和扶正之法同施,重在祛邪,微微扶正。只是当正气较弱时,祛邪之药要适量减少。如"本太阳病,医反下之,因而腹满时痛者,属太

阴也。桂枝加芍药汤主之"条下，尤氏说："病在太阳，不与解表，而反攻里，因而邪气乘虚陷入太阴之位，为腹满而时痛。陶氏所谓误下传者是也。病因邪陷而来者，必得邪解而后愈，而脏阴为药所伤者，亦必以药和之而后安，故须桂枝加芍药汤主之。桂枝所以越外入之邪，芍药所以安伤下之阴也。"又如，对桂枝加大黄汤的解释，他说："若大实大痛者，邪气成聚，必以桂枝加大黄。越陷邪而去实滞也，夫太阴，脾脏也，脏何以能实而可下？阳明者，太阴之表，以膜相连，脏受邪而腑不行则实，故脾非自实也，因胃实而实也。大黄所以下胃，岂以下脾哉！少阴、厥阴亦有用承气法。"再如："若其人脉弱，续自便利，则虽有大实痛证，此法不可用矣。即欲用之，亦宜量减而与之。所以然者，胃气弱而不振，邪气不聚而易动，故可以缓图，而难以峻攻也。"

从以上几条可以看出，尤氏在太阴脏病治疗中，尤其主张祛邪为先，适当地加以扶正之法，且他主张祛邪之法主要是解表法和攻下法。而关于扶正之法，尤氏说："自利不渴者，属太阴。以其脏有寒故也，当温之，宜四逆辈。自利不渴者，太阴本自有寒，而阴邪又中之也，曰属太阴。其脏有寒，明非阳经下利，及传经热病之比，法当温脏祛寒，如四逆汤之类。不可更以苦寒坚之清之，如黄芩汤之例也。"可见尤氏主张"自利不渴"的脾阳虚寒证时，用温脏祛寒法，即用温法来扶阳。而若是脾胃阴虚生热的证型的治法，尤氏没有提出来。太阴经病的治疗以祛邪为主，即解太阳之邪。尤氏言："夫太阴，脾也；风，阳邪也。脾主行气于四肢，而风淫为末病，故太阴中风，四肢烦热而疼痛也，脉阳微阴涩而长者，阳无病而阴受邪。而涩又为邪气之将，长为正气之方盛，正盛邪衰，故为欲愈。"又如："太阴脉浮有二义，或风邪中于太阴之经，其脉则浮；或从阳经传入太阴，旋复反而之阳者，其脉亦浮。浮者，病在经也。凡阴病在脏者宜温，在经者则宜汗，如少阴之麻黄附子细辛，厥阴之麻黄升麻皆是也。桂枝汤甘辛入阴，故亦能发散太阴之邪。"即尤氏主张太阴病宜用发汗解表法，方剂如麻黄汤。若脾阳复而表邪轻浅者可自愈。

太阴经脏俱病证的治疗，尤怡主张"先温其里，乃攻其表"。尤氏把王叔和原列于"厥阴篇"的"下利腹胀满，身体疼痛者，先温其里，乃攻其表。温里宜四逆汤，攻表宜桂枝汤"这一条文提出来构成了太阴经脏俱病病证。他认为："此太阴经脏并受寒邪之证，叔和编入厥阴经中者，误也。"尤氏敢于突破古制，另辟蹊径，其不囿于窠臼，求实创新的精神值得我们学习。尤氏对于太阴经脏俱病的证治明确提出："下利腹胀满，里有寒也；身体疼痛，表有寒也。

然必先温其里，而后攻其表。所以然者，脏气不充，则外攻无力，阳气外泄，则里寒转增，自然之势也。而四逆用参附，则寓发散于温补之中，桂枝有甘芍，则兼固里于散邪之内，用法之精如此。"尤氏在经脏俱病的证治中，注重先救里，而后再解表，当用温里法使脾阳得以恢复时，才可以解表，否则易成"脏气不充，则外攻无力，阳气外泄，则里寒转增"的坏证，即是对《内经》"正气从内，邪不可干"的变通运用。可见尤氏治学之严谨，他能跳出具体治法之窠臼，从临证逻辑思维角度分析归纳《伤寒论》辨证论治体系，使得"仲景著书之旨，如雪亮月明，令人一目了然"。

综上所述，尤氏于仲景之学，致力尤深，治伤寒之学，宗以法类证、以证论治的研究思路，且能跳出具体治法之窠臼，继承发扬钱氏研究方法，从临证逻辑思维角度分析归纳《伤寒论》辨证论治体系。因汇诸家之学，悟仲景之意，提其纲，挈其领，将各经病变证治内容分门别类，立正法、权变、斡旋、救逆、类病、明辨、杂治之法，令人一目了然。

（《甘肃中医》，2008 年第 21 卷第 10 期）

论《金匮要略心典》的学术成就

陕西中医学院　　赵天才　杨景锋

《金匮要略心典》是清代著名医家尤怡（字在泾）集十年寒暑的研究心得和临床经验之作，是古今医家推崇的《金匮要略》注释本之一，对后人研读《金匮要略》产生了极为深刻的影响，为弘扬仲景学说做出了重要贡献。其学术成就主要体现在以下五个方面。

一、精释《金匮》，为后学开方便之门

尤怡毕生致力于仲景之学，独有心得，并以弘扬仲景学说为己任。尤氏

视《金匮》为医方之祖，治病之宗，指出"其方约而多验，其文简而难通"，虽然明代以后注释《金匮》者有数十家之多，但他以为多为浮夸狭隘之谈，遂本着"以吾心求古人之心"的认真态度，将往日研究《金匮》之心得修改、补充、整理，且将《金匮》中"深文奥义，有通之而无可通者，则阙之；其系传写之误者，则拟正之；其或类后人续入者，则删汰之"，务求得其典要，故题其书名为"《金匮要略心典》"（以下简称《心典》）。

清代名医徐大椿为《心典》作序赞曰："其间条理通达，指归明显，辞不必烦而意已尽，语不必深而旨已传。虽此书之奥妙不可穷际，而由此以进，虽入仲景之室无难也。"

《心典》一书刊行后，为后人学习和研究《金匮》原著打开了方便之门，人们通过阅读《心典》，不但能进一步深刻地理解《金匮》原旨，且可受到不少启迪。所以，《心典》经多次刻印，其版本流传广泛，截至清末已达11种，再加上民国至今的版本，则多达20余种，由此亦可见其影响之大。现代著名中医学家任应秋教授把《心典》列为"较有精义与发明"的三部注本之一，认为"尤氏之注，既不费辞，颇能深入浅出"，"读《心典》可以扼要地掌握各篇的内容实质"；哈荔田教授谈他学中医之路时曾说："仲景之书注家甚多，我初学时先父命读尤在泾之《伤寒贯珠集》《金匮心典》，认为尤氏之注对辨证立法阐发精当，剀切详明，不浮不隘……故对初学者理解仲景之旨，诚多帮助。"

二、殚思竭虑，深揭仲景原著奥旨

尤怡朝勤夕思，潜心钻研《金匮》，深得仲景旨意。例如《心典》注《金匮》首篇"上工治未病"一条曰："盖仲景治肝补脾之要，在脾实而不受肝邪……细按语意，'见肝之病'以下九句，是答上工治未病之辞；补用酸三句，乃别出肝虚正治之法。观下文云'肝虚则用此法，实则不在用之'，可以见矣。盖脏病惟虚者受之，而实者不受；脏邪惟实则能传，而虚则不传。故治肝实者，先实脾土，以杜滋蔓之祸。治肝虚者，直补本宫，以防外侮之端。此仲景虚实并举之要旨也。"如此理解，则深刻揭示了仲景治肝实、肝虚证之《经》旨。

张仲景非常重视人体正气在发病中的重要性，强调："若五脏元真通畅，人即安和……不遗形体有衰，病则无由入其腠理。"《心典》注仲景论寒湿历节一条云："此为肝肾先虚,而心阳复郁,为历节黄汗之本也……历节者,遇节皆痛也。盖非肝肾先虚,则虽得水气,未必便入筋骨;非水湿内侵,则肝肾虽虚,未必便成历节。仲景欲举其标,而先究其本,以为历节多从虚得之也。"尤氏之注,将仲景所论寒湿历节病以肝肾先虚为发病之本、寒湿外侵为发病之标的主旨阐发无遗。尤氏深得仲景心法,由此可见一斑。

三、旁参博引,择要而从诸家精论

为进一步阐发《金匮》原著精义,尤氏还引用《内经》等医籍的有关论述,或采某些《金匮》注家的阐释精华,并结合自己的研究心得而融会贯通,一气呵成,使人读《心典》后许多疑惑顿然而释。例如,《心典》对《金匮》首篇"五脏病各有所得者愈……必发热也"之注解,尤氏首先指出"所得、所恶、所不喜,该居处服食而言"。接着引用《素问·脏气法时论》"肝色青,宜食甘……脾色黄,宜食咸""心病禁温食、热衣……肾病禁焠煐热食、温炙衣",《素问·宣明五气》"心恶热……肾恶燥",《灵枢·五味》"肝病禁辛……肾病禁甘"等经文加以说明。最后总结道:"五脏病有所得而愈者,谓得其所宜之气之味之处,足以安脏气而却病气也。各随其所不喜为病者,谓得其所禁所恶之气之味之处,足以忤脏气而助病邪也。"

再如对痉病的注解,尤氏在详细分析了刚痉、柔痉的病机之后,又引《活人书》"痉证发热恶寒与伤寒相似,但其脉沉迟弦细,而项背反张为异耳"之语,以示人痉证与伤寒之异同。对太阳病过汗致痉、风病误下复汗成痉、疮家兼表妄汗成痉 3 条,《心典》注曰:"此原痉病之由,有此三者之异,其为脱液伤津则一也。盖病有太阳风寒不解,重感寒湿而成痉者;亦有亡血竭气,损伤阴阳,而病变成痉者。"接着,尤氏又引用《难经》"气主煦之,血主濡之"和《内经》"阳气者,精则养神,柔则养筋"之论述,进一步解释痉病的病因病机。此外,还引用赵以德《金匮方论衍义》、魏荔彤《金匮要略方论本义》之注以解释痉病证治。

又如尤氏注释大黄附子汤证、乌头桂枝汤证时,除阐发己见外,还分别引用程林、徐彬之注加以说明。如《心典》说:"胁下偏痛而脉紧弦,阴寒成聚,偏着一处,虽有发热,亦是阳气被郁所致。是以非温不能已其寒,非下不能去其结，故曰宜以温药下之。程氏曰：大黄苦寒，走而不守，得附子、细辛之大热，则寒性散而走泄之性存是也。"尤氏又说："腹中痛，逆冷，阳绝于里也；手足不仁或身疼痛，阳痹于外也。此为寒邪兼伤表里，故当表里并治。乌头温里，桂枝解外也。徐氏曰：灸刺诸药不能治者，是或攻其内，或攻其外，邪气牵制不服也。"

尤氏上溯《内经》《难经》，下参诸家，广征博引，采撷众长，以求其注解更为确切明晰的方法，是其注释的特色之一，亦是其谦恭好学之治学态度的反映。

四、师古不泥，敢于质疑正误补阙

尤氏治学严谨，尊古师古而不泥古惟古，敢于就《金匮》中某些可疑之处提出疑问并加以纠正，或就某些未备之处加以补充以臻完善。如《心典》指出《金匮》首篇第一条中："酸入肝以下十五句，疑非仲景原文，类后人谬添注脚，编书者误收之也。盖仲景治肝补脾之要，在脾实而不受肝邪，非补脾以伤肾，纵火以刑金之谓。果尔，则是所全者少，而所伤者反多也。"这种在封建礼教制度下，不因循守旧，尊古而不泥，敢于质疑正误，直言不讳，发前人之未发，正前人之所误，其精神是难能可贵的，亦反映了尤氏高超的才学和过人的胆识。

尤氏注《金匮》"支饮胸满者，厚朴大黄汤主之"时，从方药的功效反推其症，指出："胸满疑作腹满，支饮多胸满，此何以独用下法？厚朴、大黄与小承气同，设非腹中痛而闭者，未可以此轻试也。"尤氏首先指明"胸满疑作腹满"，使该条方与证相对应，便于后学理解。之后，《医宗金鉴》亦承尤氏之意，谓："支饮胸满之胸字当是腹字，若是胸字，无用承气汤之理，是传写之讹。"

尤氏对于《金匮》原文中某些"有通之而无可通者，则阙之"，不作牵强附会的解释，或人云亦云之空谈。例如，《金匮》第八篇有"师曰：病有奔豚，有吐脓，有惊怖，有火邪，此四部病，皆从惊发得之"，《心典》注云："奔豚具如下文。吐脓有咳与呕之别，其从惊得之旨未详。惊怖即惊恐，盖病从惊得，而惊气即为病气也。火邪见后惊悸部及伤寒太阳篇。云太阳病，以火熏之，不得汗，其人必躁，到经不解，必圊血，名为火邪，然未尝云以惊发也。惊悸篇云：火邪者，桂枝去芍药加蜀漆牡蛎龙骨救逆汤主之。此亦是因火邪而发惊，非因惊而发火邪也。即后奔豚证治三条，亦不必定从惊恐而得，盖是证有杂病伤寒之异。从惊恐得者，杂病也；从发汗及烧针被寒者，伤寒也。其吐脓、火邪二病，仲景必别有谓，姑阙之以俟知者。"尤氏联系《伤寒论》"太阳篇"和《金匮》"惊悸篇"有关内容，说明该条所论病证从惊而得之旨不详，且抱着知之为知之、不知为不知的诚实态度阙之以待高明者。紧接着，尤氏就奔豚等四种病的发生还阐述了自己的看法，指出："或云，东方肝木，其病发惊骇，四部病皆以肝为主……火邪者，木中有火，因惊而发，发则不特自燔，且及他脏也，亦通。"尤氏将对仲景原文的注释阙疑与他自己的看法分别列出，一则无强加于仲景之嫌，二则可启发后学思考。

对《金匮》中叙证简略或不全的条文，尤氏则引证补充之，以便后学理解，或启迪其思路。如《心典》注释痰饮病"咳家其脉弦，为有水，十枣汤主之"时曰："脉弦为水，咳而脉弦，知为水饮渍入肺也。十枣汤逐水气自大小便去，水去则肺宁而咳愈。按，许仁则论饮气咳者，由所饮之物停滞在胸，水气上冲，肺得此气便成咳嗽。经久不已，渐成水病，其状不限四时昼夜，遇诸动嗽物即剧，乃至双眼突出，气如欲断。汗出，大小便不利，吐痰涎沫无限，上气喘息肩息，每旦眼肿，不得平眠，此即咳家有水之证也。著有干枣三味丸方亦佳，大枣六十枚，葶苈子一斤，杏仁一升，合捣作丸，桑白皮饮下七八丸，日再，稍稍加之，以大便通利为度。"

此外，对《金匮》中疑非仲景方、所附的后世方，尤氏能正确对待，并不是简单加以否定，而是以是否可用、有效为原则，从分析其功效出发，指导后学运用。这种尊古而不惟古，兼收并蓄，为我所用的治学态度值得后学效法。例如，尤氏在天雄散方后曰："此疑亦后人所附，为补阳摄阴之用也。"在"中风历节病篇"中，尤氏指出侯氏黑散"亦孙奇等所附，而去风除热补虚下痰之法具备。以为中风之病，莫不由是数者所致云尔，学者得其意，毋泥其迹可也"；谓风引汤："此下热清热之剂，孙奇以为中风多以热起，故特附于此欤。中有姜桂石脂龙蛎者，盖以涩驭泄，以热监寒也。然亦猛剂，用者审之。"

五、探赜索隐，方义分析匠心独运

尤氏对《金匮》方药的解析探赜索隐，深明仲景制方之精义。如《心典》释小建中汤证云："或问和阴阳调营卫是矣，而必以建中者，何也？曰：中者，脾胃也，营卫生成于水谷，而水谷转输于脾胃，故中气立，则营卫流行而不失其和；又中者，四运之轴，而阴阳之机也，故中气立，则阴阳相循，如环无端，而不极于偏。是方甘与辛合而生阳，酸得甘助而生阴，阴阳相生，中气自立，是故求阴阳之和者，必于中气，求中气之立者，必以建中也。"此处尤氏结合脾胃、营卫、阴阳的生理联系，将该方的功效阐发得淋漓尽致。

《心典》认为《金匮》中桂枝芍药知母汤适用于湿热历节证，乌头汤治疗寒湿历节证，指出："桂枝、麻黄、防风散湿于表，芍药、知母、甘草除热于中，白术、附子驱湿热于下，而用生姜最多，以止呕降逆，为湿热外伤肢节，而复上冲心胃之治法也。""寒湿之邪，非麻黄、乌头不能去。而病在筋节，又非如皮毛之邪可一汗而散者，故以黄芪之补，白芍之收，甘草之缓，牵制二物，俾得深入而去留邪……乃制方之要妙也。"尤氏对这两首方剂的方义分析是比较恰当的。

对于剂型及煎服方法，尤氏则紧密结合相应的病证特点和药物性能予以解析。如分析治疗产后腹中有瘀血着脐下的下瘀血汤时说："大黄、桃仁、䗪虫，下血之力颇猛，用蜜丸者，缓其性不使骤发，恐伤上二焦也。酒煎顿服者，补下治下制以急，且去疾惟恐不尽也。"又如剖析治疗水饮致心下悸的半夏麻黄丸道："此治饮气抑其阳气者之法。半夏蠲饮气，麻黄发阳气，妙在作丸与服，缓以图之，则麻黄之辛甘，不能发越津气，而但升引阳气。即半夏之苦辛，亦不特蠲除饮气，而并和养中气。非仲景神明善变者，其孰能与于此哉。"

综上所述，尤氏《心典》一书，文字洗练，内容通俗易懂，且有诸多发挥与创见，深入浅出地阐发了《金匮》的深文奥义，为后人学习理解和运用《金匮》一书提供了极大的便利，为继承和发扬仲景学说做出了重要的贡献，至今仍具有较高的学术价值。

（《陕西中医学院学报》，2007 年第 30 卷第 1 期）

浅谈《金匮要略心典》的学术思想

浙江中医药大学　　张　瑞
日照市中医院　　　李雪梅
河南中医学院　　　付笑萍

　　《金匮要略》为东汉张仲景所著《伤寒杂病论》中的部分内容,首创脏腑经络辨证体系,为医方之祖,治杂病之宗。它以独特的理论体系和实践经验,一直有效地指导着中医临床实践,对中医学的发展有着不可磨灭的贡献。清代著名医家尤怡提出"其方约而多验,其文简而难通",于是"发挥正义,朝勤夕思,穷微极本",著成《金匮要略心典》。该书"凡十易寒暑而后成",言简明快,深入浅出,备受后世推崇,成为研习《金匮要略》之舟楫津梁,至今仍为研读《金匮要略》之重要参考书。

一、主要内容及版本介绍

　　《金匮要略心典》两卷(刊于 1732 年),内容是尤怡在平日研习《金匮要略》之心得笔记的基础上整理修改而成,他根据原书编次,逐条或数条一节进行注释,"有通之而无可通者,则阙之";"其系传写之误者,则拟正之";"其或类后人续入者,则删汰之"。自脏腑经络之下,终于妇人杂病,共 22 篇,分为上、中、下三卷。清著名医家徐大椿先生在为此书所作的序中云:"其间条理通达,指归明显,辞不必烦而意已尽,语不必深而旨已传。虽此书之奥妙不可穷际,而由此以进,虽入仲景之室无难也。"人们通过阅读《金匮要略心典》,不但能进一步深刻地理解《金匮要略》原旨,且可受到不少启迪。所以《金匮要略心典》经多次刻印,其版本流传广泛,截至清末已达 11 种,再加上民国至今的版本,则多达 20 余种。

二、主要学术思想及影响

　　1. 引经据典,博采众长　尤怡注解《金匮要略》引经据典,博采众长,汲取前人精华，运用注释进行校勘，相得益彰。如对《脏腑经络先后病脉证》的"所得""所恶""所不喜"的具体居处服食，分别引用《素问·脏气法时论》的"肝色青，宜食甘；心色赤，宜食酸；肺色白，宜食苦；肾色黑，宜食辛；脾色黄，宜食咸"、《素问·宣明五气》"心恶热，肺恶寒，肝恶风，脾恶湿，肾恶燥"和《灵枢·五味》中的"肝病禁辛，心病禁咸，脾病禁酸，肺病禁苦，肾病禁甘"等来加以说明。再如《呕吐哕下利病脉证治》的"下利肺痛，紫参汤主之"，就分别引用了赵以德、喻嘉言和程知等诸家前贤之言。这种引经据典，旁征博引的注释方法在《金匮要略心典》中可谓比比皆是，不胜枚举。

2. 尊古不泥古，敢于勘正　正如尤怡在自序中而言："其系传写之误，则拟正之。"在《脏腑经络先后病脉证》篇中他对"酸入肝，焦苦入心，甘入脾。脾能伤肾，肾气欲弱，则水不行；水不行，则心火气盛，则伤肺；肺被伤，则金气不行，金气不行，则肝气盛，则肝自愈。此治肝补脾之要妙也"15句质疑，"疑非仲景原文，类后人谬添注脚，编书者误收之也"。对《中风历节病脉证并治》篇中的"侯氏黑散，治大风四肢烦重，心中恶寒不足者"，他认为："此方亦孙奇等所附，而去风除热，补虚下痰之法具备，以为中风之病，莫不由是数者所致云尔。学者得其意，毋泥其迹可也。"论"天雄散方"时，疑是"亦后人所附，为补阳摄阴之用也"。

3. 融会贯通，独抒己见　尤怡主张"以吾心求古人之心"，学习古人重在理解，重在融会贯通，去仔细揣摩古人的真正用意，加以阐发，述以己见。如《妇人产后病脉证治》中产后少腹坚痛之恶露不尽兼阳明里实证，尤怡认为此证"不独血结于下，而亦热聚于中"，即属瘀血里实证，其治当两顾。"若但治其血而遗其胃，则血虽去而热不除，即血亦未必能去，而大承气汤中，大黄、枳实均为血药，仲景取之者，盖将一举而两得之欤。"又如《妇人妊娠病脉证治》中"妊娠呕吐不止，干姜人参半夏丸主之"，是益虚温胃之法，为妊娠中虚而有寒饮者设，并且"补仲景之未备"，认为《外台》方青竹茹、橘皮、半夏、生姜、茯苓等为胃热气逆呕吐者设。再如《血痹虚劳病脉证并治》中"是故求阴阳之和者，必于中气；求中气之立者，必以建中"之论，可谓深得仲景之旨。《痰饮咳嗽病脉证治》中"痞坚之处，必有伏阳；吐下之余，定无完气"，意在对仲景应用石膏、人参进行精辟说明，提醒后学者"书不尽言，而意可会也"。

4. 文字质朴，畅达优美　除医学之外，尤怡尚工诗词，曾有诗词专集《北田吟稿》传世,时人谓其得"唐贤三昧",足见其造诣之深。在《金匮要略心典》的字里行间,医之宏论如行云流水,娓娓道来,令人折服,清著名医家徐大椿先生称赞"尤君在泾,博雅之士也"。以《百合狐惑阴阳毒病证治》为例,如"人之有百脉,犹地之有众水也,众水朝宗于海,百脉朝宗于肺,故百脉不可治,而可治其肺"。又如"本草鸡子安五脏,治热疾。吐后脏气伤而病不去,用之不特安内,亦且攘外也"。再如对"虚劳虚烦不得眠,酸枣仁汤主之"的阐述,"寤则魂寓于目,寐则魂藏于肝,虚劳之人,肝气不荣,则魂不得藏,魂不藏故不得眠"。如此言简明快,行文流畅,可见其文学底蕴非同一般,正如清著名医家徐大椿所言"辞不必烦而意已尽,语不必深而旨已传"。

5. 总结归纳,言简意赅 在《肺痿肺痈咳嗽上气病脉证治》篇中按:"肺痈诸方,其于治效,各有专长。""如葶苈、大枣,用治痈之始萌而未成者,所谓乘其未集而击之也;其苇茎汤,则因其乱而逐之者耳;桔梗汤剿抚兼行,而意在于抚,洵为王者之师;桔梗白散,则捣坚之锐师也。"以此告诉后学者"比而观之,审而行之,庶几各当而无误矣"。《消渴小便不利淋病脉证治》篇论"渴欲饮水",总结共有 5 条。脉浮发热,小便不利者,一用五苓,为其水与热结故也;一用猪苓,为其水与热结,而阴气复伤也;其水入则吐者,亦用五苓,为其热消而水停也;渴不止者,则用文蛤,为其水消而热在也;其口干燥者,则用白虎加人参,为其热甚而津伤也。认为此"同源而异流者,治法亦因之各异如此",提醒"学者所当细审也"。《腹满寒疝宿食病脉证治》中:"承气意在荡实,故君大黄;三物意在行气,故君厚朴。"寥寥数语即阐明厚朴三物汤与小承气汤之间的异同。《胸痹心痛短气病脉证治》中有附方九痛丸,治 9 种心痛。曰:"九痛者,一虫,二注,三风,四悸,五食,六饮,七冷,八热,九去来痛是也。而并以一药治之者,岂痛虽有九,其因于积冷结气所致者多耶。"此注释仅以"积冷结气"4 个字就高度概括了 9 种心痛的病机所在,一语中的,切中要害,便于后学者把握症结关要。

由此可见,《金匮要略心典》不但内容通俗易通,深入浅出地阐述原著深奥文义,而且更有许多独到见解及应用发挥,实为一部值得深究的上乘之作,具有较高的学术价值和影响力。

(《中华中医药学刊》,2010 年第 28 卷第 10 期)

试评《金匮要略心典》的学术思想

福建省泉州市中医院　　刘德桓

《金匮要略心典》（以下简称《心典》）为清代著名医学家尤怡（在泾）所著。尤氏心折仲景，所撰《伤寒贯珠集》《心典》《金匮翼》均为研究仲景学说颇具影响的著作。《心典》系尤氏晚年所著。被历代医家公认为《金匮要略》注释本中的佼佼者。本文拟将该书的主要学术思想作一评述。

一、覃思精研，深谙原著要旨

《金匮要略》与《伤寒论》，一为治疗内伤杂病的专著，一为治疗外感疾病的总论，两书的学术价值是相等的。《伤寒论》自成无己创注以来，续者不下百数十家。而《金匮要略》"唐宋以来，注释厥如，明兴之后，始有起而论之者，迄于今，乃不下数十家"。因该书乃得之于残简蠹遗之中，其羼杂错乱，较之《伤寒论》尤难懂理。尤氏对《金匮要略》一书殚精竭虑，朝勤夕思，凡十易寒暑而后成此《心典》。徐大椿称此书"条理通达，指归明显，辞不必烦而意已尽，语不必深而旨已传，虽此书之奥妙不可穷际，而由此以进，虽入仲景之室无难也"。综观《心典》，有以下四方面特点。

1. 重视整体观念　《金匮要略》全书的主要精神在于特别重视整体观，并以脏腑经络为中心，阐明杂病的病因、病机及辨证施治大法。尤氏深得其旨，多次强调要重视整体观念。尝谓："人禀阴阳五行之常，而其生其长，则实由风与气……然有正气，即有客气，有和风，即有邪风，其生物害物，并出一机，如浮舟覆舟，总为一水。"说明了人与自然的关系，如同"水"与"舟"的关系，正常的气候，能化生万物；反常的气候，则可成为致病的因素。又说："（天）气之有盈有缩，为候之或先或后，而人在气交之中者，往往因之而病，惟至人能与消息而无忤耳。"提出了人对自然不是无能为力的，只要能适应环境，增强体质，疾病是可以避免的。同样的，人体自身也是一个有机统一体，其间脏腑相关，经络相联，一窍不通，则九窍不利，一脏受病，则累及或影响他脏。所以尤氏认为对"见肝之病，知肝传脾，当先实脾"的理论必须予以充分的重视,他说:"仲景治肝补脾之要,在脾实而不受肝邪⋯⋯故治肝实者,先实脾土,以杜滋蔓之祸;治肝虚者,直补本宫,以防外侮之端,此仲景虚实并举之要旨也。"可见尤氏对整体观念是相当重视的。

2. 重视辨证抓纲 《金匮要略》是一部理法方药齐备的辨证论治专著,故尤氏再三强调临证之时要注重辨证抓纲,尝谓:"人体气有虚实之殊,脏腑有阴阳之异。"(《伤寒贯珠集》)"治病者,必知前哲则察病之机宜,与治疗之方法。"(《静香楼自识》)故凡寒热虚实疑似之间,必须细绎病机,"有者求之,无者求之,虚实之间,不可不审"。"治实证者,以逐邪为急;治虚证者,以养正为急。"表证当解表,里证宜救里,表里同病时,则宜消息治之。里急则"急当救其里";里证稍缓,又当救表,否则"表邪不去,势必入里而增患"。尤氏对辨证抓纲的重视,值得后学者效法。

3. 重视脉象的研究 脉象在《金匮要略》中的运用是非常广泛而又灵活的。尤氏对此也是深有体会的,他认为从脉象可以说明病因、病理及病位。如"有是邪,则有是脉";"脉大者为阳,小者为阴";"脉浮者,气多居表;脉沉者,气多居里"。尤氏还认为,有的脉象是辨证论治、判断预后的重要依据,甚至是唯一的依据。尝谓:"不详见证,而但以脉之浮沉为辨而异其治。""病有热多者,有寒多者;有里多而可下者,有表多而可汗、可吐者;有风从热出,而不可以药散者,当各随其脉而施治耳。"可见尤氏对脉象的研究是相当重视的。

4. 推崇调治脾肾 仲景论病,特推崇脾胃,尤氏深服仲景之论,尝谓:"夫脾胃者,所以化水谷而行津气,不可或止者也,谷止则化绝,气止则机息,化绝机息,人事不其顿乎?"故其强调临证之时,须注重调治脾胃,以培养后天。他认为:"人生之道,曰阴曰阳,阴阳和平,百疾不生。"而脾胃为"四运之轴,而阴阳之机也,故中气立,则阴阳相循,如环无端,而不极一于偏","是故求阴阳之和者,必于中气"。

尤氏在重视调治脾胃的同时,也重视肾阳肾气,认为肾为先天之本,脾为后天之本,脾主运化,须恃于肾气之温煦。"肾中之元阳不足,则脾之转运不速,是中焦复受气于下焦也。""饮入于胃,非得肾中真阳,焉能游溢精气,而上输脾肺耶?"同样的,肾主藏精,须赖于谷气充养,脾肾的关系密切,相互资生,"虽各有分部,而实相助为理如此"。

尤氏深得仲景之旨，《心典》具有的四个特点，使原著之精义跃然于字里行间，诚如尤氏在自序中所说："颜曰《心典》，谓以吾心求古人之心，而得其典要云尔。"

二、旁参博引，诠释探微索隐

《心典》一书，首崇仲景，旁参赵以德、魏荔彤、喻嘉言、徐彬诸家，融会贯通，去芜存菁，择善而从，并善用《内经》《难经》理论，以阐微发义。例如引用《难经》"气主煦之，血主濡之"和《内经》"阳气者，精则养神，柔则养筋"的理论来注释痉病的病因病机。认为痉之为病，虽有刚痉、柔痉之分，病因虽有三者之异，但终究不出"脱液伤津"这一主要机制。同时又与《伤寒论》互相印证，指出两书同一病名的"痉"，是有区别的。他引《活人书》说："痉证发热恶寒，与伤寒相似，但其脉沉迟弦细，而项背反张为异耳。"另外又引用了《千金方》《金匮衍义》等书有关痉病的论述来旁参互证。这种深入浅出而又严谨的注释方法，是尤氏此书的主要特色之一。

尤氏的注释，还有另一特点，即除了条分缕析之外，还重视从临床角度出发而加以阐述。如在注释黄疸证治时指出，治阳黄有茵陈蒿汤、栀子大黄汤、茵陈五苓散等方；治阴黄有小半夏汤、柴胡汤、小建中汤等方。然"正变虚实"不同，选方也不尽相同，学者宜"比而观之，审而行之，庶几各当无误矣"。又如在注释"消渴小便不利淋病证治"一节时，指出本节共有5条条文论及"渴欲引水"一证，但或用五苓散，或用猪苓汤，或用文蛤散，或用白虎加人参汤，"此为同源而异流，治法亦因之各异如此，学者所当细审也"。这种从辨证角度出发的注释，至今仍有现实意义。

《心典》一书，用追本溯源的方法，着眼于阐发仲景心法，但也并非盲目遵循。尤氏以其渊博的学识及几十年临证之经验，对原著的某些论点敢于大胆质疑，勇于纠失补缺。如对原著开篇第一条的条文即指出了疑义，认为："酸入肝以下十五句，疑非仲景原文，类后人谬添注脚，编书者误收之也。"理由是："盖仲景治肝补脾之要，在脾实而不受肝邪，非补脾以伤肾，纵火以刑金之谓。果尔，则是所全者少，而伤者反多也，且脾得补而肺将自旺，肾受伤必虚及其子，何制金强木有哉？"尤氏的论点确是精义独明。又如对"支饮胸满者，厚朴大黄汤主之"一条,也提出了自己的看法。他说:"胸满疑作腹满,支饮多胸满,此何以独用下法?厚朴、大黄与小承气同,设非腹中痛而闭者,未可以此轻试也。"又如尤氏认为,仲景论淋病,只论石淋一证是不够的,临床上有石淋、劳淋、血淋、气淋、膏淋之异……可补仲景之未备。对原著的条文排列,尤氏也有自己的见解,如对"趺阳脉数胃中有热,即消谷引饮,大便必坚,小便则数","渴欲引水,口干燥者,白虎加人参汤主之"。这两条条文列于淋病条目之下,认为是错简,指出应列于消渴条目之下。这一看法,无疑是正确的。尤氏对原著持有疑义的地方,尚有多处,由于篇幅,不一一举例,但尤氏崇尚仲景,而又自出机杼的治学方法,于此可见一斑。

三、立足临床,方解匠心独运

《心典》一书不但对原文条分缕析、探幽索隐,而且对方剂的配伍方法及用药法度的剖析颇具巧思。例如在剖析半夏麻黄丸时说:"此治饮气,抑其阳气者之法。半夏蠲饮气,麻黄发阳气,妙在作丸与服,缓与调之,则麻黄之辛甘,不能发越津气,而但升引阳气。即半夏之苦辛,亦不特蠲除饮气,而并和养中气,非仲景神明善变者,其孰能与于此哉。"尤氏还能本着辨证论治的精神来解释方剂,如小建中汤,尤氏认为其主要作用在于和阴阳、调营卫。他说:"或问和阴阳、调营卫是也,而必以建中何也?盖脾胃也,营卫生成于水谷,而水谷转输于脾胃,故中气立,则营卫流行而不失其和……是方甘和辛合而生阳,酸得阴助而生阴,阴阳相生,中气自立。是故求阴阳之和者,必于中气,求中气之立者,必以建中。"观尤氏对此两方的剖析,可知其深明仲景制方之义,对仲景使用方剂的精义披露无遗。更为可贵的是,尤氏能从临床角度出发,对原著的一些方剂大胆地加以补充。如认为大黄䗪虫丸治干血劳证,仅以生地、芍药润燥,其力稍嫌不足,"兼入琼玉膏补润之剂尤妙"。又如认为干姜人参半夏丸专为妊娠中虚有寒饮之呕吐不止者而设,但此方显然不适用于临床并不少见的热性呕逆。因此他提出:"《外台》方,青竹茹、橘皮、半夏各五两,生姜、茯苓各四两,麦冬、人参各三两,为治胃热逆呕吐之法,可补仲景之未备也。"

中风门附方四首,历代注家或纠缠于是否仲景原方的讨论,或者避而不谈，或干脆弃而不录。尤氏则别出心裁，不单纯讨论附方的出处，而是着重从中风的病因病机及方剂的配伍意义来论述的。他认为中风之病，莫不由风、热、痰、虚数者所致（尤氏对中风的认识，已超出原著的范畴），而附方祛风、除热、补虚、下痰之法具备，因此附方是有其实用价值的。同时他又指出："学者得其意，毋泥其迹可也。"这是教人学习附方的目的，不在于用其方，而在于效其法，尤氏这种科学的学习方法，是值得后学者效法的。

如上所述，尤氏以其渊博的学识，丰富的临床经验，深入浅出地阐述了《金匮要略》的深文奥义，同时有所发挥与创见。因此《心典》一书堪称对《金匮要略》研究心得之杰作，至今仍有较高的学术价值。但该书也并非白玉无瑕，如某些注释有牵强之嫌，论理行文也有重复之处。

（《江西中医药》，1989 年第 3 期）

《金匮要略心典》辨治思想探析

北京市中日友好医院　　丁海涛　王　君

尤怡，字在泾，对张仲景医书研索精深，所著《心典》堪称注释《金匮》的佳作。其注简明扼要，说理透彻，在医理方面，既注意博采众长，又不乏独到见解；在文理方面，则以言简意赅著称，且通俗易懂，久为学习《金匮要略》者所称赞。同时，他又很重视临床实践，其所著《静香楼医案》为后人崇尚。尤氏为理论、临床并举的医家，他在阐明仲景理论、运用仲景学说方面做出了很大贡献，对后世颇有影响。

一、辨证论治方法、特点与贡献

尤氏治学严谨，客观求实，尊古师古不泥古，对经典学术内容勇于扬弃，提出《金匮》"其方约而多验""其文简而难通"，虽然明代以后注释者有数十家之多,却不乏浮夸狭隘之谈。尤氏根据原书编次,逐条或数条一节进行注释。依其自序所言,他的注释遵循 3 条原则:其一,力求辞义精确符合原意,本着"以吾心求古人之心"的认真态度,其言未必尽称《灵》《素》,而是以本人体会为主,直入其义,有时确有画龙点睛之妙;其二是"传写之误者,则拟正之";其三,"有通之而无可通者,则阙之;其或类后人续入者,则删汰之"。对《金匮要略》一书殚精竭虑,朝勤夕思,凡十易寒暑而后成此《心典》。

二、辨证抓纲,重视整体

《金匮要略》是一部理法方药齐备的辨证论治专著。故尤氏再三强调临证时要注重辨证抓纲。"有者求之,无者求之,虚实之间,不可不审";"治实证者,以逐邪为急;治虚证者,以养正为急"。表证当解表,里证宜救里,表里同病时,则宜缓急治之。里急则"急当救其里";里证稍缓,又当救表,否则"表邪不去,势必入里而增患"。

《金匮要略》全书特别重视整体观,尤氏深得其旨,多次强调要重视整体观念。"气之有盈有缩,为候之或先或后,而人在气交之中者,往往因之而病,惟至人能与消息而无忤耳。"提出了人只要能适应环境,增强体质,疾病是可以避免的。同样人体自身也是一个有机统一体,其间脏腑相关,经络相联,一窍不通则九窍不利,一脏受病则累及或影响他脏。所以尤氏认为对"见肝之病,知肝传脾,当先实脾"的理论必须予以充分的重视。"仲景治肝补脾之要,在脾实而不受肝邪……故治肝实者,先实脾土,以杜滋蔓之祸;治肝虚者,直补本宫,以御外侮之端。"可见尤氏对整体观念是相当重视的。

尤氏十分重视自然界气候衍变与人体的关系,对运气之说能见微知著,化为自己的语言和见解,认为"时有常数而不移,气无定刻而或迁",并掌握主气与客气的相互影响因素,谓"相得则和,不相得则病"。辨治湿病时说:"中风者,必先有内风而后召外风,中湿者必先有内湿而后感外湿,故其人平日土德不及而湿动于中,由是气化不速,而湿侵于外,外内合邪,为关节疼烦,为小便不利,大便反快。治之者必先逐内湿,而后可以除外湿,故曰当利其小便。"

辨证之精当、立法之严谨,无不反映他治学严谨过人之处。

三、四诊合参,重视脉象

脉象在《金匮要略》中的运用非常广泛而灵活,尤氏对此深有体会。他认为,从脉象可以说明病因、病理及病位,如:"有是邪,则有是脉。""脉大者为阳,小者为阴。""脉浮者,气多居表;脉沉者,气多居里。""关前脉浮者,以阳居阳,故病在表;关后脉浮者,以阳居阴,故病在里。"尤氏还认为,有的脉象是辨证论治、判断预后的重要依据,甚至是惟一的依据。"不详见证,而但以脉之浮沉为辨而异其治。""病有热多者,有寒多者;有里多而可下者,有表多而可汗、可吐者;有风从热出,而不可以药散者,当各随其脉而施治耳。"可见尤氏对脉象的研究是相当重视的。

四、治病求本,重视脾肾

尤怡临证诊疾,特别注重中气,钦服李东垣的脾胃学说,重视脾胃在人体的作用。尤氏认为脾胃"化水谷而行津气,不可或止者也,谷止则化绝,气止则机息",诸气源于中气,故认为许多疾病的发生均与中气不足有关。正因为疾病发生的原因多与中气有关,而治病必求于本,故尤氏治疗疾病,无论外感内伤,新病旧恙,均重视补中气,调治脾胃,和阴阳调营卫必用建中。建中汤"甘与辛合而生阳,酸得甘助而生阴,阴阳相生,中气自立"。总之,尤怡认为百病皆以中气为本,"土具冲和之德,而为生物之本,冲和者,不燥不湿,不冷不热,乃能化生万物"。故其诊疾治病,重视中气,善调和脾胃,以培养后天。尤氏在重视调治脾胃的同时,也重视肾阳肾气,认为肾为先天之本,脾为后天之本,脾主运化,需恃于肾气之温煦。"饮入于胃,非得肾中中阳,焉能游溢精气,而上输脾肺耶。"

读《金匮要略心典》

天津中医学院　　武重阳

一、《金匮要略心典》之文学底蕴

尤在泾在自序中言："集既成，颜曰《心典》，谓以吾心求古人之心，而得其典要云尔。"仅"心典"两字即高度概括通篇之主旨。

1. 文词博雅　徐大椿称其为"博雅之士"，其所注之《金匮要略心典》亦博亦雅，行文流畅，言简意达。如《金匮要略》原文："问曰，病人有气色见于面部，愿闻其说。师曰：鼻头色青，腹中痛，苦冷者死；鼻头色微黑者，有水气；色黄者，胸上有寒；色白者，亡血也，设微赤非时者死。其目正圆者痉，不治。又色青为痛，色黑为劳，色赤为风，色黄者便难，色鲜明者有留饮。"他以"此气色之辨，所谓望而知之者也"总括原文主要观点而后又分别释之，从病之部位、色泽、生克制化明其机制，注解文逐层推进，通俗易懂，文词典雅，内容简而博。

2. 善引文　《金匮要略心典》囊括古今诸名家之心得，引用得当，以寥寥数言而使其意明。《痉湿暍病脉证治》中有："痉病有灸疮，难治。"释文即引："娄全善云，即破伤风之意。盖阴伤不胜风热，阳伤而不任攻伐也。故曰难治。"读《金匮要略心典》，可使人明古而知今，学以致用。

3. 善用修辞　尤在泾在注释中善于运用文学的多种修辞方式，其言薯蓣"不寒不热，不燥不滑"，为对仗之用法。原文"问曰：《经》云厥阳独行，何谓也？师曰：此为有阳无阴，故称厥阳"的注释，用"厥阳独行者，孤阳之气，厥而上行，阳失阴则越，犹夫无妻则荡也"进行比拟。

细品其文，愈觉其文博，其文雅。诸如上述，在文中有详尽的体现。

二、尤在泾学术思想特色

笔者在通读《金匮要略心典》后，体会到尤在泾在法张仲景的基础上形成了自己的学术思想体系，渗透于《金匮要略心典》之中，分述如下。

1. 尊张仲景之法，畅己之意　尤在泾自序："《金匮要略》者，汉张仲景所著，为医方之祖，而治杂病之宗也。其方约而多验，其文简而难通。余读仲景书者数矣，心有所得，辄笔诸简端，以为他日考验学问之地，非敢举以注是书也。"徐大椿曰："尤君在泾博雅之士，自少即喜学此艺，凡有施治，悉本仲景，辄得奇中。"由此可见，尤在泾无论在治学上还是在诊治疾病上，均以张仲景之法为宗。如《痉湿暍病脉证治》曰："湿外盛者，其阳必内有郁；湿外盛为身疼，阳内郁则发热。热与湿合，交蒸互郁，则身色如熏蒸。熏黄者，如烟之熏，色黄而晦，湿气沉滞故也；若热黄则黄而明，所谓身黄如橘子色也。"即是对原文"湿家之为病，一身尽疼，发热，身色如熏黄也"所示之意进行阐述。他从湿家为病的表现挖掘张仲景之意，说明湿郁阳闭为湿病之机，并对比发黄之象，以使张仲景之原文更加明了，明确阳黄与阴黄的区别。又如尤在泾对白虎加人参汤的注释体现了其对白虎加人参汤主治原则的赞同，并从字词中探究机制，体现张仲景本意，"中热亦即中暑，暍即暑之气也。恶寒者，热气入则皮肤缓，腠理开，开则洒然寒，与伤寒恶寒者不同。发热汗出而渴，表里热炽，胃阴待涸，求救于水，故与白虎加人参汤以清热生阴，为中暑而无湿者之法也。"尤在泾对张仲景用方之精确体会深刻，可从书中尽见。

在忠于张仲景本意的基础上，尤在泾表述其己之意，在对历节的论述上，曰："按，后《水气篇》中云'汗之病，以汗出入水中浴，水从汗孔入得之'。合观两条，知历节、黄汗，为同源异流之病。其瘀郁上焦者，则为黄汗，其并伤筋骨者，则为历节也。"对历节和黄汗之异同进行了比较，表明自己的观点。

2. 鉴别比较，探讨疾病证因

(1) 对比归纳：尤在泾善于通过比类、对比的方式，对病因病机及证的不同进行归纳总结，使《金匮要略》原文明了易懂。如在《五脏风寒积聚病脉证并治》中指出："邪哭者，悲伤哭泣，如邪所凭，此其标有稠痰浊火之殊，而其本则皆心虚而气血少也。于是癫寐恐怖，精神不守，魂魄不居，为颠为狂，势有必至者矣。《经》云：邪入于阳则狂，邪入于阴则颠。此云阴气衰者为颠，阳气衰者为狂。盖必正气虚而后邪气入。《经》言其为病之故，此言其致病之原也。"此段论述引用《内经》原文，通过邪入阴阳的不同，与《金匮要略》中所提出的心虚血少，神不内守的癫、狂从病因和病机上分别言之，从不同的角度谈癫狂之别，明晰简洁，细加体会，即可知尤在泾医学知识的广博，能将所读之书融会贯通,得其所要。

（2）以脉言证:《金匮要略》中以脉论证较多,尤在泾从脉辨析,言证之不同,谓:"师曰,夫脉当取太过不及,阳微阴弦,即胸痹而痛,所以然者,责其极虚也。今阳虚知在上焦,所以胸痹、心痛者,以其阴弦故也。"此段是从脉而论胸痹、心痛之部位、成因,他在注释时曰:"阳微,阳不足也;阴弦,阴太过也。"说明了胸痹、心痛脉象的意义,点明了胸痹、心痛的机制,后又曰:"阳主开,阴主闭,阳虚而阴干之,即胸痹而痛。痹者,闭也。夫上焦为阳之位,而微脉为虚之甚,故曰责其极虚。以虚阳而受阴邪之击,故为心痛。"进一步说明了胸痹、心痛的形成原因。在《腹满寒疝宿食病脉证治》中曰:"弦紧脉皆阴也。而弦之阴从内生,紧之阴从外得。弦则卫气不行而恶寒者,阴出而痹其外之阳也;紧则不欲食者,阴入而痹其胃之阳也。"说明了弦紧脉之区别,从得之的内外及其表现征象的不同加以概之。

3. 注重辨证论治

（1）抓辨证要点,阐用药机制:《胸痹心痛短气病脉证治》中有附方九痛丸,治9种心痛。曰:"按,九痛者,一虫、二注、三风、四悸、五食、六饮、七冷、八热、九去来痛是也。而并以一药治之者,岂痛虽有九,其因于积冷结气所致者多耶。"此注释仅以"积冷结气"4个字即点明了9种心痛的关键所在,说明处方用药的针对性;对《痰饮咳嗽病脉证治》中大青龙汤、小青龙汤的主治,他首先提出:"水在阴者宜利,在阳者宜汗。"从病位的不同点明了治法之别:"大青龙发汗去水,小青龙则兼内饮而治之者耳。"后又曰:"徐氏曰,大青龙合桂麻而去芍药,加石膏,则水气不甚而挟热者宜之。倘饮多而寒伏,则必小青龙为当也。"从药物的性、味上言明两方机制及辨证要点。

（2）方药主治体现八纲辨证:八纲辨证是辨证的总纲,其中以阴阳为首要。尤在泾的《金匮要略心典》很好地体现了这一辨证的特点。《痉湿暍病脉证治》中的桂枝附子汤、白术附子汤注释:"身体疼烦,不能自转侧者,邪在表也;不呕不渴,里无热也;脉浮虚而涩,知其风湿外持,而卫阳不正,故以桂枝汤去芍药之酸收,加附子之辛温,以振阳气而敌阴邪。若大便坚,小便自利,知其在表之阳虽弱,而在里之气犹治,则皮中之湿,自可驱之于里,使从水道而出,不必更发其表,以危久弱之阳矣。故于前方去桂枝之辛散,加白术之苦燥,合附子之大力健行者,于以并走皮中而逐水气,亦因势利导之法也。"此段中以桂枝附子汤益阳驱阴，白术附子汤行气燥湿逐水，说明桂枝附子汤对于阳弱阴盛，邪气内持的"伤寒八九日，风湿相搏，身体疼烦，不能自转侧，不呕不渴，脉浮虚而涩者"适用，白术附子汤对"大便坚，小便自利"，以卫阳弱里气不虚即表虚里和之证适用。

（3）重组方功用，把握经方主旨：在《疟病脉证并治》柴胡桂姜汤的分析中："是用柴胡为君，发其郁伏之阳；黄芩为佐，清其半里之热；桂枝、干姜，所以通肌表之痹；栝蒌根、牡蛎，除留热，消瘀血；甘草和诸药调阴阳也。"从药味组方的意义上讲，此方具散风寒湿邪，通荣卫阴阳之功，以发散上行之药为主，辅以清里、化瘀之药，通络驱邪。尤在泾重点突出方意，药物升、降、浮、沉的不同，体现了所治疾病的病机。再如《血痹虚劳病脉证并治》中的桂枝龙骨牡蛎汤，引用"徐氏曰：桂枝汤外证得之，能解肌去邪气，内证得之，能补虚调阴阳，加龙骨、牡蛎者，以失精梦交为神精间病，非此不足以敛其浮越也"，表明本方以桂枝汤为主调和阴阳，龙骨、牡蛎收敛固涩为方之主旨。从尤在泾对《金匮要略》的方药注释中来看，他对经方把握准确，又可灵活变通为用。对药物的使用上有"五脏病有所得而愈者，谓得其所宜之气之味之处，是以安脏气而却病气也"，使药物的性味归经以一言而总括。

4. 对《周易》有深刻体会 在《脏腑经络先后病脉证》中对"未至而不至，有至而不至，有至而不去，有至而太过"，即运用了《周易》的思想。"天地之道，否不极则不泰；阴阳之气，剥不极则不复。"以道明其意，注释从三个方面而言，其一从气候的顺序变迁；其二从气候的寒热变化；其三从人与天时相应之理，均不离天地之道，阴阳之气。

此段论述体现了尤在泾善于运用天人相应整体观的思想。

5. 不拘于古人，取古纠古 尤在泾治学态度严谨，实事求是，对经典内容正确的予以继承、发扬；错误的则根据事实进行纠正，对医学的发展做出了一定的贡献。在自序中："而其间深文奥义，有通之而无可通者，则阙之；其系传写之误，则拟正之，其或类后人续入者，则删汰之。断自脏腑经络以下，终于妇人杂病，凡二十二篇，厘为上中下三卷，仍宋林亿之旧也。"尤在泾对"酸入肝，焦苦入心，甘入脾。脾能伤肾，肾气欲弱，则水不行；水不行，则心火气盛，则伤肺；肺被伤，则金气不行，金气不行，则肝气盛，则肝自愈。此治肝补脾之要妙也"这15句质疑："盖仲景治肝补脾之要，在脾实而不受肝邪，非脾以伤肾，纵火以刑金之谓。果尔，则是所全者少，而所伤者反多也。且脾得补而肺将自旺，肾受伤不虚及其子，何制金强木之有哉！"指出可能为后世之人错添注脚，编书者未审而收。在《痰饮咳嗽病脉证治》对"心下有支饮，其人苦冒眩"，除了陈述个人观点，复引高鼓峰云："心下有水饮，格其心火不能下行，而但上冲头目也。"认为其理亦可通解张仲景之意。

三、总　结

尤在泾为一大医家，他博古通今，晓谙世事，在疾病的诊断、治疗上涉猎内、外、妇等多个学科，为饱学之士。《金匮要略心典》为《金匮要略》的流传起到了推波助澜的作用，不仅使字简意深的《金匮要略》注释得通俗易懂，且将其中深刻含义结合自己的心得体会展现于后人，发展医学理论，不忘勘除谬误，深究《金匮要略》内中精华，注重辨证论治，以整体观的思想为指导，以求天人合一。此外他还重视疾病的标本缓急、标本虚实及疾病治疗大法的运用，如因势利导、攻补兼行等。《金匮要略心典》内容精深，值得深究。

（《天津中医学院学报》，2004 年第 23 卷第 4 期）

读《金匮要略心典》心得

河北医科大学中医学院　　吕志杰

《金匮要略心典》（下简称《心典》）为尤怡所著，《心典·自序》中说："《金匮要略》者，汉张仲景所著，为医方之祖，而治杂病之宗也。其方约而多验，其文简而难通。"这是对《金匮要略》这部经典著作简明扼要、恰如其分的评价。在历代《金匮要略》注本中，《心典》是一部难得的上乘佳作，故后世注释《金匮要略》者多参考、选录之。下面将笔者读《心典》之心得分述如下。

一、深思善悟，发挥正义

尤怡"以吾心求古人之心，而得其典要"，《心典》着墨不多，却都是传神之笔，堪称《金匮要略》注本中"少而精"的代表作。例如，第 1 篇第 15 条说："夫病痼疾加以卒病，当先治其卒病，后乃治其痼疾也。"周扬俊《金匮玉函经二注》的阐释用了 104 字，而本书注解："卒病易除，故当先治，痼疾难拔，故宜缓图，且勿使新邪得助旧疾也。"只用了 26 字就赅原文之旨意。徐大椿称其"条理通达，指归明显，辞不必烦而意已尽，语不必深而旨已传"，江阴柳宝诒称其"于仲景书尤能钻研故训，独称心得"，这些都是对尤怡《心典》恰如其分的评价。

二、引经据典，博采众长

张仲景著作的理论基础源于《内经》《难经》。《心典》为了让读者全面、透彻地理解条文精神，便联系《内经》或《难经》的有关内容，注释溯本求源。如原文："血气入脏即死，入腑即愈，此为卒厥。"《心典》引用《素问·调经论》来说明卒厥病，即"《经》云：'血之与气并走于上，则为大厥，厥则暴死，气复反则生，不反则死。'是也"。再如对"五脏病各有所得者愈，五脏病各有所恶，各随其所不喜者为病"的解释，引用了《素问·脏气法时论》《素问·宣明五气》和《灵枢·五味》中的有关经文，指明了"所得""所恶""所不喜"的具体居处服食，使读者对条文的疑问涣然冰释。尤注不仅引经据典，并且博采众长，吸取前人的注释，利用前辈的研究成果，如《心典》多次引用赵以德、徐彬、程知、魏荔彤、喻嘉言、沈明宗等人的注释，并运用其他医书进行校勘。《心典》引用前人注释，其特点是恰到好处。例如：第 2 篇第 20 条解释麻黄加术汤治疗，解释方义引喻嘉言之语曰："麻黄得术，则虽发汗不至多汗，而术得麻黄，并可行表里之湿……"在分析第 6 篇第 8 条桂枝加龙骨牡蛎汤时，借用徐彬之注释曰："桂枝汤外证得之，能解肌去邪气；内证得之，能补虚调阴阳。"由此可以看出，《心典》引用的注释已达到了一定的理论高度，并将前人注释与自己的思维融为一体，相得益彰。

三、书未尽言，彰其涵义

尤怡基于自己的医学理论水平和临床实践经验，采取抽象、概括和推理等文法，对经文进行阐发。

1. 抽象法　《金匮要略》第一篇第1条以肝病传脾为例，说明五脏相关，疾病常按照一定的规律传变。尤怡注释该条文，抽象出文中内涵，准确地阐发了"传"与"受"的关系。他说："盖脏病，惟虚者受之，而实则不受；脏邪，惟实则能传，而虚则不传。"将肝病传脾之例上升到了理论高度。由此可知，治疗肝实证当兼顾脾胃，目的是为了截断病势，以杜绝蔓延之祸；肝虚证应直补本宫，以防备外侮之端。这种"传"与"受"的理论，对其他脏腑病变的治疗同样有指导意义。

2. 概括法　《金匮要略》采用条文式写作方法，《心典》不仅解释条文本意，而且注意在个性中发现共性并加以概括，用以指导临床。如原文第9条："师曰，病人脉浮者在前，其病在表；浮者在后，其病在里，腰痛背强不能行，必短气而极也。"本条说明浮脉出现在关前与关后的不同部位，其主病不同。浮脉出现在关后，主病在里，《心典》认为，本病"虽在里而系阳脉，则为表之里，而非里之里，故其病不在肠肾，而在腰背膝胫"。若病情发展到极点，就会伤气，"必短气而极"。通过分析原文，最后进行概括："所以然者，形伤不去，穷必及气；表病不除，久必归里也。"指出了经文包含的旨意。

3. 推理法　《金匮要略》全称为《金匮要略方论》，所谓"方论"，既不同于单纯的论方释药之书，又不同于单纯的论理释法之书，而是把理、法、方、药贯穿起来，融为一体，以切实用。仲景为了求得文字上的节省，常用"省文"法将某些病机、证候省略。针对这类条文，《心典》运用推理的方法，以彰其涵义。如《痰饮咳嗽病》篇中的木防己汤证，原文说："膈间支饮，其人喘满，心下痞坚，面色黧黑，其脉沉紧，得之数十日，医吐下之不愈，木防己汤主之。"本证为寒热虚实并见之证，条文明言"膈间支饮……其脉沉紧"，说明有寒饮结聚；"喘满，心下痞坚"，说明饮邪成实，条文中寒和实的证候是显而易见的。《心典》推理说："而痞坚之处必有伏阳（郁热），吐下之余定无完气（虚），书不尽言而意可会也。"由推理得出热和虚的病机，故木防己汤中用石膏和人参两药也就好理解了。

四、分析证候，方法多样

《金匮要略》条文是从长期临床实践中提炼出来的"脉证并治"，为使读者掌握仲景辨证论治的精髓，尤怡对条文所述证候进行了精湛论述，分析方法有以下几点。

（1）对于病因病机的解释，《心典》做到了开门见山，准确无误，一语道破，使其定义化。这样便于掌握疾病的本质，实践中不至于因概念不清而误诊。如论肺痈病时说："此原肺痈之由，为风热蓄结不解也。"再如解肝着病，下笔则曰："肝脏气血郁滞，着而不行，故名肝着。"

（2）首先注明条文中关键字词的概念，然后再分析病机。如"咳逆上气，时时吐浊，但坐不得眠，皂荚丸主之"。《心典》先注"浊"字，即"浊痰也"，然后注病机，说明病势，指出治疗的关键在于迅速排出浊痰。

（3）先逐句分析，然后再综合总结出病机要点，这种方法运用较多。如《胸痹病》篇第 4 条"胸痹不得卧，心痛彻背者，栝蒌薤白半夏汤主之"。《心典》逐句解释："胸痹不得卧，是肺气上而不下也；心痛彻背，是心气塞而不和也。"综合概括病机要点为"其痹为尤甚矣"。

（4）对于一些难以用说理法解释清楚的证候，《心典》就运用自然界存在的客观现象来说明。如论述"淋之为病，小便如粟状"时说："乃膀胱为火热燔灼，水液结为滓质，犹海水煎熬成咸碱也。"

五、对证释方，丝丝入扣

仲景方是古人长期临床实践的结晶，方是根据法组成的，法是据证而设的，所以《金匮要略》中的理、法、方、药相互贯通，密不可分。《心典》针对证候，解释方义，使方证相合，丝丝入扣。例如：① 第 5 篇第 10 条："病历节，不可屈伸疼痛，乌头汤主之。"尤怡说："寒湿之邪，非麻黄、乌头不能去，而病在筋节，又非如皮毛之邪可一汗而散者。故以黄芪之补，白芍之收，甘草之缓，牵制二物，俾得深入而去留邪。"② 第 6 篇第 14 条："虚劳里急，诸不足，黄芪建中汤主之。"尤怡说："急者缓之必以甘，不足者补之必以温，而充虚塞空，则黄芪尤有专长也。"③ 第15篇第24条："皮水为病，四肢肿，水气在皮肤中，四肢聂聂动者，防己茯苓汤主之。"尤怡说："防己、茯苓善驱水气，桂枝得茯苓，则不发表而反行水，且合黄芪、甘草助表中之气，以行防己、茯苓之力也。"

六、求是存疑，析难明理

尤怡在《心典》自序中曰："其间深文奥义，有通之而无可通者，则阙之；其系传写之误者，则拟正之；其或类后人续入者，或删汰之。"意即对难以解释的条文或深奥文字，宁可缺略，不强予注释，并改正原文中的传写错误，删略后人增添的内容。如第1篇第1条中"酸入肝"以下15句，尤怡曰："疑非仲景原文，类后人谬添注脚，编书者误收之也。"而不强予解释。且根据原文精神，分析说明原由，开启后学者心扉。再如第20篇第1条"其人渴，不能食"二句很难理解，尤怡说："其人渴，妊子者内多热也，一作呕亦通。今妊妇二三月，往往恶阻不能食是也。"这就使读者领悟到，妊娠"恶阻"常见呕吐（吐而伤津可致"其人渴"），因呕而不能食也。

七、理论实践，相得益彰

张仲景的思想源于他"勤求古训，博采众方……并平脉辨证"，即把理论与实践结合，才著成千古不朽之杰作。尤怡以医圣为榜样，他穷极医理，勤奋实践，才注成承前启后之精本。尤怡的临床功底，在其《静香楼医案》中充分地体现出来。例如，他以制肝益脾法治咯血、胁痛、便溏及中满肿胀，以葶苈大枣泻肺汤治水肿咳喘；以理中汤合黄土汤治五年不愈的泻痢便血；以肾气丸加减治内饮、肾虚肺实之咳喘、阳虚之水肿、肾虚之齿痛等，都是得心应手，把经方用到圆机活法的境界。

八、智者千虑，必有一失

尤怡《金匮要略心典》对绝大部分原文的注释是精当的，但尤注也有过失或不当之处。例如：① 第5篇第1条曰："夫风之为病，当半身不遂，或但臂不遂者，此为痹。脉微而数，中风使然。"尤怡说："风彻于上下，故半身不遂；痹闭于一处，故但臂不遂。以此见风重而痹轻，风动而痹着也。风从虚入，故脉微；风发而成热，故脉数。曰中风使然者，谓痹着亦是风病，但以在阳者则为风，而在阴者则为痹耳。"如此注释，含糊其词。殊不知该条所述"半身不遂，或但臂不遂者"，皆中风之候。惟病重或病轻之异、典型与不典型之别，皆经脉痹阻所致也。② 第15篇第3条："阳明病，脉迟，食难用饱，饱则发烦头眩，小便必难，此欲作谷疸。虽下之，腹满如故，所以然者，脉迟故也。"尤怡说："脉迟胃弱，则谷化不速；谷化不速，则谷气郁而生热，而非胃有实热，故虽下之而腹满不去。伤寒里实，脉迟者尚未可攻，况非里实者耶？"如此注释，不得要领。殊不知该条关键句为"此欲作谷疸"，关键字为一个"欲"。所述证候为"湿浊困脾"所致也。这与后第13条联系起来理解自明。③ 第16篇第17条："心气不足，吐血、衄血，泻心汤主之。"尤怡说："心气不足者，心中之阴气不足也。阴不足则阳独盛，血为热迫，而妄行不止矣。"由此推理，则"阴不足"为本虚，"阳独盛"为标实，"血为热迫"为虚热。虚热所致之"吐血、衄血"，怎么能用苦寒清泄的三黄泻心汤呢？笔者认为，本方证乃因肺胃郁热，灼伤血络，络破血溢，失血过多而致"心气（血）不足"之候。此《素问·阴阳应象大论》所谓"壮火食气""壮火之气衰"之类也。

古人在实践中、在理性思维中发现和发展了真理，但并没有结束真理，人们对于真理的认识永远没有完结。

（《北京中医药大学学报》，2005 年第 5 期）

《金匮要略心典》对张仲景痰饮
理论体系的诠释

广州中医药大学　　　欧晓波　林昌松

本文主要讨论尤怡《金匮要略心典》对《痰饮咳嗽病脉证并治》篇的诠释

和阐发。除了对尤怡注文的深入剖析之外,还参阅《金匮要略》七位著名代表注家的注文,进行对比研究。所选其他七家《金匮要略》注家有两个特点:一者,其生活年代在尤怡之前或相近,以说明尤氏注疏的历史背景和源流;二者,注家注文对后世医家的影响较大,以对比尤氏注疏的精辟之处。本文忽略较为相近和重复的观点,聚焦不同注家代表性观点。注文所标识的张仲景原文、序号参考陈纪藩教授主编的"中医药学高级丛书"之《金匮要略》。

一、所选参考《金匮要略》注家及主要特点

(1)赵以德《金匮方论衍义》(抄本流传,于1687年初刻)。赵氏为元代著名《金匮要略》学者,是最早全面注疏《金匮要略》的医家学者,开创《金匮要略》研究新纪元。赵氏的注疏引起后世的争论、修正和发展,许多观点对后世医家影响甚大。

(2)沈明宗《金匮要略编注》(1692年初刊)。沈氏为康熙乾隆年间名医,所著《金匮要略编注》初刻名为《张仲景金匮要略》,重刊时改现名。其注疏特点在于善用自身体会以注疏经文,其注疏将篇目、原文重新整理,并提出自己的学术观点。

(3)徐彬《金匮要略论著》(1671年初刊)。徐氏为清初重要的《金匮要略》注疏医家,受业李中梓、喻昌,学术观点和源流与尤怡相近,其对尤怡影响较大,在《金匮要略心典》中多处被引用。

(4)魏荔彤《金匮要略方论本义》(1721年初刊)。魏氏为清初医家,将40余年研究《金匮要略》所得编写成该书。魏氏的论述精辟,多有发明,对尤怡影响较大,在《金匮要略心典》中也被多处引用。

(5)程林《金匮要略直解》(1673年初刊)。程氏为明末清初新安学派医家,所著《金匮要略直解》采用"以经证经"之法注释,所引用多来自《素问》《灵枢》《神农本草经》《脉经》《难经》《针灸甲乙经》等古代医籍,颇有特色。该书许多观点被吴谦采用。

(6)李彣《金匮要略广注》(1682年初刊)。李氏《金匮要略广注》注疏主要依据《内经》理论,逐条注疏,开篇参考历代医论加入开阔性讨论。吴谦《订正金匮要略注》及丹波元简《金匮要略辑义》多有引用。李彣《金匮要略广注》

为历史上传播不广但注疏精辟的注本。

（7）高学山《高注金匮要略》（1872年初刊）。高氏注本是《金匮要略》稀缺的版本，在初刻之后流传不广，直到1930年王邈达获得书稿后在1956年出版。《高注金匮要略》是高氏在诊余研读《金匮要略》的体会，其见解独特，叙述详细、周全，对杂病的病情、诊断、理法方药都有精辟分析，较有临床实用性。

二、《痰饮咳嗽病脉证并治》篇尤怡的注疏特点分析

尤怡对《痰饮咳嗽病脉证并治》篇的注疏，重在医理和方解的连续性。尤氏注文，不完全按照仲景条文逐一注疏，通常会根据原文连续的若干条文组织一段文字以注解，或条文之间的注疏有承接之意，并相对完整地描绘一段医理或证治，这是尤怡注疏《金匮要略》的一大特色。笔者力求在尤怡的段落注疏特点的基础上进一步整理，厘清尤氏对张仲景痰饮理论体系及证治的法、方、药的阐发。

尤怡对《痰饮咳嗽病脉证并治》篇的注疏体现了对张仲景痰饮思想体系的诠释和发挥。经文本对比，其他《金匮要略》注家大多数更重视随文注解，也就是一个条文之后跟着进行注解，例如赵以德《金匮方论衍义》、徐彬《金匮要略论著》、魏荔彤《金匮要略方论本义》、李彣《金匮要略广注》、程林《金匮要略直解》等。随文注解的优点在于重视《金匮要略》每一个条文的释义，缺点是无法统领张仲景整篇的精义，会忽略条文之间的医理联系。其中李彣《金匮要略广注》，在每一篇的开篇进行一大段开阔性的解说，就是为了弥补随文注解的缺点。尤怡没有选择类似李彣注解《金匮要略》的方法，而是对于相类似的条文进行归类，承上启下地注疏条文，凸显几个条文在一起的整合意义，以及其相互间的联系。

尤怡对《痰饮咳嗽病脉证并治》的注文框架大致分为两大部分：痰饮理论体系相关注文和痰饮证治方药注文。痰饮的理论体系注文，尤怡重点分析了三个内容：四饮体现的归类和对四饮的表现机制阐发；对"水在五脏"的阐发，吸取了部分易水学派的脏腑理论思想；对历代存在争论的"留饮""伏饮"进行辨析。以下简要阐述之。

1. 四饮总述注疏分析 《痰饮咳嗽病脉证并治》的第 1、第 2 条文为痰饮总述条文，是对痰饮分类体系的整体叙述的阐述。条文 1、2 是一问一答的方式，分两次应答，条文 1 是四饮的命名，分别为痰饮（狭义的痰饮）、悬饮、溢饮和支饮；条文 2 在于对四饮进行深入地描述，包括病理和病证。尤怡认为条文 1、2 从逻辑上是不可分开的整体，故此，将此两条文合并注疏，阐发四饮分类体系。

（1）"四饮何以为异"注文分析：尤怡对于四饮中的狭义痰饮则笔墨较多，阐发周详；对四饮中的悬饮、溢饮、支饮，发展前人论述，抓住主证，一目了然。以下分别对"四饮何以为异"的注文进行分析。

1）狭义痰饮的注疏，多有阐发，注重脾胃：狭义痰饮的成因主要来自脾胃运化水谷功能的不足，并充分解释素盛今瘦等临床见症。从尤怡注文中可见，其认为痰的形成是平素饮食入脾胃，不能散精，化而为痰，属于脾胃运化、输布精气能力低下；饮的形成是平素饮水，水入脾胃，不能输布水之精气，凝而为饮。总之，痰饮是平素饮、食入脾胃之后，所化之精气、津液，由于脾胃的输布运化功能不足凝结而成。"素盛今瘦"是因为机体精津全部转化为痰饮，而不能滋养人体反而下走肠间。另外，尤怡认为痰饮有内外的关系，"痰积于中"，在内，"饮附于外"，在外，在内的痰与在外的饮两方面的相互作用产生痰饮。

尤怡关于狭义痰饮的理论可以追溯到《素问·经脉别论》的精辟论述。正常的水液气化机制，津液来源于饮食水谷，为"饮入于胃"，在脾胃的运化下形成，也就是胃的"游溢"和脾的"散精"。同时还有肺、膀胱等的参与，在整个过程中的关键脏腑是脾胃。

尤怡注文明显吸收李中梓和喻昌的理论。李中梓认为痰饮产生是脾土功能虚弱，造成"清者难升，浊者难降"的局面，并在中膈停滞成痰饮。喻昌则认为痰饮为患，"未有不从胃起者"，认为胃是痰饮形成中的关键脏腑。尤怡总结前人的精辟论断，认为痰是胃不能散谷精引起，揭示胃功能的虚弱；饮是脾不能输水气引起，揭示了脾功能的虚损，认为痰饮的状态是精津"凝结而不布"。

2）悬饮的注疏，吸收徐彬理论，进一步发展：尤怡对悬饮的注疏体现在抓住主证"咳唾引痛"，其机制为水饮流溢于胁下，笔墨不多但深刻揭示悬饮一证的关键所在。尤怡引用了徐彬对悬饮"水多而气逆"和"水为气吸不能下"的理论，将其应用到除了悬饮之外的溢饮和支饮的机制分析。尤怡认为人体中位于上部的痰饮为患的悬饮、溢饮和支饮都属于"饮水流溢者"，其原因在于痰饮之水泛滥而上气冲逆。因此在悬饮的注疏，尤怡认为从机制上而言，悬饮与其他三类并没有本质区别，而表现出来的临床症状则有突出体现。

3）从水饮流溢以注溢饮：尤怡对溢饮的注疏体现在抓住主证"归于四肢"和"溢于四旁"。如上悬饮所述，尤怡将徐彬水多气逆而不能下的理论也应用到溢饮中。其特殊之处在于，溢饮是气逆上吸不能下之水饮流溢四旁，归于四肢。

4）全新角度，从本义注疏支饮：尤怡注解"支饮"提出了新颖的论点，认为是水饮"附近于脏"，而且位置"不正中"，脏腑的痰饮，是广义痰饮的别支或分支。尤怡注文认为支饮是广义痰饮偏结，位置上附心肺。从"支"的原意认为，支饮是依附在心肺，而别开枝节之广义痰饮。从张仲景同时代的文献中可以看出在汉代对"支"字的使用。例如，许慎的《说文解字》曰："支，去竹之枝也。从手持半竹。"从篆书结构上言，象形字"支"是"竹"字的一半，用手抓着（用于支撑身体）。以上都说明"支"与"枝"，"分支"和"支撑"等文意有密切的联系。故此，尤怡对"支饮"的解释，不回避原意，探索张仲景时代的用意，力求更近于仲景之意。尤怡选择了"分支"的词义，认为支饮是痰饮近于脏而不直接中脏，同时依附于心肺，也就是没有直中心肺，而依附心肺。另外，从尤怡对"水在肝"一条的注解，可以侧证其对"支"的理解："水在肝，故胁下支满，支满尤偏满也。"尤氏所指"偏满"仍然是"偏支"是有所附着，旁偏支出的解释。如上所述，尤怡发展了徐彬的说法，认为气逆上吸水饮不能下，偏结心肺就是支饮。

（2）其他注家注文对比分析：赵以德的注疏多取类比象，并且引用五行分析，显然受到金元时期医学思想影响。例如，赵以德从"水走肠间"开始分析大小肠在五行中的属性，认为大肠属金，主气，而小肠属火，当痰饮发生集聚时，痰饮之水和大小肠之火气相搏，水则走肠间，而"素盛今瘦"是直接为痰饮造成。赵氏从脏腑的五行属性进行分析，引用《素问·经脉别论》关于水液运行的论断以注痰饮。赵氏重视脾土和肺金的运行，认为饮食摄入之水，或因脾土壅塞，或因肺气涩滞，出现流溢处停积而成痰饮，其形象地认为是洪水泛滥。

沈明宗认为四饮皆从胃出，而不再细分脏腑，但沿用赵以德对《素问·经脉别论》的论述，对四饮则随张仲景文而解。

徐彬注文则认为痰与饮本为二物，将痰和饮分开，认为痰和饮是形成痰饮的两个因素，日用之饮和原本中有痰湿相合而为痰饮。徐氏的内痰外饮之说被尤怡所用。徐氏论悬饮认为，水饮流胁下是因水多而气逆，水被逆气所吸不能下，该理论被推广。尤怡发展其说，认为"水多气逆"和"水为气吸不能下"是痰饮之水高位为患的原因，当水多气逆出现之后，痰饮之水流于胁下，成为悬饮；归在四肢，则成为溢饮；偏结心肺则成为支饮。此三者的本质都在于痰饮之水被气所吸附而不能下行，尤怡认为其区别在于表现，如悬饮是"悬于一处"，溢饮是"溢于四旁"，而支饮"偏结而上附心肺"者，则为支饮。徐彬的注文还认为"素盛今瘦"区别于脾胃证的"忽肥忽瘦"，痰饮引起的"素盛今瘦"具有"一瘦不复"的性质，也就是不会来回出现反复交替的身体盛和瘦的变化，其注解同样也没有深入探讨"素盛今瘦"的机制。相比许多注家注重"素盛今瘦"的症状，徐彬和尤怡则更重视探讨其机制。故此，徐彬注文与尤怡脉络最为接近。

程林则引用《圣济总录》以三焦运行机制来解释四饮机制。虽然沿用赵以德引《素问·经脉别论》的论述，但更多从三焦论述。其引用《脉经》《千金翼》认为痰饮为淡饮而不应该黏稠走肠间的论断被后世弃用。

魏荔彤论述较多，将痰饮定位为脾胃虚寒之证，痰为物化之病，饮为物不化之病。魏氏认为本篇谈饮多而言痰少，此观点被后世许多注家接受。魏氏还推测张仲景四饮是由浅入深，因此告诫后世医家以防微杜渐的思维看待痰饮病。

李彣注文采取"支撑"之意来解释"支饮"，并引《伤寒论》"心下支结"和水在肝出现"胁下支满"，认为是有支撑自觉感受。显然李彣对支饮的解释与尤怡形成对照：尤怡认为支满的"支"体现是脏腑和饮之间支属关系，更倾向于解释支饮内在机制或者形态；而李彣对于支饮"支"的解释，则着重于支饮的症状表现出"支撑"之感的状态，属于支饮的一种外在的表现。李氏注文多引用《内经》说理，但也接受李时珍的"五饮"分类，增加留饮。

高学山说理大多为前人所述，但描述四饮之异则多从自身临床经验谈论,论述周详。高氏仍然坚持四饮的分类体系,认为饮久为留,饮深为伏。

2. "水在五脏"的注文分析　尤怡将《痰饮咳嗽病脉证并治》篇的第3、第4、第5、第6、第7条文进行了合并注疏,归为一组条文,是对"水在五脏"的总体注疏。条文3、4、5、6、7所涉及内容的共性在于痰饮和五脏的关系,在文中张仲景用"水"来表达"痰饮",尤怡在注疏中认为"水即饮也",这5条条文都在解释"水在五脏",也就是五脏有痰饮的表现,对"水在五脏"的注疏尤其重视产生和症状表现的本质和机制。

尤怡对《痰饮咳嗽病脉证并治》篇的第13、第14条文合并注疏说明"肺饮"和"支饮"与"水在肺"有紧密的联系。"肺饮"和"支饮"同组出现体现了尤怡从肺脏的痰饮发生机制出发,认同这两者的共性,属于同一组内容。

(1)五行学说与《心典》"水在五脏"注文：五行理论是古人在长期的生活和实践过程中,基于对大自然观察和抽象,逐渐形成的理性概念,通过识别归纳各种事物的自然属性,形成一种独特的世界观和方法论来了解世界。五行理论可以从《尚书》找到最初的阐述。《尚书·洪范》最早对五行进行论述,认为五行由"水、火、木、金、土"组成。水的特性是"润下";火的特性是"炎上";木的特性是"曲直";金的特性是"从革";土的特性是"爱稼穑"。汉代董仲舒《春秋繁露·五行之义》进一步对五行理论做了系统的叙述。汉代班固《白虎通·五行》对五行相生相克做了全面而形象的解释。隋朝萧吉撰写《五行大义》,大量引用前人典籍,将五行理论进一步在术数领域进行应用。

五行理论应用到中医领域经历了一个漫长的过程。根据张其成的考证,一般认为汉代初年的马王堆医学帛书先于《内经》,虽然有五行的痕迹,但还没有系统的五行学说。《内经》则开始有医学范畴的"五行—五脏学说",做了五行和五脏的配属：肝—木、心—火、脾—土、肺—金、肾—水。后世医家在《内经》基础上不断地发展和完善五行学说。邓铁涛认为中医"五行学说"的发展没有停留在《内经》时代,后世医家认识到"五行学说"的精髓,更强调脏腑之间相互联系、相互制约的关系。在金元时期,"易水学派"的脏腑理论起到承上启下的作用。根据邓铁涛的观点,自明清以来,中医脏腑学说成为医学学术的主流,但由于五行和五脏的配属关系不能完全有效地解释脏腑功能与脏腑间关系。随着清代温病的发展,中医界有了对人体生理、病理的新认识,中医五行学说让位于阴阳、气血、经络等具体医学理论。但无论如何,五行理论对于中医的发展以及五脏生理病理的诠释,有重要的地位。

尤怡《金匮要略心典》对"水在五脏"的注疏娴熟地运用了五行学说,其不仅仅利用五行和五脏的配属关系,而且还研究了病理产物的痰饮与五行所配属的脏腑之间的关联,这两者之间在五行理论体系的范畴中如何生克制化,以说明水在五脏的内在机制。

尤怡对条文3"水在心"注文诠释了五行水与火的关系。病理的痰饮之"水"显然具有五行水的属性,也属"火",于是当水在心时,则出现了病理的水火相克关系。基于水火的相克关系,尤怡解释水之心的各种表现。水在心而短气,是水火相克,也即是痰饮之水上逼火脏之心,使得心火不得伸张,则出现短气。喻昌在《医门法律·痰饮门》论述"火郁于内,气收故筑动短气",也揭示了水火相克,心火被水郁而短气的机制。从尤怡注文可见,其继承了喻昌观点,并加以发挥。

尤怡对条文5"水在脾"注文着眼于痰饮之水盛反侮脾土。脾为痰饮水困则少气,水饮浸淫肌肉而出现身重。脾土在健运的情况下本可以制约泛滥之水,但由于水在脾,且水气盛,则困脾之水反侮脾土。

尤怡对条文6"水在肝"与"易水学派"的脏腑理论一脉相承,重视肝脏与肝经、胆经的联系。易水学派开创者张元素,重视五脏六腑辨证,也多结合五行之说。张元素《医学启源·五脏六腑除心包络十一经脉证法》认为"肝之经……风,乙木也";"胆之经……风,甲木"。张元素认为肝病实证会出现两胁下引痛,喜怒;虚证则如人将捕之;肝气逆则出现头痛、耳聋、颊赤。张元素还对肝病脉证多有阐述。

尤怡继承了易水学派关于肝胆及经脉的理论,在"水在肝"的注文中还体现出尤怡对肝木与肺金相克的理论阐发,作为对易水学派脏腑理论的发展。尤怡继易水学派理论,认为肝脉布于胁下,水在肝则出现胁下支满;也因水在肝则肝木邪气盛,反侮肺金之气,而肝脉上注肺,所盛肝木痰饮邪气循经反侮上注肺,出现"嚏则相引而痛"。

尤怡对条文7"水在肾"的机制认为在于肾水泛滥上克心火,两者属于五脏之间直接的生克关系。尤怡言"心下悸者,肾水盛而上凌心火也",说明了"水在肾"时痰饮泛滥,上凌火脏之心,而出现心下悸动不安。痰饮"悸"的症状,在"水在心"和"水在肾"都提到了,究其原理却有不同,前者是痰饮之水邪与心火的矛盾；后者是泛滥的肾水形成邪与心火的矛盾。

尤怡对条文 4 和条文 13、14 的解释，共同说明了"水在肺"与"五脏独有肺饮"的密切联系。首先，尤怡认同徐彬的见解，认为"水在五脏"其实并非真正五脏中能蓄有形之水，而是饮气或者痰饮之气侵犯。第二，分析尤怡对"水在肺"的注解，较徐彬的论述更进一步发挥。尤怡认为"水在肺"分两个层次，一个层次是如徐彬说的肺不聚有形的水，而是痰饮之气的侵袭，也由于肺主气而司呼吸，而痰饮之气侵袭肺的时候出现"气水相激"，从而痰饮之气随肺气游走，出现"水从气泛之"；第二个层次是"水独聚肺"，这个层次显然是肺脏出现有形的痰饮聚集而非痰饮之气"泛之"了。因此，尤怡认为"水在肺"呈现了轻重不同的程度，轻则水气凌肺，重则痰饮聚肺。另外，尤怡论述"肺饮"时说："肺饮，饮之在肺中者。五脏独有肺饮，以其虚不能受也。"这与"水在肺"的第二阶段相呼应。第三，尤怡指出"支饮上附于肺，即同肺饮"。这个观点与程林的观点相类似，但深层的意义却完全不同。其类似在于尤怡认为仅仅在支饮上附肺的时候等同于肺饮，其他情况却为不同，再加上前面所述的"水在肺"和"水独聚肺"的情况，显然是扩展了程林论述的范围。因此，从尤怡的注解上看，其认为"水在五脏"并非有形的水蓄在五脏之内，而是侵袭，是"在"。但是"水在肺"则可是侵袭，也可以是有形的痰饮集聚。

尤怡认为"肺饮"与其他水在脏不同，肺饮是"饮之在肺中者"，而且"五脏独有肺饮"。肺饮涉及支饮，认为"支饮上附于肺，即同肺饮"，从理论上揭示支饮与肺不可分割的联系。在对第 4 条"水在肺"的注解中，尤怡提到了"水独聚肺"，由此可见，"水在肺""肺饮"和"支饮"是一脉相承，机制联系甚多。王雪华认为：肺饮是支饮的轻证，在临床上肺饮和支饮常见于慢性肺病的缓解期，较为轻微，属于痰饮的范畴。

（2）其他注家注文对比分析：赵以德将水在五脏的条文分开注疏。赵氏对水在心的注疏论述了心火和痰饮之阴邪的关系，后世注家包括尤怡的注文，大多从此处获得启发；水在肾也论述心火的因素；水在肝则重视两胁肝胆经脉的循行表里，徐彬与尤怡也部分受此影响；水在肺，赵氏则横向联系了肺痿的证候。

沈明宗对水在五脏则是合并注疏，在注疏中重视脾胃，以脾胃作为中心关键之处来解释水在五脏之证。

徐彬对水在肾则重点联系《水气篇》进行论述，认为，此处仍然是非有形之水，从无形之痰饮来解释对五脏的依附。

程林与李彣对此 5 条解释简洁，多出《内经》。

高学山将此 5 条与四饮分类结合注疏。例如，高氏提出第 3、第 4 条"水在心""水在肺"合并为支饮；条文 5"水在脾"认为是溢饮；条文 6"水在肝"则为悬饮；条文 7"水在肾"则认为是四饮之外另有一证。高氏注疏与前人不同，然需进一步商榷。对于条文 13、14，大多注家从支饮出发解释水在肺。

3. 留饮、伏饮注文分析　尤怡对《痰饮咳嗽病脉证并治》篇的第 8、第 9、第 10 条文合并注疏说明"留饮"，将条文 11 注疏，说明"伏饮"。这 4 个条文重点在辨析"留饮"和"伏饮"的问题，属于同一组内容。"留饮"和"伏饮"是不是属于痰饮分类的一种，能否与四饮相提并论，一直以来是历代医家研究的焦点。尤怡对 8、9、10、11 四个条文的注疏提出了个人的观点，其不认为"留饮"和"伏饮"是四饮之外广义痰饮的另外分类。

（1）留饮、伏饮之说：留饮和伏饮历来有不同的说法，焦点集中在留饮或者伏饮是不是在四饮之外的第五或第六个分类。《内经》没有"留饮"说法，而《神农本草经》有"留饮"，其言"大病之主，有中风……消渴、留饮、澼食"，可见其将留饮与中风、消渴等疾病并列，同时因为《神农本草经》中无"痰饮""支饮""悬饮"和"溢饮"的有关记载，可以推断此处的"留饮"即为广义饮病的病名。此后许多医家将伏饮或者留饮定义为四饮之外的单独分类。最著名的属唐代《备急千金要方》的"大五饮丸"，孙思邈将大五饮丸应用于 5 种痰饮，即留饮、癖饮、痰饮、溢饮、流饮。后世部分医家受此条影响，认为《金匮要略》中提到的留饮应该是广义痰饮范围内的一个分类。例如，李时珍认为伏饮是一个单独类别，其观点被清代《金匮要略》注家李彣所用，清代高学山也持此观点。明代李梴认为"五饮六证"的留饮、伏饮合为一证，皆饮水、茶、酒而停积不散加外邪生冷七情相搏成痰。明代孙一奎支持 6 种分类学说，《赤水玄珠》卷六称饮有 6 种，即悬饮、溢饮、支饮、痰饮、留饮和伏饮。而清代喻昌对孙思邈的说法不以为然，《医门法律·痰饮留伏论》认为，后世医家的"五饮六证之说"是对《金匮要略》痰饮分类体系的曲解。

然而，对于痰饮的分类至今仍然有着激烈的讨论。例如现代的研究中，陈萌等认为四饮虽然区分了痰饮的停留部位，却不足以反映痰饮的病理特征，于是痰饮又有了留饮、伏饮之分。其认为广义痰饮有两种划分方式，一种是四饮的划分方式，另外一种是留饮和伏饮的划分方式，其中常见的四饮变身留饮，特殊的痰即成伏饮。

（2）尤怡注文之留饮、伏饮分析：尤怡的注文认为留饮和伏饮没有脱离四饮的范畴。留饮是痰饮"留之不去"，而伏饮则是痰饮"伏而不觉者，发则始见"。因此，留饮和伏饮是痰饮的不同状态而已，也就是痰饮的停留或者潜伏，而不是新的痰饮类别或者病证。近代秦伯未在《金匮要略简释》中提到四饮是以症状命名，在《备急千金要方》中的留饮、澼饮、痰饮、溢饮、流饮以及《金匮要略》中的留饮、伏饮等名称，其实是痰饮一种。

尤怡注疏留饮和伏饮重视病机的论述。留饮的病机即是痰饮留在机体而不去。背寒冷如掌大是因为痰饮停留之处，阳气不入而寒；胁下痛引缺盆的病机在于痰饮停留在肝而气运于肺；咳嗽则辄已是因为痰饮被气击而欲移；胸中留饮而气短是因为气为饮滞，渴是因为痰饮凝结使得津液不能周布，四肢历节痛是因为风寒湿在关节。

尤怡认为伏饮的病机是痰饮潜伏在身体内未被发现，只有发病时才表现出来。伏饮出现身热、背痛、腰疼的症状，尤怡认为这些类似外感的症状，还兼见喘满、咳唾，与《活人书》中描述的"痰之为病"出现的令人"憎寒发热，状类伤寒"的情况类似。伏饮机制是伏饮发后上逼津液通道，外攻经隧。从尤怡的注疏中看出，其认为伏饮未发时是不被察觉的，发作后方有外证，其重视伏饮"伏"的含义。对比历史上的论注，可见此条众说纷纭。

（3）其他注家注文对比概说：赵以德注文分留饮在不同的身体部位，即心、肝、胸以注疏条文。对于伏饮，赵氏重视痰和饮的区分，认为痰和饮应该有阴阳水火之分：痰从火而上，熬成浊；饮由水湿留积，不散而清。这与赵氏受到金元时期痰理论的影响有一定的关系。

沈明宗将条文8、9、10合并注疏，认为此3条说明了痰饮之邪随虚而入，用宗气理论解释胸背不温的症状，并从而将留饮分入四饮体系。对于伏饮，沈氏从伏饮招邪的角度解释各种症状。

徐彬受赵以德影响，也从不同部位论释留饮。其认为留饮是可去的痰饮，只是暂时留住而已。对于伏饮，徐氏认为张仲景所描述的伏饮症状与支饮符合，只是"不即发"。伏饮平素可表现为痰、满、喘、咳，而吐则可以是表证俱发的标准。

魏荔彤对留饮的病机解释从《易》的角度进行注疏。对于伏饮,魏氏提出伏饮为患深远,并警示医者要早辨伏饮的脉证以防痰饮为患深入。

李彣引用李时珍的观点,认为留饮是广义痰饮的一个分类,赞同李时珍将痰饮分为留饮、悬饮、溢饮、支饮和伏饮,而痰饮是这五者的总称。李氏认为伏饮的机制是饮潜伏于中,但有外证表现,是痰饮流患心下的一种。这与尤怡的对伏饮"伏饮未发,发后方有外证"的观念有较大的出入。

高学山提出了伏饮是一个新的病证,认为四饮之外还应该有伏饮一证。

《金匮要略·痰饮咳嗽病脉证并治》篇所述痰饮证治理论体系,全面系统论述了痰饮病因病机、治法、方药。张仲景理论在唐、宋、金、元时期受到重视,痰饮理论也随之不断发展。各医家逐渐加深对痰饮的认识,扩展了痰饮理论的研究范围,从专注研究痰饮病的治疗扩大到研究其他杂病病种的痰饮证,也就是病因病机学范畴的痰饮。宋金元时期,内科杂病理论大为发展,逐渐形成诊治杂病的痰理论。到了明清时期,痰饮和痰理论被不断深化和归纳,并且有不少新发现。现代中医学者逐渐将痰饮理论研究应用于病因病机学和临床诊治,促进了现代中医的发展。在整个痰饮理论的发展过程中,尤怡是清代深化、归纳痰饮理论的集大成者,其对痰饮辨证论治的思想有突出的特点。

(节录自博士论文《尤怡对〈金匮要略〉痰饮理论的阐发及其证治思想研究》,2016 年)

触摸医学发展的脉搏
——读尤怡《金匮翼》

上海中医药大学　　杨文喆　张再良

尤怡,饱学之士,对《伤寒论》《金匮要略方论》颇有研究,在清代对《伤寒论》《金匮》的注家中占有一席之地。其孙楠在《家传》中记:"(尤怡)性沉静,淡于名利，晚年治病颇烦，稍暇即读书。"尤怡对仲景之学推崇有加，于杂病证治方面论述全面，多有独到之见，较好地体现于其晚年所著的《金匮翼》中。《金匮翼》一书，列杂病四十八门，有统论，有选方，有按语，祖述仲景遗意，荟萃各家之说，参以己意新论。尤怡对杂病详其证候，析其治法，辨其表里虚实，明其补泻温凉。所谓羽翼《金匮》，实际上补充了《金匮》未明、未详之处。本文就《金匮翼》的主要内容论述如下。

一、归纳《金匮》证治规律

《金匮》对杂病的证治规律提出了基本框架，但在文字的表述上并非一目了然。尤怡在这方面，以自己的心得，通过简练的文字，将仲景心法全面论述，条分缕析，很是得心应手。

1. 论痰饮 《金匮》首创痰饮病名，予以专篇论述，提出四饮及留饮、伏饮等概念。《金匮》对痰饮脉证治疗阐发甚详，成为后世辨证论治痰饮的主要依据。

尤氏在仲景痰饮理论的基础上进一步强调了三焦在发病过程中的作用，认为："人之有形，藉水饮以滋养。水之所化，凭气脉以宣通。盖三焦者，水谷之道路，气脉之所始终也。若三焦调适，气脉平均，则能宣通水液，行入于经，化而为血，灌溉周身。""病虽多端，悉由三焦不调，气道痞涩而生病焉。"治疗上尤氏强调"善治者，以宣通其气脉为先，则饮无所凝滞。所以治痰饮者，当以温药和之。盖人之气血，得温则宣流也。及结而成坚癖，则兼以消痰破饮之剂攻之"。进而提出治痰7法：一曰攻逐。"然停积既甚，譬如沟渠瘀壅，久则倒流逆上，污浊臭秽，无所不有。若不决而去之，而欲澄治已壅之水而使之清，无是理也。故须攻逐之剂。"二曰消导。"凡病痰饮未盛，或虽盛而未至坚顽者，不可攻之。但宜消导而已。消者，损而尽之，导者，引而去之也。"三曰和。"补之则痰益固，攻之则正不支，唯寓攻于补，庶正复而痰不滋，或寓补于攻，斯痰去而正无损。是在辨其虚实多寡而施之。"四曰补。"在肾者气虚水泛，在脾者土虚不化。攻之则弥盛，补之则潜消。"五曰温。"盖痰本于脾，温则能健，痰生于湿，温则易行也。"六曰清。"或因热而生痰，或因痰而生热，交结不解，相助为虐。是以欲去其痰，必先清其热。"七曰润。"气不化而成火,津以结成痰,是不可以辛散,不可以燥夺。清之则气自化,润之则痰自消。"以上治痰7法,论述全面,足资临证参考。

2. 论虚劳 《金匮》首提虚劳的病名,阐明虚劳病是因虚致损,积损成劳,有阳虚、阴虚、阴阳两虚等不同病因病机,在治法上着重温补,但强调扶正祛邪、祛瘀生新等治法。尤氏继承了仲景之说,治疗上尤重脾胃,认为:"损者有自上而下者,有自下而上者,而皆以中气为主。夫脾胃居中而运水谷,脾胃气盛,四脏虽虚,犹能溉之。不然则四脏俱失其养矣,得不殆乎。故曰:过于脾胃者不治。"

尤氏指出虚劳须分五脏论治:"盖肺主气,益之使充也。心主血,而营卫者血之源,和之使无偏也。脾运水谷而主肌肉,调之适之,毋困其内,亦无伤其外也。肝苦急,缓之使疏达也;肾主精,益之使不匮也。后人不辨损在何脏,概与养阴清火,术亦疏矣。"继而提出了五脏虚劳的具体治法方药。对于虚劳营卫不足者尤氏主张"宜甘酸辛药调之。甘以缓急,酸以养阴,辛以养阳",又另列风劳、热劳、干血劳、传尸劳的治则及选方,较仲景原意,论述更详,辨治更精。

3. 论咳喘 咳喘在《金匮》中涉及咳嗽上气、痰饮等病证,病机复杂多样,尤以水饮内停、外感风寒、内外合邪而发病为特点,仲景治疗采用小青龙汤、射干麻黄汤、厚朴麻黄汤、泽漆汤、木防己汤等方。《金匮翼》中对咳嗽与喘分而论之。对于咳嗽尤氏认为:"治咳最要分别肺之虚实,痰之滑涩,邪之冷热,及他脏有无侵凌之气,六腑有无积滞之物。虚者人参、黄芪之属补之,使气充则脏自固。实者葶苈、杏仁之属泻之,使邪去则肺自宁。痰滑者,南星、半夏之属燥其涩。痰涩者,瓜蒌、杏仁之属润其燥。寒者,干姜、细辛温之。热者,黄芩、栀子清之。气侵者,五味、芍药收其气,使不受邪也。积滞者,枳实、瓜蒌逐其客,使无来犯也。"对于辨证属于冷嗽者,予仲景的小青龙汤、三拗汤等方;热嗽予六味竹叶石膏汤等方;郁热嗽,"宜辛以散寒,凉以除热,或只用辛散,使寒去则热自解"。饮气嗽,以利水道,化痰下气。食积咳嗽,"只治其痰,消其积,而咳自止,不必用肺药以治嗽也"。燥咳,宗张洁古之说,以辛甘润其肺。虚寒咳,"急宜温养脾肺为主也"。咳嗽失音,实者逐邪蠲饮,虚者补肺养气。对于喘证则分为痰实气闭、水气乘肺、寒邪入肺、令火烁金、肾虚气逆、齁喘、血积肝伤等进行论治,其治疗方法更为丰富,较《金匮》有进一步的拓展。

另外如疟证、水病、呕利等，尤氏也都进行了较好的归纳，颇切临床实用。

二、补充《金匮》过简之处

《金匮》中很多病证的证治过于简略，在临床上也难起到具体的指导作用，而后世医家积累的经验尤其不能忽略。有鉴于此，尤氏也十分注意撷取众长，将仲景之说与各家之论融会贯通。

1. 论中风 《金匮》认为中风的形成当责之内外两端，内因脏腑虚弱，气血不足；外因风邪入中，以致经络瘀阻，脏腑功能失常。尤氏在此基础上进一步指出："无论贼风邪气从外来者，必先有肝风为之内应。即痰火食气从内发者，亦必有肝风为之始基。设无肝风，亦只为他病已耳。"并认为中风之病，其本在肝，强调了肝风在中风发病中的重要作用。关于中风的辨证，仲景根据病情的轻重认为有在络、在经、入腑、入脏之别。承其言，尤氏进一步补充道："然其经病兼腑病者有之，脏病连经络者有之，腑脏经络齐病者有之，要在临病详察也。"实为临证经验之谈。

《金匮》治中风，仅有侯氏黑散、风引汤、头风摩散、防己地黄汤等方，且疑非仲景所作，可能为宋代补入，其药物组方较为庞杂而非一般常用。有鉴于此，尤氏提出"开关、固脱、泄火邪、转大气、逐痰涎、除热风、通窍隧、灸腧穴"八法，以应临证之变。尤氏还另立五脏中风分治之方：有肾风苁蓉丸、肺风人参汤、脾风白术汤、心风犀角丸、肝风天麻散等，颇有创见，而对于中风失音不语、口眼歪斜、偏风等列有专篇专方，补仲景之未备。

2. 论血证 对于血证的证治，《金匮》论述较简，仅列四方：吐血不止属于虚寒的，用柏叶汤温中止血；吐衄属于热盛的，用泻心汤苦寒清热，泻火止血；下血属于虚寒远血的，用黄土汤温脾摄血；下血属于湿热近血的，用赤小豆当归散清利湿热，活血止血。此四方虽温清补泻，大法初备，可以应对寒热虚实各种病情，但仍有过简之嫌。

尤氏辨治血证颇为详尽，按出血部位分为吐血、鼻衄、齿衄、舌衄、大衄、大便下血、溲血八类，分而治之，眉目清晰。而仅吐血一类，又细分为风热吐血、郁热吐血、暑毒吐血、蓄热吐血、气逆吐血、劳伤吐血、阳虚吐血、伤胃吐血八种证型。治疗血证，尤氏用药主张："凡用血药，不可单行单止，又不可纯用寒凉，必加辛温升药。如用寒凉药，用酒煎、酒炒之类，乃寒因热用也。久患血证，血不归元，久服药而无效者，以川芎为君则效。""凡呕吐血，若出未多，必有瘀于胸膈者，当先消而去之。骤用补法，血成瘀而热，多致不起。"而对于蓄热吐血，滑伯仁氏多用桃仁、大黄等破滞之剂屡获良效。尤氏认为："去者自去，生者自生，人易知也。瘀者未去，则新者不守，人未易知也，细心体验自见。"可谓切中肯綮。

3. 论心痛　心痛之病证甚为复杂，在《内经》中主要是指膻中及左胸部位疼痛性病证，并被分别命名为"卒心痛""厥心痛"（《素问·缪刺论》）"真心痛"（《灵枢·厥病》）等，然在《金匮》中则泛指心胸与胃脘这一区域的疼痛性病证。对其具体论治，仲景列方三首：心痛因于寒饮上逆者，治用桂枝生姜枳实汤；心痛因于阳衰阴盛者，治用乌头赤石脂丸；九痛丸祛寒散结、杀虫温通，可治疗阳虚阴盛并挟饮、痰、食、虫等有形之邪所致有关病证。

《金匮翼》所述心痛之部位与《金匮》所述相似，其论治更为全面，将心痛分为热厥心痛、心寒痛、心虚痛、气刺心痛、血瘀心痛、蛔咬心痛诸型，其论荟萃了仲景、丹溪等各家之说，又有发挥，如"凡饮食、寒热、气血、虫邪、恶气，亦如心痛有不一之因也。唯肝木之相乘者尤甚。其症为胃脘当心而痛，上支两胁，膈咽不通，饮食不下，病名食痹"。这些见解对临床证治多有启迪。

4. 论疝证　《金匮》对于疝证的论治，有寒疝与阴狐疝。寒疝指发作性腹痛，其病多在肠，如属阴寒痼结的以大乌头煎起沉寒、缓急痛；属血虚内寒的予当归生姜羊肉汤养血散寒；如兼有表证则施以乌头桂枝汤双解表里寒邪。《金匮》所指阴狐疝，与今之腹股沟斜疝相似，为寒气凝结于足厥阴肝经所致，治疗以辛温通利为主，方用蜘蛛散。对于疝证，尤氏认为有"腹中之疝与睾丸之疝"，对于病因病机指出"疝病未有不本于肝者"，"至论疝病之因，有主寒者，有主湿热者，有火从寒化者。要之疝病，不离寒湿热三者之邪，寒则急，热则纵，湿则肿，而尤必以寒气为之主"。对于疝气的治疗，尤氏除遵仲景温剂之外，综合各家之说，融会贯通，主张采用逐水之剂、除湿之剂、降心火之剂、和血之剂、散气之剂、寒热兼行之剂、逐气流经之剂，其丰富的治法，值得称道。

他如积聚、胁痛、腰痛、便闭、淋证等，《金匮》论述较略，而临床常见的病证，尤氏均予以了补充，析其因，详其证，精选治方，有助于拓展临证思路。

三、填补《金匮》欠缺之处

临床医学是在不断发展的。这反映了医家经验的积累和认识的深化。《金匮》确立了杂病证治规范和原则，但并未穷尽也不可能穷尽杂病的证治，所以对《金匮》内容的增补也是理所应当。

1. 论噎膈　尤氏认为："噎膈之病，有虚有实。实者或痰或血，附着胃脘，与气相搏，翳膜外裹，或复吐出，膈气暂宽，旋复如初。虚者津枯不泽，气少不充，胃脘干瘪，食涩不下。虚则润养，实则疏瀹，不可不辨也。"具体论治分为痰膈、血膈、气膈、虫膈。对于痰膈，提出了"宜调阴阳、化痰下气"的治则，血膈、气膈、虫膈均列医案予以说明。至于膈、噎、反胃三者之区别，尤氏引用生生子的观点："夫饮食入于噎间，不能下噎，随即吐出，自噎而转，故曰噎……饮食下噎，至于膈间，不能下噎，乃徐吐出，自膈而转，故曰膈。反胃是饮食已入胃中，不能运化，而下脘又燥结不通，朝食暮吐，暮食朝吐，自胃倒出，故曰反胃也。"这使噎、膈、反胃等病证互不混淆。

2. 论发热　发热是临床常见证候，《金匮》未列专篇，而散见于各个病证之中，如"虚劳篇"中对虚劳所表现的"手足烦热"，以小建中汤进行治疗等。《金匮翼》对发热予以专篇论述，在发热统论中提出："治热之法有五，一曰和，二曰取，三曰从，四曰折，五曰夺。假令小热之病，当以凉药和之。和之不已，次用取，为热势稍大，当以寒药取之。取之不已，次用从，为热势既甚，当以温药从之。谓药气温也，味随所为。或以寒因热用，味通所用；或寒以温用，或以汗发之。不已，又用折，为病势极甚，当以逆制之。制之不已，当以下夺之。下夺不已，又用属，为求其属以衰之。缘热深陷在骨髓，无法可出，针药所不能及，故求属以衰之。求属之法，是同声相应，同气相求之道也。如或又不已，当广求其法而治之。"尤氏之论，别具匠心，机圆法活。其又按劳倦发热、火郁发热、血虚发热、阳浮发热、痰积发热、瘀血作热、骨蒸热、食积酒毒发热分而论述，还以脏腑分治上下血气诸热，对临床辨治多有裨益。

其余诸如头痛、咽痛、齿痛等《金匮》未专门涉及的病证，尤氏皆本着务实求真的精神，补仲景之未备，使后学开卷有获。

读罢《金匮要略》《金匮要略心典》，再读《金匮翼》，我们才能够较为全面地认识尤怡对仲景学说深究细探的钻研精神，才能够较为深刻地理解和掌握尤怡的学术思想和杂病证治的特色与经验。窥一斑而见全豹，在古代社会中，医学也是在不断发展，阅读尤怡的《金匮翼》，我们可以触摸到医学发展的脉搏。

（《上海中医药杂志》，2007 年第 41 卷第 5 期）

《金匮翼》论痹思想探要

广州中医药大学　　欧晓波　黄淦波　林昌松

尤怡晚年著作《金匮翼》为其杂病证治思想之总成，该书痹病证治思想承前启后，治痹理法方药多有独到之处，对现代临床有重要的参考价值。《金匮翼》论痹，绝不空谈理论亦非热衷于收集方药，其理法方药一应俱全，体系完整。然而，《金匮翼》论痹之篇章分散在不同的门类，涉及《痹症》《历节痛风》《鹤膝风》《腰痛》《项背》《臂》和《脚气》7 个不同章节，对于现代中医治痹的系统继承有一定的难度。因此，笔者整理提炼尤氏证治思想，对所选方剂追根溯源，以期较完整地展现尤怡论痹精华。

一、《金匮翼》论痹之理

1. 继承《内经》"三痹"，发展"热痹"理论　《金匮翼·痹病统论》论痹之机制，分痹之门类，全面继承了《素问·痹论》思想。《金匮翼》采用病因症状相结合的方法以分类痹病，其主要根据《素问·痹论》的核心思想，分为"风气盛"之行痹、"寒气盛"之痛痹和"湿气盛"之着痹。尤怡在历代医家痹病思想基础上全面论述"热痹"一证，使痹病体系发展完善。"热痹"一门最初来自《太平圣惠方》和《圣济总录》，经宋金元时期不断发展，至清代，"热痹"诊治已然形成，并得到更大程度的完善。例如，与尤怡同时代、同地域的名医叶天士精通热痹的诊治，在《增补临证指南医案》卷五中提到"湿热流注，四肢痹痛"，并治以防己、蚕沙、石膏等寒凉性药。但叶天士在其著作中随医案进行讨论，没有系统论述理法方药。尤怡在《金匮翼》中独立"热痹"一门，从热痹之病因病机、理法方药等方面形成完整的体系。尤怡一方面继承了《内经》"阳遭阴，故为痹热"的相关理论，更为重要的是选取了《圣济总录》"升麻汤"、刘河间"升麻汤"和《千金》犀角汤治疗热痹。在《金匮翼》中，尤怡形成四痹体系：行痹（即风痹）、痛痹（即寒痹）、着痹（即湿痹）和热痹，提出了完整的证治方案，具有相当重要的理论意义和临床意义。

2. 痹病各门阐发喻昌之未述 经《金匮翼》与《医门法律》相关章节的文献比对，发现《金匮翼》痹病的分门别类深受喻昌《医门法律·附痹证诸方》篇的影响。然而，《医门法律》没有系统地阐述痹病的理法方药，仅仅在《医门法律·中风门》中通过《附风痹》和《附痹证诸方》两个小篇章简要地描述和罗列相关方剂。《金匮翼》则补充了喻昌未明之处。例如，针对《附痹证诸方》论述"痹在臂，用十味挫散"一条发展成"臂痹"和"臂痛"两个门类；将"痹在筋，用羚羊角散"一条阐发成"痉挛"门，单独论述。由此可见，《金匮翼》在继承《医门法律》思想基础上，进一步发展了痹病的理法方药，阐述喻昌未言之意。

3. 《金匮翼》论痹之病因病机

（1）痹病之病因病机对《内经》《金匮要略》的继承：尤怡论痹之病因病机系全面继承《内经》思想。《痹症统论》篇认为痹病的病因病机皆来自"风寒湿三气杂至合为痹"。尤怡认为，行痹病因病机是"风气胜"，是风邪入侵机体，且风气善行而变化多端；痛痹是"寒气偏胜"，寒邪进入机体经络，涩而不能通行；着痹是"湿气胜"，营卫之气和湿气留聚，着而不移，而且多发在机体下部，可以挟寒或热；热痹，尤怡认识尤为深刻，认为是"闭热于内"，热痹并非单纯由于热邪或者温邪侵袭机体而成，而是先有蓄热在体内，遇到风寒湿气客附机体，原已经形成的蓄热被寒气所郁结，气不得通形成热痹。关于痹病的病因，尤怡则全面继承了《金匮要略》思想。《金匮要略》论痹，是在《内经》理论的指导下，从微观方面论述，使痹证的病因病机更加丰富。《历节痛风》篇继承了张仲景《金匮要略·中风历节病脉并治》的思想，指出"饮酒当风"和"汗出入水"是历节痛风的病因；《湿冷腰痛》篇阐述了张仲景肾着的病因理论，认为肾着之因在于"坐卧湿冷,久久得之"。

（2）病因病机理论对正气亏虚的重视:《金匮翼》将正气亏虚视为痹病发生的内部重要因素。正气内虚可以成为外邪乘势入侵造成痹病的主要原因,也可以成为气机经络阻滞的重要原因。尤怡在《风虚腰痛》篇引用《素问·评热病论》篇"邪之所凑,其气必虚"的论断,认为在正气虚损或虚衰的情况下,邪气趁虚而入。尤怡多次在不同的篇章提出相关正虚邪凑的病因病机,《历节痛风》篇指出"血气虚弱,风寒袭入关节,不得流通";《臂痹》篇指出臂痹的原因是"血弱而风中";《风虚腰痛》篇指出"风虚腰痛者,肾虚而风冷乘之也";《肾虚腰痛》篇指出"精气不足,足少阴气衰也";《行痹》篇指出"血痹者,以血虚而风中之"。正气虚衰造成气血阻滞或不能濡养经脉也是痹病的成因,例如《臂痛》篇指出"臂痛有痰、有虚、有气血凝滞";《挛症》篇指出"有虚,《经》云:脉弗荣则筋急"。

（3）《金匮翼》重视"疼痛"症状的深层原因:《金匮翼》论痹非常重视痹病出现的疼痛症状,并且认为诸多疼痛症状与经络阻滞有关。尤怡对痹病疼痛的理论发展,是受《中藏经》"痹者闭也"论述的影响。一方面,尤怡认为痰饮湿浊瘀血阻滞经络是痹病疼痛表现的深层次因素。《痹症统论》篇曰:"夫痹者闭也,五脏六腑之正气,为邪所闭,则痹而不仁。"显然是受到《中藏经·论痹》篇的影响,认为痹病是五脏六腑感邪气,真气内乱,造成"闭"而不仁的痹病。另一方面,尤怡认为"闭"也即是痰饮、湿浊、瘀血等阻滞了气机和经络的结果。例如,湿热腰痛是"湿热蕴积,流注肾经";食积腰痛是"食滞于脾而气滞于肾也";瘀血腰痛是"有损伤,则血脉凝滞,经络壅滞";臂痛是"臂痛有痰、有虚、有气血凝滞"。所以,无论是外邪,或者是正虚,或者兼而有之,在许多痹证中直接表现为痰饮、湿邪、瘀血阻滞经络气机,产生症状多有疼痛。《素问·举痛论》阐述了相关的机制"经脉流行不止,环周不休。寒气入经而稽迟,泣而不行,客于脉外则血少,客于脉中则气不通,故卒然而痛"。这对于临床治疗痹病的"疼痛"症状有一定的理论指导意义。

二、《金匮翼》辨证治痹之法

1. 祛邪以通为用,通络活血除痰止痛　《金匮翼》治痹祛邪为第一要法,痹病各门类祛风寒湿邪一以贯之。祛邪法的目的是经络通畅，气血活顺，痰瘀得清。因此，祛邪法的本质就是发散风寒湿三邪，以达到通经络、活血祛瘀、消痰祛痰、利关节而蠲痹的目的。如前分析，《金匮翼》重视"疼痛"症状，挖掘其深层的原因是风寒湿邪盛导致经络阻滞，痰瘀壅塞气机，关节不利。李东垣在《医学发明》中根据"痛则不通"，确立痹病的治疗机制为"痛随利减，当通其经脉，则痛去矣"。在这些前贤的经典论断基础上，尤怡确立了祛邪为要，通络活血除痰止痛等手段以治痹病，例如痉挛用"养血地黄丸"，痛痹用"一颗金丹"养血活血以通利血道；行痹用"如意通圣散"散寒活血理气；臂痛"指迷茯苓丸"、湿冷腰痛之"牵牛丸"、瘀血腰痛之"复元通气散"，则皆为祛痰祛湿以条畅气机之法。以上各法，无论选方如何多变，药味如何组合，最终达到散风寒湿三邪，使肌肤腠理、关节骨骼气脉通畅，奏止息痹痛之功。

2. 健脾强肾，壮骨强筋为治本之法　《金匮翼》治痹各方剂重视健运脾胃，补肾气，益肝血，强筋壮骨。脾胃为后天之本，气血生化之源，同时脾主四肢肌肉。若机体遭受风寒湿外邪侵袭，致痹病形成，从而导致正气虚损，脏腑功能失调；若机体本来正气不强，脾胃运化虚弱，肝肾不足，则四肢肌肉失于濡养，机体则更易感外来风寒湿邪气侵袭，久则痹病难愈。脾失健运，则湿痰内生，可流注关节，出现痹病的新进展。肾主骨，主藏精，肝主筋，主藏血。若肾精不足，肝血亏虚，则骨骼、关节、筋腱失养，风寒湿三邪外袭营卫为痹，久之内舍于肝肾，出现内脏筋骨同病。基于此，《金匮翼》论痹治本之法重视健脾、益肾、补肝血。例如，湿冷腰痛之"生附汤"有二术茯苓健脾之用；历节痛风之"牛膝汤"、风虚腰痛之"独活寄生汤"暗含四物以养肝血濡养筋腱；肾虚腰痛之"麋茸丸""青娥丸""无比山药丸"，直补脾肾；历节痛风之"没药散"与"抵圣散"，着痹之"经验加减二妙丸"，直接以虎骨壮骨。

3. 调和阴阳，气血和则痹蠲　《金匮翼》调和阴阳气血以治痹，也即是"医门八法"之"和"法。当风寒湿三邪入侵，此时机体阴阳气血平衡被打破，正邪之间继而出现偏胜偏衰，于是调和应用气血成为针对根本病因病机的治疗大法。尤怡使用"和"法损气血之有余补其不足，恢复或重建机体的阴阳平衡。气为阳，血为阴，调理气血即是调理阴阳。《金匮翼》中治痹调气之法以调和气机为主，补气为辅，重点在于气机通畅则气可补，邪可去。如项背痛使用"椒附丸""回头散"和"顺气散"调理脏腑气机的升降。《金匮翼》治痹调血之法以益精血为本,通瘀理血为用。如着痹之"经验加减二妙丸"得益精血之妙;鹤膝风之"蚺蝼丸"在散风通络群药中滋养精血;历节痛风之"牛膝汤"养血以四物桃仁为用;痉挛之"养血地黄丸"专事养血益精;热痹与历节痛风"犀角汤"则为血热凉血之法。

4. 内外兼治,多法综合 《金匮翼》针对痹病的复杂性,采用内外兼治,使用多种治法。《金匮翼》所涉及痹病,发病涉及脏腑不一,严重程度各有深浅,病变部位变化多端,病情症状属性复杂,故此,不能单一依靠内服汤药。因此,《金匮翼》对痹病的治疗是以内服药剂为主,针刺、外敷等外治法为辅。内服药剂全面丰富,包括汤剂、丸剂、散剂和食疗法。取汤剂之速效治病重,如《热痹》之"河间升麻汤";取丸剂之缓,平和而长期调理,如痛痹用"一颗金丹";取散剂之散邪,治急病,如行痹用"四妙散";食疗法取其平和,如臂痹"乌头粥"。《金匮翼》治痹外敷药膏,如行痹用蓖麻子、草乌头和乳香炼猪脂为"摩风膏",用手心搓热药膏后"以药涂摩攻注之处,大妙"。

三、治痹选方用药

1. 博采众家方剂,重视实效,不拘一格 《金匮翼》论痹选方涉及的著作丰富,几乎包含了自汉唐到明清的著名论痹思想,堪称集历代治痹之要。本研究对《金匮翼》治疗所选方剂,尤怡没有明确指明方剂出处的,进行文献挖掘,并采纳该方剂最早的文献记载作为著作出处。结果发现,《金匮翼》治疗所选方剂涉及的著作包罗万象,丰富多彩,超过16种。其中有来自官修的方剂如《圣济总录》的"没药散""白头翁酒";有来自医学大成者,如王肯堂《证治准绳》"经验加味二妙丸",许叔微《普济本事方》"麋鹿丸",危亦林《世医得效方》"顺气散"等。

尤怡的选方总将临床之效用放在首位,不拘一格,既包含汉唐医学经典,如孙思邈《备急千金要方》的"大枣汤";金元四大家,如朱丹溪《丹溪心法》"治痹走注疼痛方",刘完素《黄帝素问宣明论方》"一颗金丹";也包含了许多民间行之有效的方药和治法,如"摩风膏"。《金匮翼》治痹之方既体现主流经典医学思想,也寻求特色鲜明,效用为先的民间验方,不受医家著作的名气所累,体现尤怡务实的医学境界。

2. 治痹用药凸显和缓平正特点 尤怡治痹用药多为药性平和，以和缓平正见长。后世江苏名医费伯雄力倡和缓平正之风与尤怡用药有一脉相承之意，费氏在《医醇賸义·自序》中论述："毒药治病去其五，良药治病去其七，亦即和法也、缓治也。"《金匮翼》治疗之气血之药极为平和，大抵四物、人参、黄芪之类，在《行痹》一门的治疗中特别提到驱散风邪需兼以行血之剂，影响了后世费伯雄的风痹"血不荣筋"机制，并影响费氏"以养血为第一"的治法思想。通络之品喜用威灵仙、桑枝；祛湿化痰惯用苍术、白术、茯苓、橘红；化瘀多用桃仁。对于性剧烈之药如乌头类，尤怡使用配伍精当的《普济本事方》"乌头汤"和"川乌粥"法，其中"川乌粥"的特殊煎煮法是为了去性存用，使治疗更为中正平缓。

3. 治痹用药善用血肉有情之品 尤怡治痹选药善用血肉有情之品，使用动物类药也是治痹选药的一大特点。据对《金匮翼》相关痹证门类采纳方药统计，尤怡使用动物药治疗痹病的有虎骨、犀牛角、羚羊角、象牙、鹿茸、猪腰、桑螵蛸、羊肾、穿山甲、龟板、白花蛇、全蝎、地龙、僵蚕、壁钱等血肉有情之品。选用动物药涵盖了哺乳动物、爬行动物、昆虫类，是痹证用药的突破。

4. 治痹善于以酒为引 《金匮翼》各治痹方中多以酒为药引。如《历节痛风》所录 9 方中有 7 方用酒；腰痛门、脚气门、行痹、痛痹、痉挛方剂皆有用酒做引。尤怡治痹选酒是为了利用酒大热大辛之性，全身无经不达，促进气血运行，通经活络，祛风湿。这对当代痹病治疗也有一定借鉴意义。

四、结　语

《金匮翼》论痹，博采历代之长，对痹病分门别类、病因病机、理法方药阐述切中要害，言简意赅，选方务实，对历代医家思想多有发挥。《金匮翼》论治痹病，集中体现了尤怡善于辨证，标本兼顾，内外兼治，治疗平和而重实效的学术特点，对后世学者有较大的参考价值。

浅论尤在泾对《金匮要略》的贡献

上海中医学院　　顾瑞生　殷苏燕

尤怡为理论、临床并举的医家,他在阐明仲景理论、运用仲景学说方面做出了很大贡献,对后世颇有影响。兹谨从医理、文理、临床实践三方面探讨尤氏对《金匮》的贡献。

一、医理:指归明显,博采众长

尤氏《金匮要略心典》(以下简称《心典》)对《金匮》注释在医理方面颇具特色,不仅贴切精当,而且博采众长,又不乏新意。在此,不妨试举数例以明之。

《痉湿暍病篇》云:"若治风湿者,发其汗,但微微似欲出汗者,风湿俱去也。"尤氏对此条文的解释为:"风湿虽并为六淫之一,然风无形而湿有形,风气迅而湿气滞……故欲湿之去者,但使阳气内蒸而不骤泄,肌肉关节之间充满流行,而湿邪自无地可容矣。"此注切中窾要,很有见地。《金匮》所列治湿六方均贯穿缓缓蒸发阳气的宗旨。

《胸痹心痛短气病篇》载:"胸痹不得卧,心痛彻背者,栝蒌薤白半夏汤主之。"对于为何加半夏,《心典》概而谓之"胸痹不得卧,是肺气上而不下也;心痛彻背,是心气塞而不和也,其痹为尤甚矣。所以然者,有痰饮以为援也,故于治胸痹药中加半夏以逐痰饮"。此论直中肯綮,对后世亦颇有启发。临证时如遇痰饮较甚之胸痹重症,可将栝蒌薤白半夏汤与苓桂术甘汤合用,再加入干姜、陈皮、白豆蔻等温中通阳、豁痰理气之品治之。

《黄疸病篇》谓:"谷疸之为病,寒热不食,食即头眩,心胸不安,久久发黄为谷疸,茵陈蒿汤主之。"尤氏释曰:"谷疸为阳明湿热瘀郁之证,阳明既郁,营卫之源壅而不利,则作寒热,茵陈、栀子、大黄苦寒通泄使湿从小便出也。"显而易见,尤氏将谷疸病机视为阳明湿热瘀郁,又明言利湿通小便以治谷疸的方法。今人将黄疸分为阴黄与阳黄两类,其中阳黄系阳明湿热蕴结所致,治以茵陈蒿汤清热利湿退黄,并将通利小便视为重要治法,这与尤氏的观点是一致的。

尤怡谨记仲景"勤求古训，博采众方"遗训，在《心典》中常吸取其他医家的学术见解。如对《痰饮咳嗽病篇》中木防己去石膏加茯苓芒硝汤证条，在陈述己见后，又引用魏念庭"后方去石膏加芒硝者，以其既散复聚，则有坚定之物留作包囊，故以坚投坚而不破者，即以软投坚而即破也"的说法。两相结合，有助于学者对仲景原意的理解。再如对淋病的论述，《金匮》原文仅两条，无论如何精读，也只能了解其大概。《心典》以务实精神，推荐了《诸病源候论》的论述，认为该书"又有石淋、劳淋、血淋、气淋、膏淋之异……其言颇为明晰，可补仲景之未备"。尤氏糅合他人之见的治学方法，无损于《心典》的学术地位。这种善于吸收各家之长的治学态度，亦尤氏对《金匮》贡献之一，值得发扬光大。

《心典》善于归纳前人的见解但又不乏新意，每有与众不同的见解，故柳宝诒称其"于仲景书尤能钻研故训，独标心得"。如对大建中汤证所见"上冲皮起，出见有头足，上下痛而不可触近"，认为是"阴凝成象，腹中虫物乘之易动也"。这与临床实际颇相符合，据文献报道，以大建中汤加减治疗肠道蛔虫阻塞之症确有疗效。又如论小建中汤证时谓："此和阴阳，调营卫之法也……中气立则阴阳相循，如环无端而不极于偏。是方甘与辛合而生阳，酸得甘助而生阴，阴阳相生，中气自立。是故求阴阳之和者必于中气，求中气之立者，必以建中也。"尤氏对用小建中汤的说理，以及建中汤方义的阐述，非一般随文敷义者所可比拟，可谓达到至善至美境地，常为后世学者传颂。

二、文理：言简意赅，深入浅出

尤氏《心典》对《金匮》的注解在文理上则以言简意赅、深入浅出而著称，寥寥数语，便有一语中的之感。

近贤何任先生称《心典》"注解极简明扼要，以少数胜人多数，堪称注本中少而精的代表作"。此评价可谓恰如其分。如《腹满寒疝食病篇》："按之心下满痛者，此为实也，当下之，宜大柴胡汤。"为何用大柴胡汤而不用大承气汤呢？尤氏以"柴胡汤兼通阳痹"一言以蔽之。又如对于《痰饮咳嗽病篇》甘遂半夏汤中甘遂与甘草反药同用的道理，《心典》提出："盖欲其一战而留饮尽去，因相激而相成也。"寥寥数语，即使《经》意一目了然。

通俗易懂，比喻生动，也是《心典》的一大特色。如对首篇"厥阳独行"条，历代医家各抒己见，试图从各个角度探讨其深奥莫测含义。尤氏的注文为："厥阳独行者，孤阳之气，厥而上行，阳失阴则越，犹夫无妻则荡也。"其中"夫无妻则荡也"的比喻恰如其分地言明了阴阳失衡将会出现的病理变化。又如解释乌头汤文义时，又巧妙地引用了历史典故。尤氏云："寒湿之邪非麻黄、乌头不能去。而病在筋节，又非如皮毛之邪可一汗而散者，故以黄芪之补、白芍之收、甘草之缓牵制二物，俾得深入而去留邪。如卫瓘监钟会、邓艾入蜀，使其成功而不及于乱，乃制方之要妙也。"据考卫瓘、钟会、邓艾均为三国时魏国人，魏伐蜀，启用钟会、邓艾为将，两人虽为勇将善用兵，但意见各不相合，故魏王以卫瓘为监军，监制邓、钟两将，战争最终获胜。尤氏这段生动比喻，深刻揭示了乌头汤的配伍要妙，读后自有入木三分之感。如此等等，不胜枚举。

三、临床：得心应手，机圆法活

尤氏对《金匮》的深刻理解及其贡献，不仅见于注文，而且见于临床实践的运用，并集中反映在《静香楼医案》之中。现举数例，以飨读者。

《金匮》首篇提出了"见肝之病，知肝传脾，当先实脾"的治未病思想，尤氏对此旨领会甚深。他指出："肝应木而胜脾土，以是知肝病当传脾也。实脾者，助令气旺，使不受邪，所谓治未病也。"因而提出制肝益脾之法，并将其运用于临床，以此法治便溏、中满肿胀、咯血胁痛等证，取得良好疗效。如《静香楼医案·泄泻门》载："恼怒伤中，湿热乘之，脾气不运，水谷并趋大肠而为泄……治在中焦。藿梗、川朴、神曲、泽泻、茯苓、陈皮、扁豆、木瓜。方中妙在木瓜一味，兼能疏肝……"本案系怒伤肝，肝木乘脾土，致肝脾不和而为泄泻。治当疏肝健脾，肝脾调和则泄泻自止。方中选用数味理气健脾化湿之药，正体现"知肝传脾，当先实脾"之意。另用木瓜，疏肝柔肝。诸药合用，肝脾同治，从而达到制肝益脾效果。又如《静香楼医案·内伤杂病门》载："咯血胁痛，项下有核，脉数恶热，咽痛便溏，此肝火乘脾之证，反能食者，脾求助于食而又不能胜之则痞耳，治在制肝益脾。白芍、茯苓、川连、牡蛎、炙草、木瓜、益智、阿胶。"本案咯血胁痛，项下有核，病之本在肝胆；能食脘痞，兼有便溏，病之标在脾胃。治当制肝益脾，标本兼顾，则诸症可除。

《金匮》有5篇提到肾气丸，分别用于治虚劳、腰痛、痰饮、消渴、妇人转胞等病证，病机为肾阳亏虚。尤氏受此启发，以肾气丸加减治内饮，肾虚肺实之咳喘，阳虚不能化水之水肿，肾虚齿痛等，均得心应手，把《金匮》方用到机圆法活的境界。如《静香楼医案·咳喘门》载："久咳喘不得卧，颧赤足冷，胸满上气，饥不能食，此肺实于上，肾虚于下，脾困于中之候也。然而实不可攻，姑治其虚；中不可燥，姑温其下。且肾为胃关，火为土母，或有小补，未可知也，金匮肾气丸。"本病肺脾肾三脏受病，虚实互见，案中分析病机颇详，并提出以治肾为主，扩大了肾气丸的应用范围，也有助于后学对"异病同治"法则的理解。《金匮要略·惊悸吐衄下血胸满瘀血病脉证治》以黄土汤治脾阳虚之远血。尤氏仿此，以理中汤合黄土汤治5年不愈之泻痢、便血。如《静香楼医案·大便门》载："泻痢便血，五年不愈，色黄，心悸，肢体无力。此病始于脾阳不振，继而脾阴亦伤，治当阴阳两顾为佳。人参、白术、附子、炙草、熟地、阿胶、伏龙肝、黄芩，此理中合黄土汤法也。"本案由脾阳不振，健运失司，统摄无权所致。理中汤温阳健脾以摄血，其中地黄、阿胶滋养阴血，合而用之，正体现阴阳两顾之意。

《金匮要略·五脏风寒积聚病脉证并治》以旋覆花汤治肝着，尤氏经方活用，以此方加味治久咳胁痛。如《静香楼医案·肢体诸门》载："久咳胁痛，不能左侧，病在肝，逆在肺，得之情志，难以骤驱。治法不当求肺，而当求肝。旋覆花、丹皮、桃仁、郁金、猩绛、牛膝、白芍。"本案久咳胁痛，不治肺而治肝，因肝邪侮肺，病本在肝故也。此虽亦治病求本之意，但对后学的启示，则是很实在的。

尤在泾所著《心典》被后世称为善本，视为学《金匮》必读本，吴谦、陈修园等人多受其启发。经尤氏注释，《金匮》经文通俗易懂，其旁著《静香楼医案》载有不少活用《金匮》方获效的案例，足见尤在泾为《金匮》之流传后世，做出了不平凡的贡献。

《静香楼医案》调肝思想探析

山东中医药大学　　张云龙　马　超　田思胜

尤怡生平于仲景学说致力甚深,颇有心得,同时师法百家,广采博取,融会贯通,临证有奇效,晚年医术益精。其临证医案经后世江阴名医柳宝诒择其精者十之四五,录入《柳选四家医案·静香楼医案》(以下简称《医案》)刊行于世。柳宝诒称其:"治病则切理餍心,源流俱澈,绝不泛引古书;用药则随证化裁,活泼泼地,从不蹈袭成方。"笔者通过对《医案》的学习,深感其笔力遒劲,学业精深。尤怡临证调肝主要从滋柔、调和、疏邪等方面入手,兹将《医案》中所体现的调肝思想详述于下,俾有益于临证。

一、滋　柔

肝为将军之官而司藏血之职,内寄相火,性喜条达而恶抑郁,易刚暴而少柔和,正如林珮琴所云:"夫肝主藏血,血燥则肝急。凡肝阴不足,必得肾水以滋之,血液以濡之,味取甘凉,或主辛润,务遂其条达之性,则郁者舒矣。""大抵肝为刚脏,职司疏泄,用药不宜刚而宜柔,不宜伐而宜和,正仿《内经》治肝之旨也。"尤氏治肝亦以滋柔肝体为要法,具体如下。

1. 滋肾以柔肝　尤氏学宗李中梓,临证重视治病求本;治肾宗薛己,认为肾为先天之本,肝肾乙癸同源,水能生木。发病时肾水亏虚,水不涵木,致肝风暴动,或"肝阳盛,肝阴虚,吸引及肾,肾亦伤矣",肝肾为病互相影响。对于肝肾关系,临证认为,"肾属坎水,真阳内藏,一宜温以摄纳,而肝脏相火内寄,又宜凉以清之"。一方面重视温肾柔肝,类中门、神志门中温阳习用丹溪虎潜丸、河间地黄饮子。因肝火内寄,"非桂附刚剂所宜","附子走窜不能收纳",故温肾之方不用桂枝、附子,同时加入天冬、阿胶、龟甲凉肝之品。另一方面,因肾为水脏,肝脏内寄相火,主用滋水清肝之法,习用六味丸,佐以天冬、阿胶、女贞子、白芍等清补之品,肾水足则肝体柔,而遂其条达之性。据统计,《医案》中应用六味丸和金匮肾气丸的案例达34例,占16.3%,充分体现了他重视先天之本的学术主张。

2. 滋柔本藏阴血　　"肝以阴藏而含气"，对于肝阴虚、肝阳偏旺的病证，认为"欲阳之降，必滋其阴"，滋养肝血，以制浮动之阳，收摄上逆之浮火。一方面用生地、麦冬、当归、白芍、石斛等清补之品，另一方面，用知母、玄参、丹皮制浮动之阳，对肝体阴而用阳思想的运用恰到好处。

3. 滋养胃之气阴　　脾胃为后天气血生化之源，胃主受纳，喜润而恶燥。若胃之气阴亏虚，则气血生化乏源，肝失其滋柔之本而愈亢，"于是稠痰浊火，扰动于中，壅滞于外"，而为汗出偏沮，为潮热口干，为风，为肿，为痞气，诸病丛生。此非镇潜之剂所宜，宜滋养胃之气阴，俾生化有源则肝之亢阳易于潜降，习用人参、石斛、麦冬、炙甘草补胃之气阴，用半夏、牡丹皮疏肝之郁滞则肝木得柔而又杜亢阳传中土之患。

二、调　和

和法为八法之一，原为伤寒少阳病半表半里之证而设，后世扩而充之，以"和其不和者也"。肝藏血而主疏泄，又为阴脏而寄相火，故本脏之气血阴阳，皆能为病而互相影响，故和法对于肝病尤为重要，又肝病每易累及脾胃，故和法包括调和本脏气血阴阳与调理肝脾。而具体治法则，"凡病兼虚者，补而和之；兼滞者，行而和之；兼寒者，温而和之；兼热者，凉而和之"。

1. 调和本脏气血阴阳

（1）调和气血：肝主藏血而条畅气机，气血冲和，万病不生，一有怫郁，诸病生焉。气不能与血和，则络气不通，郁滞作痛；血不能与气和，则为寒热，食少，如肿胀门中以胸中满痛为主，"时有寒热"者，用逍遥散"行而和之"。诸郁门中以"寒热无期"为主，伴见中脘、少腹疼痛，则用加味逍遥散"凉而和之"。

（2）调和阴阳：尤氏在《金匮要略心典》小建中汤条下谓"阳病不能与阴和，则阴以其寒独行"，"阴病不能与阳和，则阳以其热独行"，并指出"惟以甘酸辛药，和合成剂，调之使和，则阳就于阴而寒以温，阴就于阳而热以和，医之所以贵识其大要也"。故案中对于体内寒热不调之病，确立"内和脏气"之法，并处以当归建中汤；若肝阴虚而肝阳偏亢时，遵"益肝体，损肝用"的原则，治之以柔木息风，柔肝则用生地、麦冬、阿胶之品，息风则善用羚羊角、钩藤、天麻、菊花、刺蒺藜，俾阴液足则亢阳自降，水液充而风自平。

2. 调和肝脾 尤氏谨遵《金匮要略》"见肝之病,知肝传脾,当先实脾"的法则,认为:"治肝实者,先实脾土以杜滋蔓之祸;治肝虚者,直补本宫,以防外侮之端,此仲景虚实并举之要旨也。"故尤氏调和肝脾之法可分为二端,一为肝实治法,一为肝虚治法。

(1) 肝实治法:王泰林曾谓"肝气、肝风、肝火,三者同出异名,其中侮脾、乘胃、冲心、犯肺、挟寒、挟痰,本虚标实,种种不同,故肝病最杂而治法最广"。故有"医者善于调肝,乃善治百病"之说。尤氏对于肝实证的论治一方面予以疏肝气,清肝火,潜肝阳,息肝风;另一方面重视痰饮的致病作用。首先,肝主疏泄,喜条达而恶抑郁,对于肝气郁结喜用橘核、青皮、佛手理气散结。若木郁化火,火势上炎,或伤肺,或乘脾,或子盗母气,或冲心致血妄行,诸病不一而足,可用羚羊角、钩藤、郁金、川楝子直折上炎之势,又心为肝之子,实则泻其子,故用黄连、木通以泻肝火;若火炽无制,则阴液耗伤殆尽,亢阳上越,此时当加龟甲、牡蛎等介类以潜阳;若阳亢化风则用天麻、刺蒺藜、羚羊角、钩藤平肝阳,息肝风。由此可见,尤氏对于肝实证之治栉比如鳞,层次分明,足见其学识之深厚。

其次,比较重视痰饮的致病作用,认为"肝阳化风,逆行脾胃之分;胃液成痰,流走肝胆之络","肝风与痰饮相搏",致痰随气升,或蒙神窍,或阻经络,为病变化莫测。治痰率以二陈汤为主方,有火者加枳实、竹茹,痰浊蒙窍加胆南星、远志、菖蒲、郁金、天竺黄,痰阻经脉加竹沥、姜汁、指迷茯苓丸,痰饮上泛加枇杷叶、旋覆花、代赭石,审其果有脾虚之象则用四君子汤健脾益气,以绝生痰之源。至病变后期,则"和养胃气,蠲除痰饮。俟胃健能食,然后培养阴气",仿《外台》之法,用二陈汤加秫米、麦冬调补胃气。

(2) 肝虚治法:肝为厥阴之脏而主藏血,故有肝气虚、肝阴血虚、虚风内动、肝虚热及肝虚寒之不同,具体治法如下。

土为万物生长之源,"天者,乾之体也;月者,金之精也;坤也者,万物皆致养焉。五行皆不能离土而生,独木然也哉"!"土虚则木摇",若肝气虚则培土以荣木,用归芍六君子汤;若气血虚而生风则加黄芪、天麻,一以补肺金之气以平肝,一以平息肝风而定眩;若肝阴血虚则如前所述,分别从滋肾、滋柔本藏气血及胃之气阴入手;若阴血亏虚而化热则谨遵《金匮要略》"夫肝之病,补用酸,助用焦苦,益用甘味之药调之"之旨,用木瓜之酸"益其体",川楝子之苦

"以感气于肝"，归身、石斛之甘"以调之"；若本脏虚寒则率以吴茱萸汤主之。

三、疏　利

六郁之名始由丹溪提出，后世不断踵事增华，使六郁之治不断丰富。正如何梦瑶所云："郁者，滞而不同之义。百病皆生于郁。人若气血流通，病安从作？一有怫郁，当升不升，当降不降，当化不化，或郁于气分，或郁于血，病斯作矣。""郁而不舒，则皆肝木之病矣。"六郁之中，气郁为先，而肝主疏泄，故肝与六郁关系密切，总结《医案》中对于六郁之治，多从疏利入手，在《医案·疟病门》中论治"疟后胁下积痞不消"时，尤氏提出疏利肝邪之法。韦协梦"故治病以理气为先，而用药以通络为主"恰是对尤氏治疗郁证的真实写照。

1. 气郁　尤氏曰："凡忧思郁怒，久不得解，多成此疾，故王宇泰云：治积之法，理气为先，气既升降，津液流畅，积聚何由而生。""天地间有形之物，每自无中生。"案中习用香附、柴胡、佛手疏理肝气，橘核、青皮、川楝子、楂核、旋覆花散结通络。

2. 血郁　尤氏论治血郁有四法，若"得之情志，其来有渐"用旋覆花汤通络解郁；"七情内起之郁，始而伤气，继必及血，终乃成劳。"若日久瘀结，邪伏血郁，阳陷入阴，"血结亦能作寒热"，此时滋肾生肝，搜剔络邪，一方面用熟地、山药、白芍、牡丹皮养阴，一方面用柴胡佐鳖甲以搜达阴分伏邪；若血瘀日久而入络则予以气血双调之法，《医案》中用延胡索、姜黄、桃仁、归须理血，麝香、香附理气；若血郁日久，"病在肝家，营血不和，此为虚中有实，补必兼通"，用八珍汤补气血，桃仁、郁金、琥珀通络行瘀，沉香理气。

3. 热郁　气血瘀滞日久则化火，尤氏认为"凡痞结之初，必有阳火伏于中"，"况自来之病，皆出于肝郁"。若热结于前后二阴，则用龙荟丸泄热通结；若郁火积结成块，则"宜以苦辛寒药，清之开之"，方用越鞠丸去苍术、栀子加川连、青皮、枳实、赤芍清热散瘀。

4. 痰郁　气血瘀滞皆能致痰郁，若由气郁所致，则以开郁化痰之法治之，方用半夏厚朴汤或旋覆代赭汤加半夏、川贝以化痰，橘红、枇杷叶、枳实、石菖蒲、郁金以开郁行气；若由血郁所致，则以养血活血，化痰散结之法治之，方以生地、白芍、当归、何首乌养血，牛膝、牡丹皮活血，浙贝母、牡蛎化痰散结。其治痰郁之心得足可为后世效法。

5. 湿郁 脾主运化,而赖肝气之疏泄,若肝郁乘脾,中焦湿积阻滞,则"不知饥饱,大便不爽",右胁积滞有形,此时用小温中丸泄木安土,俾气行湿化。"若恼怒伤中,湿热乘之",脾气不运,则为泄泻,处方除运脾化湿理气外加一味木瓜,正如柳宝诒按语:"此方妙在木瓜一味,兼能疏肝。须知此意,乃识立方选药之妙。"

6. 食郁 尤氏对于"病久气弱,不任攻达"之肝郁脾弱所致的食积,总以攻补同用,以六君子汤去白术之壅滞健补脾胃,用川楝子、青皮、橘核、楂核疏泄厥阴郁滞之气并散其结滞,另用木瓜、白芍、吴茱萸以滋柔肝体,如是则气机畅达,中焦运化如常,食郁自解。

以上通过对《静香楼医案》的学习,认为尤氏善于运用滋柔、调和、疏利之法调肝,临床用药轻灵,细腻熨帖,其治肝之法虽未能像治中风八法、治痰七法那样系统,但其论病求源,治病求本的临证理念足资后世效法。

(《辽宁中医药大学学报》,2010 年第 12 卷第 10 期)

临床证治探讨

尤怡旁通历代名家,撷其精华,融会贯通而用于临证。一人患齿衄,据"得冷则泻"断为中气虚寒,处以温中补气之剂。考其源流,则知其滥觞于东垣阴火论,参考喻昌下竭上脱失血说,师法于王肯堂干姜治口糜方。一人患类中,据"舌绛牵掣,喑不出声,足躄不堪行动",诊曰"当与河间肝肾气厥同例",论曰"形寒蹴冷,似宜补阳为是,但景岳云'阳失阴而离者,非补阴无以摄即散之元阳'"。先以丹溪虎潜法,继以河间地黄饮子法,融三家于一案,灵活自然。考《医案》对内风的治疗,本《内经》之旨,荟萃河间、丹溪、景岳、东垣诸家论述,提出"内风本皆阳气所化",或治以温肾凉肝,或治以息风化痰,或增液息风,或安土息风,一脱前人大小续命汤统治内外风之窠臼。

尤氏认为脾居四脏之中,生育营卫,通行津液。诸气源于中气,故认为很多疾病的发生均与中气不足有关。故尤怡临证诊疾,特别注重中气,钦服李东垣的脾胃学说,重视脾胃在人体的作用。如《静香楼医案》所述:"久嗽便溏,脉虚而数,脾肺俱病,培补中气为要。""中气虚寒,得冷则泻而又火升齿衄,此当温补中气,俾土厚则火自敛。"

此类尤怡临床证治特色在其著作中比比皆是,现代学者对尤怡的证治特点也多有探讨。

尤怡临证特色述要

南京中医药大学　　关新军　王娅玲

尤怡,清代著名医学家,字在泾,又作在京,号拙吾,晚年自号饲鹤山人,江苏长洲(今属江苏苏州)人。弱冠之年即博涉医学,后从苏州名医马俶学医,而学术成就卒在其师之上。平生于仲景学说致力甚深,最有心得。同时师法百家,广采博取,融会贯通,故临证有奇效,晚年医术益精。与当时苏州以医名者叶天士、徐大椿、王子接等人联镖接轸,辉映后先。其临证经验,后经江阴名医柳宝诒择其精者十之四五,录入《柳选四家医案·静香楼医案》(以下简称《医案》)刊行于世。笔者通过对其著作的学习,深感其论病则源流俱澈,切中脏腑病机;论治则灵活化裁,绝不蹈袭成方。功力深厚,不同凡响。今拟就其临证之特色,独标之心得,作初步的探讨。

一、学宗仲景,善用经方,随证化裁

尤氏一生沉酣于仲景之书,覃精研思,颇有心得。所撰《伤寒贯珠集》《金匮要略心典》《金匮翼》均为阐发仲景的上乘著作,对后世具有深远影响。《医学读书记·卷中》也全是研究《伤寒论》的心得体会。徐大椿称其"凡有施治,悉本仲景,辄得奇中"。洵非虚语。

《医案》共计 208 案,而尤氏运用经方治疗者竟达 40 余案,占 20%。案中应用肾气丸、桂枝汤、理中汤、旋覆代赭汤、麦门冬汤、橘皮竹茹汤等方的案例颇多。其中有用原方者,如径用麻杏薏甘汤治肺气壅滞的肿胀喘息(肿胀门),八味丸治肾阳亏虚的阴缩、精出、汗泄(内伤杂病门),麦门冬汤治虚劳失音、胃弱便溏(咳喘门)。然而更多的是化裁经方而不离古方之义,如肾气丸方《医案》中凡 17 例,加减变通者 9 例,广泛用于肿胀(2 例)、中风(2 例)、哮喘(4 例)、咳嗽(1 例)、痰饮(2 例)、虚劳(2 例)、遗精(1 例)、黄疸(1 例)、齿痛(1 例)等病。其变化规律:一是去附子加味;一是去肉桂加味。引火归原时,认为附子走窜而不能收纳,故去之加五味子、牡蛎、牛膝等药;补肾纳气、摄降冲气时,去肉桂酌加沉香、牡蛎、菟丝子、补骨脂等味;补火生土,则去肉桂加沉香、椒目；若有水饮、痰湿者则增车前子、椒目等渗化水湿。

《医案》下卷呕哕门治疗呕不能食、反胃、食入则噎、食格不下等多用旋覆代赭汤、橘皮竹茹汤加减化裁。如胃虚有热之呕不能食，用橘皮竹茹汤酌加石斛或芦根、粳米以清养胃阴（呕哕门）。胃虚而痰浊上逆则宗旋覆代赭汤，中气大衰而脉涩者，用人参、麦冬益气阴；气郁痰凝者，多去人参、甘草，加郁金、川贝母、枇杷叶以开肺郁，用二陈汤以化痰浊。为预防痰气交阻于咽嗌、胃脘，久成噎膈，故用药多兼辛润开郁之品（呕哕门）。治蛔厥则宗乌梅丸之苦辛酸法，苦如川楝子、黄连，辛如桂、椒、姜，酸如乌梅，不用乌梅丸原方而仲景之立法之义已明（脘腹痛门）。案中处方用药味数较少，大多七八味，且平正轻灵，配伍精当，重在以法治病，深得仲圣之妙心。

二、师承中梓，治病求本，重视脾肾

尤氏师承马俶，学有渊源，为李中梓的三传弟子。李氏为明代杰出的医学家，他的学术思想，受李东垣、薛立斋、张介宾的影响较深。李中梓认为人身之有本，如同树木有根、水有源头一样，治病若能抓住根本，则诸症便迎刃而解。人身之根本有二，一是先天，一是后天，先天之本在肾，后天之本在脾。尤氏受李中梓的影响极为明显，临证时重视治病求本，治肾宗薛己，治脾法东垣，论病每以脏腑阴阳水火升降立论。《医案》中应用六味地黄丸和金匮肾气丸的案例达 34 例，占 16.3％，充分体现了他重视先天之本的学术主张。

如原案："形盛脉充，两尺独虚，下体麻痹，火浮气虚。此根本不固，枝叶虽盛，未足恃也。"（内伤杂病门）尤氏认为患者两尺独虚，是先天之本不固，火浮气虚；虽形体充盛，但无源之水，无本之木，未足久恃。治用六味地黄丸加减：熟地、山药、枸杞、桑椹、牛膝、牡丹皮、茯苓、沙苑子等滋肾培本，俾根深叶茂，才能持久。咳喘门论治咳嗽喘息很具特色，尤氏认为久病咳喘者，多肾失摄纳，病本在肾，"下气上逆，病在根本"，"气上而不下，喘咳多痰，肝肾之气，上冲于肺"，"浮气不得全归根本"等，主张治疗当从根本着手，"补益下焦，以为吸受之地"，"姑治其虚，姑温其下"，而告诫医者"勿以结痰在项，而漫用清克"，"下虚上实，勿清其上，真气归元，痰热自降"。崇用金匮肾气丸、济生肾气丸或都气丸固其根本。

尤怡治脾，则取法东垣，参以己见。如其治疗气虚头痛的新定补中益气汤，即是在东垣补中益气汤基础上化裁而来。方中人参、黄芪、白术、甘草，甘温以益气健脾，当归、白芍兼以养血，借少量升麻升举下陷之清阳，以为舟楫，更用蔓荆子、细茶清利头目，祛除风邪。全方补元气、升清阳、散风邪、清头目，配伍精当，是其善师前贤的范例。另《医案》上卷内伤杂病门"齿衄"案，也是师法东垣的具体案例。案曰："中气虚寒，得冷即泻，而又火升齿衄。古人所谓胸中聚集之残火，腹内积久之沉寒也。此当温补中气，俾土厚则火自敛。四君子汤加益智仁、干姜。"案中病者虽见齿衄，但"得冷即泻"，可见中气虚寒是病本，而火升齿衄是标象。东垣说："火与元气不两立，一胜则一负。"若中气虚寒，元气不能潜敛，则阴火上僭，灼伤龈络，发为齿衄。治当温补中气，俾元气充盛则阴火潜消。尤氏用补中益气之变法，以人参、白术、茯苓、炙草、干姜温中补虚，而以益智仁一味摄虚火、固冷泻。议病立方，皆本东垣。

三、荟萃百家，择善而从，参以己意

尤怡博极医籍，广采百家之长，是善师前贤的典范。其著作《金匮翼》《医学读书记》广征博引达70余家，又能在临证中融会贯通，而集诸家之大成。《医案》虚损门治虚劳取法罗天益"邪伏血郁"之说，而不胶执阴亏之一端。如失血门案："劳伤失血，心下痛闷，不当作阴虚治，但脉数咳嗽潮热，恐其渐入阴损一途耳。"此案患者虽因失血阴亏，出现脉数咳嗽潮热，有延入阴损虚劳的可能。但心下痛闷，是胸中瘀血停滞之象，所以尤氏说"不当作阴虚治"，即是点破"邪伏血郁"这一层。处方用生地、桃仁、山楂炭、郁金、赤芍、制大黄、甘草、牡丹皮等活血祛瘀为主而佐以止血之品。总之，正气虽虚，仍当以祛瘀为要。否则，早服补涩，瘀血化热，恐生他变。尤氏治失血在血止瘀消之后，参用葛可久独参汤法，加入生地、沙参、阿胶、牛膝，既能安神定志，又无上升助热之害。治疗"气结在上，津不运行，蒸变浊痰，由无形渐变有形"者，用徐之才"轻以去实"法，用药轻、清、灵，颇有特色。治疗"心疼背胀，引及腰中"的肾厥，宗许叔微香茸丸以温通督脉，开泄浊阴。可谓转益多师了。尤氏《金匮翼》广泛总结前贤经验，所创立的治卒中八法、治痰七法，至今仍有临床指导价值。

四、论病则源流俱澈，用药则细腻熨帖

　　尤氏医案中案语重议论，或推阐病源，或明辨治法，皆能依据经典理论对病情作出分析，进而阐明自己的观点。上卷失血门吐血一案，其推绎病机之微细，处方选药之精密，亦足启读者许多悟境。如原案："凡有瘀血之人，其阴已伤，其气必逆，兹吐血紫黑无多，而胸中满闷，瘀犹未尽也。而舌绛无苔，此阴之亏也。呕吐不已，则气之逆也。且头重足冷，有下虚上脱之虑。恶寒谵语，为阳弱气馁之征。此证补之不投，攻之不可，殊属棘手。人参、茯苓、三七、吴萸、乌药、牡蛎、川连、郁金。"此案案语颇为明快，读来朗朗上口。句中连用三个"也"字，表示判断，又是肯定。失血阴亏，瘀血未尽，气逆上冲，这已是一层明辨。复因见头重足冷，恶寒谵语，则又考虑到真气衰微、下竭上厥这一层，案语条分缕析，恰似抽丝剥茧。论病源流俱澈，施治自不颟顸。此证攻补皆碍手，于是权且用斡旋法。以三七、郁金疏理胸中之瘀血滞气，人参、茯苓补益元气，坐镇中州，有承上启下之能。吴萸、黄连泄浊降逆安胃，乌梅、牡蛎酸以敛阴，介以潜阳，谨防虚脱之变。药只八味，但步步着实，无一味虚设。

　　可见，尤怡克绍前贤，又善于总结经验，集诸家之大成，最终成为一位医理精深、医术精湛的大家，对后世影响很深。研究尤氏的学术思想和临证经验，至今仍有其现实意义。

（《江苏中医药》，2004 年第 25 卷第 4 期）

尤怡临证经验初探

浙江省温州医学院　　李振洲

　　尤怡弱冠之年"即喜博涉医学，自轩岐以迄近代诸书，搜览之下，凡有所得，或信或疑，辄笔诸简"，又从苏州马俶游，并私淑喻昌之学。晚年钻研《伤

寒论》《金匮要略》等较深，旁及宋元明清诸家，且临证多验。所撰《伤寒贯珠集》《金匮要略心典》和《金匮翼》为研究仲景学说颇有影响的著述。其临证经验，蒐辑成《静香楼医案》（以下简称《医案》），风格逼近叶天士案，且多特色，充分反映其医术之精髓，至今在临床上仍不失其现实意义。

一、师法仲景，自出机杼

尤氏寝馈于仲景学说，研精覃思，诚然深得其秘。他在《伤寒贯珠集》中，"略引大端于前，分别纲目于后"，因立正治、权变、斡旋、救逆、杂治诸法，自称"仲景之方与法，罔不备举"。在《金匮要略心典》中，对于杂病证治亦颇多发挥。徐大椿称其"凡有施治，悉本仲景"。此语虽不尽然，但《医案》中运用仲景之方和法，殊不鲜见。尤其贵乎临证能通常达变，并不凿执古法，故其选方下药，多熨帖而巧妙。如金匮肾气丸，原为诸肾气不足证而设，仲景用治虚劳、消渴、妇人转胞等证，尤氏活步其法而扩充其用。他治痰饮喘咳，凡属肾虚脾困肺实之候，概从《金匮》"病痰饮者，当以温药和之"，并以"外饮治脾，内饮治肾"立论。曾谓："肾为胃关，火为土母。"肾气丸正可温补命火，以煖中土；而上实下虚，"实不可攻，姑治其虚"。故用肾气丸固肾纳气，又能和饮镇喘，反对漫用清克（《医案》上卷痰饮门、咳喘门）。又如治"肾虚齿痛，入暮则发"，或虚火上炎头面诸恙，亦尝用加减八味丸。并指出肾气丸主摄纳浮阳，"能直走少阴，据其窟宅而招之"，可谓别具匠心（《医案》下卷诸窍门、上卷内伤杂病门）。治遗精、漏汗、失血、女劳、肿胀等证，案云："真阳气弱，不荣于筋，则阴缩；不固于里，则精出；不卫于表，则汗泄。此三者，每相因而见，其病在三阴之枢，非后世方法可治，古方八味丸，专服久服，当有验也。"（《医案》上卷内伤杂病门）俱借肾气丸培元固本之功，此即所谓"异病同治"。

仲景制补益之剂，善取刚柔相济之味，寓并补阴阳之深义，如建中、复脉、黄土、薯蓣之属皆是。尤氏熟谙这类方剂的用途，称其"甘温辛润，具生阳化阴之能"，故辄用于阴阳两虚的证候。如一案积年泻痢便血，患者"色黄心悸，肢体无力"。他认为此病"始于脾阳不振，继而脾阴亦伤"，爰立阴阳两顾之法，投黄土汤温脾摄血，并参入一味人参，以助中土健行之气，而复脾家统御之权（《医案》下卷大便门）。建中、复脉两方为理虚要方，而燮理阴阳，各承所宜,所以叶天士称:"理阳气当推建中,顾阴液须投复脉。"尤氏移用于虚证咳嗽失音的治疗。如一例用复脉法,赖甘润之力,呛止而音出;一例据脉微形寒,久嗽失音,断其"气馁阳损",用黄芪建中法,方中生姜以蜜炙,所谓"急者缓之必以甘,不足者补之必以温,而充虚塞空,则黄芪尤有专长也"(《医案》上卷咳喘门),其立意和叶氏治虚咳用建中减姜一法相侔。

此外,《医案》中尚见用桂枝加黄芪汤扶正达邪,而治脾虚发黄;用麻黄杏仁薏苡甘草汤"开鬼门",宣肺通表,而治气壅肿胀;用麦门冬汤"养土之阴,以生肺金",而治阴虚咳嗽;用小柴胡汤加桃仁、青皮、牡蛎疏利肝邪,消疟疟母;用理中汤截疟止血等。活法圆机,不一而足,咸能体现运用仲景方法之趣。

二、详审病机,精心投剂

尤氏明确"气体有虚实之殊,脏腑有阴阳之异"这一生理本质,强调"治病者,必知前哲察病之机,宜与治疗之方法"。故凡寒热虚实疑似之间,必细绎病机,求责有无盛虚,"从而损益之"。如论骨痿筋挛案治法,以骨为肾所主,筋由肝所司,认为系"肾精不足,肝火乘之",并谓:"肝火宜泄,肾精宜闭。"故一方之中必兼通补,庶几合理。乃以川楝子、牡丹皮等泄肝,生地、阿胶、女贞子补肾,其补虚泄实,相谐有度(《医案》上卷内伤杂病门)。又如治吐血一案,其推阐病机之微细,亦足启读者许多悟境:"凡有瘀血之人,其阴已伤,其气必逆。兹吐血紫黑无多,而胸中满闷,瘀犹未尽也;而舌绛无苔,此阴之亏也;呕吐不已,则气之逆也;且头重足冷,有下虚上脱之虑;恶寒谵语,为阳弱气馁之征。此证补不投,攻之不可,殊属棘手。人参、茯苓、三七、吴萸、乌梅、牡蛎、川连、郁金。"(《医案》上卷失血门)尤氏在案中就吐血同时所出现的复杂证候,条分缕析:以血色紫黑,而胸中满闷,断其瘀犹未尽;以舌绛无苔,而频频呕吐,谓其阴亏气逆,这已是一层明辨。复因见头重足冷,恶寒谵语,则又考虑真气衰微,虚阳上脱这一层。审证求因,源流俱澈,恰似剥茧抽丝。而其制方用药亦颇具巧思。本证虚实寒热错杂,倘攻实则当先清化瘀热,调气降浊,然犹恐气血将脱而不堪戗伐,倘补虚则亟宜顾护气阴,培元固脱,却又为浊气上泛、络瘀中滞所掣肘。攻补皆碍手,于是权且斡旋其中,以人参、乌梅益气敛阴,牡蛎潜阳,谨防虚脱之变;以吴萸、川连、茯苓清热泄浊降逆,三七、郁金疏瀹导气,以冀廓清瘀浊。药只八味,但层层兼顾,丝丝入扣。尤氏之审证用药,其细腻独到之处,率皆如是。

尤氏亦善于借鉴古贤的用药经验。如《医学续记》曾记载王肯堂用干姜治口糜之法,依法用之亦验,因而深有体会地说:"土厚则火敛,人多不能知此。所以然者,胃虚食少,肾水之气,逆而乘之,则为寒中,脾胃虚衰之火,被迫上炎,作为口疮。"并指出其证候特点为"饮食少思、大便不实或手足逆冷、肚腹作痛"。这一段病机分析,无疑是深化地运用了阴阳气血脏腑之间的生化制约理论。《医案》中也有类似范例,如"得冷则泻,而又火升齿衄",据古人"残火聚于胸,沉寒积于胃"之说,诊断其根本亦属中气虚寒,乃以四君子汤加益智仁、干姜治之(《医案》上卷内伤杂病门)。本证冷泻复兼齿衄,粗看似难两顾,然深揆病机,则泻固责脾衰胃冷,而衄亦为虚阳残火。故健脾以止泻,培土以制火,一以贯之,正是治病求本。此案运意隽逸,柳宝诒评其"议病立方,均本喻氏"。但考喻昌《寓意草》中所称下竭上厥之失血为脾中伤气、阴潜阳位之说,实亦滥觞于李东垣的阴火理论。可见尤氏学有渊源,并的确又能融会贯通。

三、善调脾胃,选药和平

昔贤论病,多推重脾胃。李东垣首创脾胃论,指出:"脾胃之气既伤,而元气亦不能充,而诸病之所由生也。"李中梓则认为:"后天之本在脾,脾为中宫之土,土为万物之母。"尤氏服膺这些理论,尝谓:"脾居四脏之中,生育营卫,通行津液,一有不调,则失所育所行矣。"故其临证立论制法,无问外感内伤、新病旧恙,处处着意于调治脾胃,培养后天。如治"久嗽便溏,脉虚而数",断为"肺脾俱病",主张当"培补中气为要";不然,若"后泄不食",化源告匮,则母损必累及其子(《医案》上卷咳喘门)。而且凡是上损及中,肺病及脾之候,尤氏都认为以"中气健旺,能食便坚"为佳兆;更提出"节饮食,慎寒燠",始可无虞,诚是深切领会了《难经》"损其脾者,调其饮食,适其寒温"的精神。

尤氏对于他脏之疾,但凡涉及脾胃,亦靡不主张先治其胃。如《医案》中的痹案:"脾肾寒湿下注,右膝肿痛,而色不赤,其脉当迟缓而小促,食少辄呕,中气之衰,亦已甚矣。此当以和养中气为要,肿痛姑置勿论,盖未有中气不复,而膝得愈者也。人参、半夏、木瓜、炒粳米、茯苓、广皮、益智仁。"(《医案》

下卷肢体诸痛门）治痹而先治脾胃，对于治疗中气衰甚的痹证，足资借鉴。本证设或改投温经散寒、辛香走窜之品，只怕徒劫胃阴，则食愈少而呕愈剧，不啻断其粮道而速其溃败也。

尤氏调治脾胃，每重"和养"之义，认为："土具冲和之德，而为生物之本。冲和者，不燥不湿，不冷不热，乃能化生万物。"故其方中药物多以性味和平者为主。尤其治疗慢性疾患，羸弱之质，更注意选用能灌溉津液、资生谷气之品，如石斛、麦冬、粳米、芦根、广皮、谷芽、木瓜、茯苓、竹茹、佛手等属，使燥润互参，两两相宜，共奏养阴化湿，和中悦脾之效，即所谓"湿土宜燥，燥土宜润，使归于平也"。

四、擅治内风，立方稳朴

尤氏认为"内风本皆阳气之化"，又认为"类中风者，风自内生，肝脏之厥气也"。这些看法，渊源于《内经》。他同时荟萃了刘完素"五志过极皆为热甚故"、李东垣"正气自虚"、朱震亨"湿痰化热"及缪希雍"内虚暗风"等理论。因称："肝气既厥，诸气从之，诸液从之，诸气化火，诸液化痰……岂特所谓气血虚败而已哉？"并且指出昔贤"或云火，或云痰，或云气虚，三者诚俱有之，余惜其终属模糊，而未中肯綮也"，持论亦较为平正。

在治法上，尤氏能于风火痰气之间，审其标本缓急，区别对待：

（1）大凡类中之渐，"肝阳化风，逆行脾胃之分；液聚成痰，流走肝胆之络"，虽有萌动，未成鸱张之势，但见眩晕肢麻，或兼食少脘痞，称之"脾饮、肝风，相合为病"，治从调理肝脾着手。如原案："肢麻头运，此肝病也；便溏食减，脾亦病矣。宜节劳养气，毋致风动为佳。"用羚羊角、天麻、刺蒺藜、白芍平肝息风，白术、炙甘草、茯苓、广皮健脾蠲饮，方颇清稳（《医案》上卷内风门）。内风门中以这类案例居多。

（2）倘水衰莫制，肝风暴动，但升无降，卒然舌掣、口喝、语謇、偏痹者，则从《内经》"内夺而厥，则为瘖俳……"之说，用温肾凉肝、滋液息风、濡养营络等法。谓："肾属坎水，真阳内藏，宜温以摄纳；而肝脏相火内寄，又宜凉以清之。"如一案见舌绛牵掣，瘖不出声，形寒趾冷而足躄，乃仿刘河间"肝肾气厥"之例，始用丹溪虎潜丸法，继投地黄饮子去附子加鹿鞭子，煎胶打丸服，俾阴得固充而阳能潜藏(《医案》上卷类中门)。

(3)脾胃虚衰,无气以禀,而出现眩晕、四肢振颤,所谓"土虚木必摇",则以归芍六君子汤等加减,益气养血,安土息风(《医案》上卷内风门)。

(4)标本缓急,随证治之。如治热风中络,口歪、舌謇、咽痛,先予羚角钩藤汤加减,滋清涤痰。俟风弭而咽痛未愈,遂改从降导之法,以淡盐汤送服肾气丸(《医案》上卷类中门)。

总之,尤氏论治内风证,崇尚《内经》,克绍前贤,并有创新,且立方圆融而稳朴,完全脱出唐宋以前医家动辄用大小续命汤等统治内外风的窠臼。惟在用药方面尚稍嫌拘谨,似不及叶氏那样空灵活泼、有胆有识。

(《中医杂志》,1982 年第 9 期)

尤怡对"病痰饮者,当以温药和之"的阐发

广州中医药大学　　　欧晓波　林昌松

一、"温药和之"的思想内涵

从水液代谢的角度看,痰饮的病因病机为脏腑气化功能失常,中阳不足,而形成阴邪痰饮。这些病因病机是使用"温药和之"的基础。当饮食摄入水液,入胃之后,经胃产生水液精气,这部分水精为人体所需,上输于脾,由脾散水精于肺;肺则通调水道,下输至膀胱,整个过程正常运转离不开肺、脾、肾、膀胱、三焦等脏腑正常的气化功能。由此可见,大凡痰饮的形成可以分为内外两方面因素:内因是中阳不足,脏腑气化功能不足,肺脾肾三脏阳虚,三焦失职而水液停聚;外因有外感风寒湿邪,食少饮多,思虑劳倦等。内外因协同相互作用,进一步加重痰饮的集聚。

"温药"在于使用温热类药物,以振奋中阳,恢复脏腑气化功能。在《金匮

要略·痰饮咳嗽病脉证并治》篇中，张仲景所列痰饮治疗方剂包括苓桂术甘汤、五苓散、肾气丸、小半夏汤、小青龙汤等，多使用温热药如桂枝、白术、半夏、生姜、细辛等。首先，由于痰饮皆可由中阳不足引起，温阳以补充中阳之不足，温化脾阳促进以脾为中心的脏腑功能气化，温下焦肾阳助肾和膀胱的气化，温阳以达三焦通畅，故此"温药和之"是痰饮治本之纲。第二，从痰饮之邪的性质为阴邪出发，温药和之以散阴邪。痰饮表现为有形之邪，质地清稀，赵以德注文称痰饮"得温则行，得寒则凝"。痰饮之邪致病之后，表现为阻遏阳气，甚至耗伤阳气的特点。温药针对于痰饮"得温则行"的特点，对阳气损伤者，温阳能去饮邪；对阳气阻遏者，温化而阳气能输布，从而散结通达而散饮邪。第三，分析温药的性味而言，有助痰饮的消除。魏荔彤注文："温药者，补胃阳，燥脾土，兼擅其长之剂也。"那么，温药第一大类指性味辛温者，可发越阳气，能散能行，开腠理而通调水道；第二大类为性味苦温者，可燥脾土，助阳胜湿；第三大类指性味甘温者，可补脾、肾，以治本。

"和之"则在痰饮的治疗过程中，不可尽为温补，而是以"和"为准则，在温药中加行气、消痰、开阳、导邪之药，也就是"应和、调和、平和"之意了。魏荔彤注文对"和之"阐发尤为精辟，其认为痰饮是因虚而成，而痰也可成实，因此要有开导之药；"和之"不能专事温补，而应该有行消之药。王雪华认为在治疗痰饮过程中，不要过多使用温燥药、甘温补益药，也不要过偏使用行消开导药物，要两者平衡，达到相应的水平。综上所述，"温药和之"之意不在于单纯温补，这将有碍邪之弊；也不在于单纯地燥湿，过于温燥则易伤正气。"温药和之"之意在于提倡温化、温运和温和，也就是治疗痰饮过程中，根据患者的疾病类型、病程阶段、个体差异等不同，避免一味地温补或者温燥，应以"和"为原则，在温阳之中酌加行、消、开、导，最终达到温和以助中阳，行气利水而蠲饮。

尤怡对《痰饮咳嗽病脉证并治》篇痰饮证治方药的注文，归纳为"温药和之"证治方药、消法证治方药、攻逐法证治方药三个方面，以下就尤怡对"温药和之"之注文加以阐述。

二、尤怡对"病痰饮者，当以湿药和之"注文分析

尤怡"温药和之"是基于温药能温通饮邪、结邪的理论。尤怡曰："痰饮，

阴邪也,为有形。"对痰饮之邪的性质认定为"阴邪""结邪"。因此,针对"温药和之"的"温散"和"温运"法,就有了理法辨证的基础。尤氏认为"盖痰饮为结邪,温则易散,内属脾胃,温则能运耳"。根据其注文及前后联系,将尤氏所阐发仲景"温药和之"的机制作如下逻辑关系的阐述。

(1)痰饮是阴邪。故温药为阳,阳气可散阴邪。

(2)痰饮为有形之邪,而且"以形碍虚"而形成结聚成为"结邪"。温药可散,针对结聚之邪,可用温药进行温散。

(3)痰饮的病机为内外之分,在此尤怡重点阐述内在因素为"内属脾胃",那么温药可以健运脾胃,故为温运。《素问·至真要大论》曰:"诸湿肿满,皆属于脾。"李中梓在《医宗必读》卷九中也对痰饮与脾胃的关系作了相当精辟的论断:"脾土虚湿,清者难升,浊者难降,留中滞膈,瘀而成痰。"为尤怡"内属脾胃"提供了佐证。

(4)对于其中痰饮出现的两个症状"满"和"眩",尤怡也从痰饮之邪的性质进行解释。因为痰饮为有形之邪,故有形之物碍虚则形成"满";痰饮同时为阴邪,阴邪盛则冒犯阳位,阻遏阳气,耗伤阳气,而出现"眩"。

(5)由于痰饮为阴邪、结邪,因此"温药和之"即成为普遍适用之法,贯穿于"温药和之"法、消法和部分攻逐法的过程。可以看出,尤氏倾向于将"温药和之"原则放置于广义痰饮的范围,只是在狭义痰饮之处,"温药和之"的治法更为突出。

三、其他注家注文对比概说

对于条文"病痰饮者,当以温药和之",历代医家注疏众说纷纭,各有侧重。如赵以德注文认为痰饮得寒而聚积,得温则通行,虽然没有为痰饮定性,也为后来者提供基础,并将此当成温药温通温行的基础。沈明宗在注家中属于比较早为痰饮定性属阴的医家,主张治当温运脾胃。徐彬结合临床老痰、热痰的特案以提出与痰饮的鉴别,仍然沿用脾胃饮邪之说,其注疏明显受到汉唐之后热痰理论的影响。程林重点从"素盛今瘦"的症状出发,由此推断,程林将此治则归为狭义痰饮的范围。魏荔彤则多延续赵以德、徐彬之论,但在其注文中,魏氏倾向于以"温药和之"为治"四饮"之法。李彣多用《内经》句式以阐述脾胃运化精微之力，推断"温药和之"的依据。高学山明确认为"温药和之"为四饮的治疗总则，注文指出"温药和之"泛指后文苓桂术甘汤、肾气丸和大小青龙汤的治法。而且，高氏认为所有其他痰饮病皆可有狭义痰饮传变，故此，断定治疗狭义痰饮之法当为最初、最基础之法，这在逻辑上存在一定的缺陷。

"温药和之"治疗大法属于"广义痰饮"还是属于"狭义痰饮"的问题，历来注家有争论。注家明确认为是"广义痰饮"的有魏荔彤、高学山，注家认为该一条适用于"狭义痰饮"的治疗大法，如程林，而大多数的诸家并没有明确地针对广义痰饮和狭义痰饮的范畴进行论述，而各有侧重。由此可见，尤怡不仅仅定性了痰饮的属性为"饮邪""结邪"，同时以此为出发点揭示了温运脾胃的必要性和机制，集各家之长，并有所发展。

四、"温药和之"法方药注文分析

"温药和之"法指专于使用温药，并兼用和法之意的痰饮治法，是应用较广的痰病证治法。后世医家大多将张仲景"病痰饮者，当以温药和之"定位为痰饮的治疗纲领。"温药和之"法是尤怡《金匮翼》治痰七法中的温法、和法和补法的源头。因此，对张仲景痰饮证治"温药和之"法的分析是研究尤怡的痰饮证治思想的重要组成部分。"温药和之"法在《痰饮咳嗽病脉证并治》篇中涉及温阳化饮法、辛温汗法、和胃蠲饮止呕法三个不同适应证治法。

"温药和之"法的条文涉及较多。温阳化饮法涉及《痰饮咳嗽病脉证并治》篇的第15、第16、第17、第31条文，出现了三个方证，为苓桂术甘汤、肾气丸和五苓散证；辛温汗法的证治包含了《痰饮咳嗽病脉证并治》篇条文23、35、36、37、38、39、40，其中23、35条文是小青龙汤和大青化裁的证治，第36、第37、第38、第39、第40条文则为青龙汤后变证的处理，主要为茯苓桂枝五味甘草汤的化裁；和胃蠲饮止呕法涉及《痰饮咳嗽病脉证并治》篇的第28、第30、第41条，主要涉及的是小半夏汤和小半夏加茯苓汤方证。以下以温阳化饮法方证注文为例作以探析。

温阳化饮是脾肾相关功能失衡导致痰饮病的治疗大法，在《痰饮咳嗽病脉证并治》篇包含了苓桂术甘汤、肾气丸、五苓散的证治之法。尤怡将第15

条"病痰饮者，当温药和之"与第 16 条"苓桂术甘汤"治法合并成组注疏；原文第 17 条包含了苓桂术甘汤和肾气丸证治的内容。这两个方剂的病机和治法原理都属于"温阳化饮"范畴，尤怡用"利小便则一也"来阐述治法中的共同点，两个方剂皆为温阳利小便。原文第 31 条五苓散用于下焦阳微，肾不能化气，该方剂以温下焦阳气以化饮，也为温阳利小便之属，归于温阳化饮之理。

1. 苓桂术甘汤温脾阳以化痰饮 尤怡的苓桂术甘汤注文："痰饮，阴邪也，为有形，以形碍虚则满，以阴冒阳则眩。苓桂术甘温中去湿，治痰饮之良剂，是即所谓温药也。盖痰饮为结邪，温则易散，内属脾胃，温则能运耳。""气为饮抑则短，欲引其气，必蠲其饮。饮，水类也。治水必自小便去之。苓桂术甘益土气以行水。肾气丸，养阳气以化阴。虽所主不同，而利小便则一也。"

尤怡对苓桂术甘汤的注文，从理法角度阐述其功用以及对痰饮的治疗机理。尤怡认为苓桂术甘汤能温中去湿，体现温药的特性。另外苓桂术甘汤能增益脾土之气以行水，从而消导痰饮。根据尤怡所论，痰饮"内属脾胃"，故此其阐述了苓桂术甘汤治法上温药以健运脾胃之阳气，运化水湿痰饮。另外，可以旁参尤怡《伤寒贯珠集》对《伤寒论》中原文第 67 条"伤寒若吐若下后，心下逆满，气上冲胸……"的注文。尤怡认为此伤寒吐下后的饮发之证，需符合"病痰饮者，当以温药和之"的原则。尤怡认为苓桂术甘汤中"茯苓、白术，以蠲饮气，桂枝、甘草，以生阳气"。综合尤怡在《伤寒贯珠集》和《金匮要略心典》的论述，不论是伤寒吐下之后，还是杂病的痰饮病，苓桂术甘汤适用于中焦脾胃阳虚，脾胃不能健运，从而导致痰饮内停，水湿泛滥的病证。其治法当为温阳化饮，健脾和中，也体现了"温药和之"之所指。

从尤怡的"蠲饮气"角度可更好地理解茯苓、白术的配伍。当痰饮之邪已成，首先是化痰饮，故此茯苓和白术的配伍是"蠲饮气"。茯苓味甘淡，性平，归经所属心、肺、脾、肾经，能利水健脾，渗湿，宁心，为君药，淡渗利水功效突出，古代文献多有论述。《神农本草经》中"茯苓"条目下，认为茯苓能主胸胁的逆气，能利小便。宋代寇宗奭编著《本草衍义》称：茯苓"行水之功多，益脾不可阙也"。白术味苦，甘，性温，归脾、胃经，健脾益气，燥湿利水，止汗，安胎。用于脾虚食少，腹胀泄泻，痰饮眩悸，水肿，自汗，胎动不安。清代黄元御《长沙药解》认为白术："补中燥湿，止渴生津，最益脾精，大养胃气。"

尤怡"生阳气"之谓在于桂枝的使用和配伍关系。桂枝与甘草的配伍也是针对中阳不足,必当生阳气而使用桂枝与甘草,其配伍结构体现了辛甘化阳之意。桂枝辛温,甘草甘平,辛温气化甘平而升阳,甘平力助辛温以滋阳气之资。《长沙药解》谓桂枝"升清阳之脱陷,降浊阴之冲逆"。清代叶天士《本草经解》认为桂枝"辛温散结行气",故桂枝能温中焦阳气,配伍茯苓温脾而化痰饮,化气以增淡渗利水之力,平冲降逆,桂苓一温一淡渗,通阳化饮。桂枝与白术的配伍也在于更好地"生阳气",白术得桂枝则温运脾胃之力更大,助脾胃运化,脾气升则痰饮消;桂枝得白术则升阳之功得助,温中之力更足。

2. 肾气丸温肾阳以化痰饮　　张仲景治痰饮"温药和之"的另外一个代表方剂当为肾气丸。《金匮要略》中五见肾气丸,均用于治疗与痰饮水湿相关的病证,也可知肾气丸能助肾行水,如《素问·上古天真论》所云"肾者主水"。如若肾阳不足,水液气化功能失常,津液无法被肾阳蒸腾上承,水液凝聚成痰成饮,即为痰饮;再者,肾与膀胱相表里,肾阳不足以气化膀胱而利水,痰饮内停而不能给邪以出路,加深痰饮症状,甚至水肿成为水病。肾气丸能益火之源,以消阴翳,同时渗湿利水,健运中阳,显然与尤怡对肾气丸"蠲其饮""养阳气"和"利小便"的精辟注解相互印证。对于肾气丸治"短气有微饮"痰饮一证,尤怡认为正气为痰饮所抑制而短,如欲改善气短症状,必须从治疗痰饮的根本出发,也就是治水必自小便去之,同时也利用了肾气丸养阳气以化阴之功能。尤怡的论述,充分体现了肾气丸针对肾脏阳气运行特点,直接针对肾为先天之本、肾阳为一身阳气之根的原理。

肾气丸对于痰饮一证,突显了"养阳气以化阴"的方剂配伍结构。方中附子味辛、甘,性大热,归心、肾、脾经,可回阳救逆,补火助阳,散寒止痛。《神农本草经》称附子主"风寒咳逆邪气,温中,寒湿",主要在于温热之性用。附子与桂枝在方中补肾阳之虚损,助肾与膀胱之气化来复,量虽少,但共同为君药。方中少量温阳补火药配伍于大量的滋阴益精药之中,不是为了峻补阳气,而是为了少火生气,也就是尤怡所谓"养阳气"。肾气丸主用地黄补益肾精,用山茱萸、山药以复肾气之固藏,同时,山茱萸兼养肝,山药兼补脾,使得肝脾之气充而肾藏之精有源,形成方中以补为主的配伍结构。泽泻利水,茯苓淡渗健运脾胃,用泽泻、茯苓渗利之品配伍可消导痰饮内停,即如尤怡所说的"蠲其饮"和"利小便"。牡丹皮苦辛寒,利肝而入血,活血化瘀以防止"血不利则为水",通行血脉而协助水道通畅。肾气丸以酒送服,酒气浓烈,能使一身阳气通达,通畅三焦和血道,气行则痰饮化,助痰饮水湿随小便而去。

3. 五苓散温下焦之阳气以利小便 尤怡的五苓散注文:"瘦人不应有水,而脐下悸,则水动于下矣。吐涎沫,则水逆于中矣。甚而颠眩,则水且犯于上矣。形体虽瘦,而病实为水,乃病机之变也。颠眩即头眩。苓术猪泽甘淡渗泄,使肠间之水,从小便出。用桂者,下焦水气,非阳不化也。曰多服暖水汗出者,盖欲使表里分消其水,非挟有表邪而欲两解之谓。"

五苓散为针对下焦阳微,肾不能化水,以至于饮邪上逆的痰饮证而设。痰饮属阴邪,若肾阳虚弱,阳气不布,水不化气而形成痰饮之邪,痰饮冲击上逆,则呕吐清水痰涎;清阳被阻,则头目颠眩;痰饮之邪动于下,则脐下悸;阳虚痰饮内停,故出现口渴和小便不利。

尤怡注疏认为,按常理瘦人不应该有痰饮泛滥,但由于病机所变仍然出现痰饮之证。在五苓散证中,脐下悸是水饮动于下焦,吐涎沫是痰饮逆于中焦,颠眩是痰饮犯上,核心还是在于痰饮滞留上中下三焦。《素问·灵兰秘典论》曰:"膀胱者,州都之官,津液藏焉,气化则能出矣。"根据此论述,本治法的着眼点在于下焦膀胱的气化。痰饮之邪结于下焦,本可以从小便而去,此时却为膀胱气化不利所害,使得水液去无路,当痰饮之水邪盛于下焦则逆而上行,吐涎沫而头眩,治用五苓散温阳化气利水。

尤怡对五苓散用药和服用法有精辟的注疏:"用桂者,下焦水气非阳不化也。"多饮暖水汗出是为了"使表里分消其水",在此"五苓散"有汗有利是"非挟有表邪而欲两解之谓",使饮邪从微汗出,小便利而表里分消。沈明宗在《伤寒六经辨证治法》卷一中,认为服暖水法与桂枝汤啜热稀粥法有异曲同工之妙:"暖水乃助膀胱水府之津,俾膀胱气盛则溺汗俱出,经腑同解。"方中白术健脾以制水;用桂枝温化下焦之气,增加膀胱气化功能,气得运化则水道通畅,痰饮之水自能下行,桂枝能散营卫之邪,使卫表之邪从汗而出;猪苓、茯苓、泽泻淡渗利水,导水下行。温阳则气能化,气化则水道通,水道通则小便利,小便利则痰饮可祛。

4. 其他注家注文概说 第16条苓桂术甘汤,赵以德注文从经脉循行的角度做解,并将诸证归因到心包经,受到易水学派的影响,用药物归经理论做方剂解说。徐彬则认为心下是心之下、胃之上,实际上否定了赵以德心包经的说法。其他注家皆较少提及具体的位置,沈明宗、魏荔彤则从清阳不升解苓桂术甘汤的适应证；程林、李彣直接解释苓桂术甘汤；高学山则从症状出发，认为心下及胸支满，为支饮之症；胁下支满，为悬饮之症；痰饮则为总名，故此其认为除溢饮之外苓桂术甘汤皆可用，这论点重申了高氏认为"温药和之"的普遍适应。相比较而言，尤怡的注文更重视苓桂术甘汤的整体效用，为"温中去湿，治痰饮之良剂"。

第17条各注家不约而同将注意力转向肾气丸。赵以德重视苓桂术甘汤与肾气丸的不同所主，认为前者痰饮之邪在阳，后者在阴。沈明宗明显受到赵以德的影响，认为呼在心肺，吸在肝肾，从呼和吸与心下的关系推论，认为吸不归肾则短气，成为肾气丸的机制。魏荔彤则认为可从支饮论。李彣则将水饮停积分为两个脏腑之因，一者在于"脾土衰不能制水"，一者在于"肾虚，关门不利"。高学山认为微饮在肾。徐彬、程林、魏荔彤则更多地关注方解。尤怡则从气与饮的关系解释，更重视两者治疗机制上的共同点，在于"利小便"是一致的。

第31条五苓散证，各注家大多从肾脏功能的角度加以论释，并对五苓散组成有全面的分析。各注家在瘦人反而有痰饮的问题，观点却各有不同。魏荔彤提出疑问，何以瘦人反有水邪？魏氏认为是"阳虚气弱之甚"的缘故。尤怡针对瘦人痰饮的问题在魏荔彤的基础上进一步深入探讨，尤氏继承了魏荔彤的阳虚的说法，认为是肾阳虚，痰饮之邪动于下焦，出现"病机之变"。赵以德则从五行角度分析，金、土、水行人为肥人，木、火行人为瘦人，认为此处之瘦人是禀形而非因病而瘦。沈明宗接受了赵以德的观点，也从禀形上加以解释。李彣则认为瘦人是因为气不足而得痰饮之病。徐彬重视此条的症状，将此处的"心下悸"与奔豚做对比，认为是肾乘心虚而致。高学山也重视"脐下悸"，但高氏认为，此处"悸"区别于心悸，有弹指跳动之状。程林认为当肾邪凌心则心下悸，自病则脐下悸。

尤怡对"病痰饮者，当以温药和之"的阐发还包括辛温汗法及善后处理、和胃蠲饮止呕法等，甚至消法、攻逐法等中也包含部分的"温药和之"的理念，限于篇幅，在此不一一列举。

（节录自博士论文《尤怡对〈金匮要略〉痰饮理论的阐发及其证治思想研究》，2016年）

条分缕析，层次井然
——论尤在泾"治痰七法"

贵阳中医学院　　王祖雄

尤在泾的《金匮翼》"治痰七法"，滥觞于仲景《金匮要略·痰饮咳嗽病脉证治》篇，又广泛地汲取了历代医家论治痰饮的理论经验，复结合其自己长期实践的心得体会，归纳而成。尤氏的"治痰七法"，笔者于多年来的临床运用，体会到确实很有实用价值。

一、集治痰之大要

尤氏的"治痰七法"是：攻逐、消导、和、补、温、清、润。

第一法"攻逐"。系治疗痰饮"停积既甚，譬如沟渠淤塞，久则倒流逆上，污浊臭秽，无所不有"而生之证。此证"须攻逐之剂"治之，所谓"攻逐"，乃"决而去之"之意。尤氏在此法下，举控涎丹（甘遂、大戟、白芥子）、十枣汤（芫花、甘遂、大戟，煮大枣调服）、礞石滚痰丸（青礞石、沉香、大黄、黄芩）等为代表方（按：尤氏在每法之下，所举方剂尚多，本文仅录其代表方剂以参考，下同），且均为攻逐痰饮的峻剂。尤氏对以上数方的方义和使用分寸，阐述较明。如他在上述数方之后注云："痰之与饮，同类而异名者耳。痰者，食物所化，饮者，水饮所成，故痰质稠而饮质稀也。痰多从火化，饮多从寒化，故痰宜清而饮宜温也。痰多胶固一处，饮多流溢上下，故痰可润而饮可燥也。是以控涎、十枣，为逐饮之真方；礞石滚痰，乃下痰之的药。易而用之，罕有获效者矣，学者辨之。"以上注解，盖示人以论治痰饮，当分清痰与饮的各别属性、病机变化、临床表现等的不同，而进行遣方用药，自不能有所混淆，实为精辟之论。值得指出的是，今人治痰，罕用此法。考诸前贤典籍则习见不鲜，姑不论仲景垂范千古之荡涤诸方，而唐宋诸方书亦在在可见，金元诸子以攻逐治痰者，其验案无可胜数。如以养阴著称的朱丹溪，亦擅攻痰，尝治其师许谦病"脾痰骨疼"，众皆以为寒，杂进温热药，病至不起，诸老袖手，计无所出，丹溪认为此证乃"中脘有宿食积痰，杂以冲骨寒湿，抑遏经络气血，津液不行，痰饮注入骨节，往来如潮，其涌而上,则为脾痰,降而下则为胯痛,非涌泄之法不足以治之"(《续名医类案·痰》)。遂取法张子和,用半遂末,入猪腰子,煨以食之,"连泻七行"之后,"次日两足便能行步"。此案说明了攻逐痰饮法治疗疑难病症的良好疗效,晚近却每多废置,十分可惜。尤在泾列攻逐居七法之首,实有深意寓焉。

第二法"消导"。系治"凡病痰饮未盛,或虽盛而未至坚顽者"。所谓"消",指"损而尽之";所谓"导",指"引而去之"。尤氏在此法下,举和剂二陈汤、半夏丸(制半夏、陈皮、赤苓、桔梗、枳壳、瓜蒌仁、黄连、黄芩、栀子、贝母、苏子、桑白皮、杏仁、芒硝、木香、甘草)等为代表方,且均为消导痰饮的缓和之剂。如云"治痰饮为患,或呕逆恶心,或头眩心悸,或中脘不快,或食生冷、饮酒过度,脾胃不和",为痰饮未盛之证,宜服二陈汤。又云:"治热痰结在胸膈,咯吐不出,满闷作痛,名痰结。又胁下痛,作寒热,咳嗽气急,亦痰结也。"此为痰饮盛而未至坚顽之证,宜用半夏丸。两方虽均属消导,但适应证深浅不一,治疗轻重有别,未可混同。笔者认为,两证的区别在于:前证痰积未深,微感脾胃不和;后证痰结已盛,聚注经络,故以疼痛为特征。前证治以二陈汤轻化,后证治以半夏丸导泄,实即前者为消而后者为导也。尤氏治痰,条分缕析,层次井然,洵宜后学深思之。

第三法"和"。系治疗虚实夹杂的痰饮证。此证"补之则痰益固,攻之则正不支"。如用和法,则"痰去而正不损"。所谓"和",显然非和解枢机之谓,乃"寓攻于补"或"寓补于攻",实即调和也。尤氏在此法下,举橘皮汤(制半夏、茯苓、陈皮、细辛、青皮、桔梗、枳壳、炙甘草、人参、旋覆花)等为代表方。尤氏对此方未注明所治之证,但据方测证,当系治疗肺脾气虚的痰嗽证无疑。夫痰嗽为病,每系邪气所致,"邪气加诸身,速攻之可也,速去之可也"(引《儒门事亲·汗下吐三法该尽治病诠》语),自不待言,问题是痰嗽患者,又每每正气虚衰(常以肺脾气虚为主),此时攻痰则伤正,补益则恋邪,而使医者束手。尤氏和法,熔攻补于一炉,特为正虚痰聚者而设。虽然先贤论述已备,而明确标出和法,以治此肺脾气虚的痰嗽证者,尚属少见。观其所举橘皮汤,以二陈汤治痰为基础,益人参以培元,复以桔梗之升、旋覆之降,并助以青皮、枳壳斡旋气机,而使清气得升,痰浊得降;又参细辛以温化寒饮,终使邪有去路而无所碍。这确是一首极为平常而又立意颇深的好方子,验之临床,亦确有很好的疗效。

第四法"补"。系治疗肾虚或脾虚所致的痰饮本证。此证关键在于元气衰惫，正如尤氏所云："夫痰即水也，其本在肾；痰即液也，其本在脾。在肾者气虚水泛，在脾者土虚不化。"此证在治疗上"攻之则弥盛，补之则潜消"。尤氏在此法下，举济生肾气丸（熟地、山药、山茱萸、牡丹皮、泽泻、茯苓、肉桂、附片、车前子、牛膝）、苓桂术甘汤（茯苓、桂枝、白术、甘草）等为代表方。尤氏抓住了本证是由肾虚或脾虚而生的这一关键所在，诚为治本之良法，亦仲景之余绪也。笔者研讨此法，有感于现在一般临床治疗痰饮病者，多不敢问津于济生肾气丸中的熟地。我认为只要辨清本证的癥结在于精不化气，气不化水谷，水谷之气悉化为痰饮，本着治病求本的原则，而用此方中的熟地等药以填精补肾，亦未尝不可。因此，尤氏对此方虽未注明其所治之证，当亦为咳喘痰多而稀，气短乏力，面色㿠白，下肢水肿，脉迟而沉，舌嫩淡等症无疑。追溯其渊源，盖不特仲景肾气丸之旨，张介宾对此阐述亦详，金水六君丸即此意也。

第五法"温"。系治疗"痰饮停凝心膈上下，或痞，或呕，或利，久而不去，或虽去而复生者"。尤氏指出："盖痰本于脾，温则能健；痰生于湿，温则易行。"这说明了温法主要是温健脾土，而使痰饮自化之意。尤氏在此法下，举千金半夏汤（白术、半夏、生姜、茯苓、人参、桂心、炙甘草、炮附子）、本事神术丸（茅山苍术、生芝麻、大枣）等为代表方。尤氏并在千金半夏丸下注明"治冷痰"；在本事神术丸下假许叔微之说，注明治"膈中停饮"。特别对本事神术丸一方，尤为推崇。尤氏引许氏之说云："夫脾土恶湿，而水则流湿，莫若燥脾以胜湿，崇土以填窠臼，则疾当去矣。"根据此理，许叔微坚持服苍术一味，治愈了自己多年的宿疾。一味苍术，温化痰饮之治，后人每多忽之。尤氏别具只眼，绍述其理，颇值得今日临床借鉴。

第六法"清"。系治疗痰热"交结不解，相助为虐""其证咽喉干燥，或塞或壅，头目昏重，或咳吐稠黏，面目赤热"。尤氏指出：此证"欲去其痰，必先清其热"。他在此法下，举洁古小黄丸（南星、半夏、黄芩）等为代表方，盖清热与祛痰并用也。考此法实渊源于丹溪。《丹溪心法》有云："食郁有热，火气上动，以黄芩为君，南星、半夏为臣……"关键就在黄芩一味，所谓"黄芩治热痰，假其下火也"。明代李时珍亦甚重视此法，验诸临床，获效自宏。尤氏对此又加以阐发，是值得称道的。

第七法"润"。系治疗"肺虚阴涸，枯燥日至，气不化而成火，津以结而成痰"的阴虚痰火之证。尤氏并告诫：此证"不可以辛散，不可以燥夺"，只有

"清之则气自化，润之则痰自消"。尤氏在此法下，举杏仁煎[杏仁（去皮尖）、生姜汁、白蜜、饴糖、桑白皮、贝母、木通、紫菀、五味子]等为代表方。考此法出自《千金方》，反映了清润濡泽的特点，突出了甘润的作用，有养阴而不碍邪、清火而不伤中的优点，实为燥痰鹄的之治。后世喻嘉言氏创"秋燥论"之说，而制清燥救肺汤作为其代表方，固属轩岐之功臣，然而尤氏所举的杏仁煎，药味轻灵，则更胜一筹。晚近罕识唐方，莫测此法之妙谛，则读尤氏书，或当有所裨益耳。

二、助临床之应用

根据笔者多年来对尤氏"治痰七法"的临床运用，主要有以下两点体会，并附验案以供读者参考。

（1）证候单纯的痰饮实证，只须用尤氏治痰的某一种方法，专攻其实，自获良效。

如患者张某，平素嗜酒，因春节多次酗酒，饮食不节而罹病。求诊时胸脘腹部均满闷作痛，纳呆，咳嗽气急，痰浊咯吐难出，大便已4日未解，脉象弦滑有力，舌苔黄腻而厚。诊为痰结实证，肺与大肠同病。仿用尤氏消导法，以半夏丸加减进治，用制半夏9克，陈皮9克，赤苓9克，桔梗9克，枳实9克，瓜蒌仁9克，黄连6克，黄芩6克，栀子6克，川贝母6克，苏子6克，桑白皮6克，杏仁10克，厚朴6克，生大黄9克（另包后下），木香6克，甘草3克，生姜3片。进服3剂后，痰浊咯吐较爽，咳嗽气急大减，大便共解3次，均为黄色稠黏臭物，胸脘腹部闷痛悉平。继以泻白散合温胆汤加减。服药3剂后随访，患者胃纳已趋正常，诸症消失，体力恢复。本案系单纯的痰结实证，肺与大肠同病，因患者年壮体健，故只须用尤氏的消导一法，方以半夏丸加减，祛其痰结，即告痊愈。

（2）证候复杂的痰饮虚实相兼证，则宜将尤氏治痰的两种以上方法同用，并守法长治而不变，方能收效。

如患者李某，男，素体阳虚，患痰饮咳嗽宿疾已逾十载。每届冬寒，遇感冒辄发。此次因感冒而致咳嗽吐痰，寒热并作，已有旬余。曾经前医施用发汗解表，止咳化痰剂，如麻黄汤、二陈汤等，药后出汗较多，病仍有增未已。求诊时头眩晕,背寒冷,肢末不温,面目水肿,咳嗽气逆,痰多(为白色泡沫痰),脐腹隐痛喜按,大便溏薄,神气疲惫不支,脉象沉迟无力,舌淡嫩,苔白滑。诊为脾肾阳虚,寒饮积滞。即以尤氏补、温二法同用,方以济生肾气丸、千金半夏汤加减进治,处方为:干地黄10克,牡丹皮9克,泽泻9克,茯苓15克,山药9克,山茱萸9克,肉桂6克(研末,另包冲服),熟附片6克(另包先煎),牛膝9克,车前子15克,白术9克,制半夏9克,红参9克,陈皮9克,炙甘草6克。

上方进服6剂后,诸症悉减,咳逆较平,面目水肿渐消,背冷、腹痛、便溏亦减轻。继以苓桂术甘汤、二陈汤、桂附理中汤、肾气丸合方加减调治,药用:茯苓15克,桂枝6克,白术9克,炙甘草6克,法半夏9克,陈皮9克,红参9克,干姜6克,熟附片6克(另包先煎),熟地15克,山药10克,泽泻9克,牡丹皮9克,山茱萸9克。

进服6剂后,咳逆、背冷、腹痛、便溏等症基本消失。嘱续以桂附理中丸与肾气丸,早晚交替吞服各9克,以巩固疗效。1个月后随访患者,痰饮未见复发,且精神日振,行动亦渐趋正常。本案系复杂的痰饮虚实相兼证,患者年事较高,且素体阳虚,患痰饮咳嗽宿疾有年。此次感寒发作旬余,复经前医误用发汗剂而汗出较多,更伤其正,以致病情增重。故治疗上证时,应以尤氏的补、温二法同用,投济生肾气丸、千金半夏汤等加减,以挫其病势。邪势虽稍减,而脾肾之阳积虚未复,是责诸离火未壮、阴结不开也,故续以苓桂术甘汤、二陈汤、桂附理中汤、肾气丸等方温振其阳,蠲化其饮,果然收到了如期的疗效。

(《上海中医药杂志》,1985年第5期)

论尤在泾治痰七法

中国中医科学院　　潘桂娟
长春中医学院　　金香兰

清代医家尤在泾,精医术,工诗文,名噪一时。其在所著《金匮翼》一书中，提出了攻、消、和、补、温、清、润的"治痰七法"，并在七法之下类聚 20 余首治痰名方，对于古今医家治疗痰病颇具指导意义。

一、痰积日久，治以攻逐

对于痰浊停积日久，胶固已甚，好似沟渠郁壅，污浊臭秽，久则倒流逆上之证，尤氏认为必须以攻逐之法，引而决之。方选神仙坠痰丸（黑牵牛、皂角、白矾）、礞石滚痰丸（青礞石、沉香、大黄、黄芩）等。其中，尤以礞石滚痰丸为"下痰之的药"。礞石滚痰丸原出元代王珪所著《泰定养生主论》，王氏用其治疗实热老痰、顽痰胶固之怪证，以口燥、咽干、大便秘结为依据。后《张氏医通》又加"舌红、苔黄、脉滑"，更确切地指出了其应用指征。尤氏在攻逐法下推重此方，以治痰实而正未虚之证，颇有见地。

二、痰盛未坚，治以消导

对于痰虽盛而未至坚顽者，尤氏主张以消导法治之，而禁用攻伐。其所谓消者，即损而尽之；导者，即引而去之。其中，属痰饮为患，或呕逆恶心，或头眩心悸，或中脘不快，脾胃不和者，治以《局方》二陈汤（半夏、橘红、白茯苓、炙甘草）、桔梗半夏汤（二陈汤加枳实、桔梗）、《济生》导痰汤（半夏、天南星、赤茯苓、枳实、橘红、炙甘草）；属食积而成痰者，方用青礞石丸（青礞石、半夏、天南星、风化硝、黄芩、茯苓）；属膈痰结实而致满闷喘逆者，治以半夏丸（半夏、皂角、生姜）；属顽痰迷塞，关窍不通，声音不出者，治以鹤顶丹（白矾、黄丹、全蝎）；属风痰壅盛而致呕吐、眩晕及中风瘫痪者，治以青州白丸子（半夏、南星、白附子、川乌）。

三、痰实正虚，治以和法

对于始因虚而生痰，继因痰而成实者，尤氏认为补之则痰益固，攻之则正不支，惟寓攻于补，庶正复而痰不滋；或寓补于攻，斯痰去而正无损。故当辨其虚实多寡而施之以和法。其所用橘皮汤（半夏、茯苓、陈皮、细辛、青皮、桔梗、枳壳、炙甘草、人参、旋覆花)方中,以二陈汤为主,佐入诸药,开泄气分,仅人参一味为补药,此所谓寓补于攻也。其所用六君子汤(人参、白术、茯苓、甘草、陈皮、半夏),以四君子汤益气,以二陈汤化痰,实为寓攻于补也。

四、痰生于虚,治以温补

对于肾虚制水无权,脾虚水液不化,痰浊内生者,尤氏认为,攻之则痰益盛,补之则痰自消,故主张以《济生》肾气丸(干地黄、山药、山茱萸、泽泻、茯苓、丹皮、桂枝、附子、车前子、牛膝)、四君子汤、苓桂术甘汤等方,益气健脾,温阳化痰。

五、痰凝胸膈,治以温化

对于痰凝胸膈上下,或痞,或呕,或下利,久而不去,或虽去而复生者,尤氏主张以温法治之。尤氏认为痰本于脾,脾得温则能健;痰生于湿,湿得温则易化。正如《圣济总录》所云:"气为阳,阳不足者,不能消导水饮,则聚而成痰,浸渍肠胃,上为呕逆、吐酸,下为洞泄寒中。久不已则令人消瘦,少气倚息,妨于饮食。昔人治痰饮,多以温药和之,为此故也。"尤氏在温法的具体运用上,治冷痰,以《千金》半夏汤(白术、半夏、生姜、茯苓、人参、桂心、甘草、附子)为主,意在温中益气,辛甘复阳。其次,或用吴茱萸汤(吴茱萸、人参、半夏、桂心、茯苓、姜、枣),略施温补,重在和中;或用沉香茯苓丸(沉香、白茯苓、半夏、人参、丁香、甘草、陈皮、肉豆蔻、槟榔),于温药中增入行气之品,使温中兼以消导,功在温脾胃,利胸膈,和气血。治湿痰,独重《本事》神术丸(苍术、生芝麻、大枣),认为此乃健脾燥湿之良方。

六、痰热交结,治以清化

对于因热而生痰,或因痰而生热,痰热交结,相助为虐,以致咽喉干燥,或塞或壅,头目昏重,咳吐黏稠,面目红赤者,尤氏认为,欲化其痰,当先清其热,亦即前人所云"痰因火盛逆上者,治火为先"之意。在具体治疗上,尤氏或用洁古小黄丸（南星、半夏、黄芩），以苦燥之品治湿热生痰之证，或用二陈汤加黄芩、连翘、栀子、桔梗、薄荷，苦辛并用，以泄气分之热。对于痰热交结，虚中夹实者，尤氏选用《圣济》鹅梨煎丸（鹅梨汁、皂荚汁、生地汁、薄荷汁、白蜜、人参、白茯苓、半夏、槟榔、青皮、桔梗、甘草），取甘辛合用而甘胜于辛，益气和阴，涤痰清热，使利膈而不伤正，补虚而不助邪。对于热痰壅盛，胸膈不利者，尤氏治以《圣济》千金散（半夏、蛤粉、甘草、寒水石），取其咸寒以泄热。

七、燥热生痰，治以清润

对于肺虚阴涸，枯燥日至，气不化而成火，津以结而成痰者，尤氏认为既不可辛散，亦不可燥夺，惟取清润之法治之，清则气自化，润则痰自消。其选用杏仁煎（杏仁、生姜汁、白蜜、饴糖、桑白皮、贝母、木通、紫菀、五味子），治燥痰在肺，上气咳嗽，或心胸烦热之证，认为此方甘酸合用以生津润燥，诸药合力，共奏泄肺化痰之功。此外，尤氏还选用节斋化痰丸（天冬、片芩、瓜蒌仁、橘红、海石粉、香附、芒硝、桔梗、连翘、青黛），治疗郁痰老痰，胶固黏稠，难于咯唾者，认为此方咸苦合用，苦以泄热，咸以软坚，可清化老痰而不伤阴。

综上所述，尤氏治痰，从病机处着眼，大法分明，纲举目张；法中有法，入细入微。其治痰7法，不仅开拓了医家治病的视野，而且深化了中医痰病治疗学说，具有重要的学术价值和临床意义，值得深入研究与探讨。

（《中医杂志》，1994年第35卷第9期）

"治痰七法"在《金匮翼》其他杂病门的应用体现

广州中医药大学　　欧晓波　林昌松

痰饮证治不仅仅出现在《金匮翼·痰饮》篇，在其他门类以痰饮为病因病机的治法,不少也体现了治痰七法之妙。痰饮为病大凡分为三者:一者专门立法以证治痰饮;二者痰饮作为某病的病因病机,或者病程所到的阶段;三者作为某病的一个兼症,人却为其所苦甚。自朱丹溪以来,痰饮理论影响了整个杂病的证治理论,皆来自杂病多从痰饮治疗的思想。清代程钟龄《医学心悟·痰饮》认为"凡病未有不发热,不生痰者"。程氏认为痰乃杂病非常普遍的兼见之症:当杂病轻而痰饮重,则专以痰饮为主治;当痰饮杂病重而痰饮轻,或作为兼证,或作为病因病机,则治病也包含了痰饮证治的理法方药。

尤怡在《金匮翼》的其他杂病门类的证治中从痰饮论证的涵盖篇幅非常广,包括了三大类的证治方法:肺系脏腑杂病从痰饮论证;脾胃脏腑类杂病从痰饮论证;其他脏腑系痰饮病机的杂病从痰饮论证。

尤怡对痰饮之外的其他杂病的证治过程,也充分体现其"治痰七法"的核心理论,以下则进行归纳和总结。

一、治痰七法在肺系杂病的应用分析

治痰七法在肺系杂病多次出现,在《金匮翼》中,"咳嗽"和"喘"两篇多有应用治痰七法。在张仲景的杂病体系中,咳嗽和喘并没有完全地发展成独立的病种,而往往是某个病的症状。到了清代,杂病的体系中咳嗽和喘已经独立出来。尤怡在《金匮翼》中设咳嗽门与喘门,多有与治痰七法相关的证治。

1.《金匮翼·咳嗽》的痰饮证治 《金匮翼》咳嗽门,认为五脏六腑皆令人咳,其病因有内外之分。一者自外入之邪气,风寒暑湿燥火;二者自内而发,七情饥饱劳伤。尤怡推崇朱震亨对咳嗽的论述,咳嗽的表现丰富多样,有风寒、有火、有劳、有痰、有肺胀等。风寒者,发散行痰;肺中有痰者,解表豁痰。火郁者,咳多痰少;劳者,痰多唾红;痰者,咳动便有痰,痰出咳止;肺胀者,动则喘满。尤怡将咳嗽一门分为八类:冷嗽、热嗽、郁热嗽、饮气嗽、食积咳嗽、燥咳、虚寒嗽、肾咳、咳嗽失音,大多含有痰饮病机。经深究文本之意,八类中较能体现治痰七法论治痰饮的类别有:冷嗽、饮气嗽、食积咳嗽、燥咳、虚寒嗽、咳嗽失音,共六类。由此可见痰饮病机在咳嗽门的重要意义。

冷嗽:为外有寒邪束表,内有痰饮内积,尤怡认为是"身受寒气,口饮寒浆得之"，而且是"得温则减"，故此治法当从温药、辛热药治之。冷嗽所选四方：小青龙汤、加减麻黄汤、三拗汤、饴糖煎。小青龙汤出自张仲景《金匮要略》，加减麻黄汤出自宋代杨士瀛《仁斋直指方》，三拗汤出自《太平惠民和剂局方》，饴糖煎出自《圣济总录》。前三方属治痰七法的温法，饴糖煎属治痰七法的润法。

饮气嗽：表现为喘咳上气，胸膈满闷，不得偃卧。尤怡接受许仁则对饮气嗽的病机论断，认为是水气上冲入肺。尤怡还接受《医余》利水道，化痰下气的治法。饮气嗽所选六方代表方《深师》白前汤、芫花散、葶苈大枣泻肺汤、苏子降气汤、玉泉丸、瓜蒌丸等（第六方未列方名），皆与痰饮论治相关。《深师》白前汤为《外台秘要》卷十引《深师方》，用于久患咳逆上气，体肿，短气胀满，不得卧，喉作水鸡声，尤怡选为治疗饮气嗽之用，为治痰七法之消导法；芫花散为孙思邈方，葶苈大枣泻肺汤为张仲景方，同为治痰七法的攻逐法；苏子降气汤亦为孙思邈方，为温法，尤怡"方后按"阐述其为寒痰在胸膜，宜以辛热去之。玉泉丸选自《太平惠民和剂局方》卷四，用于热痰壅盛，咳嗽，烦热，为清法；第六方尤怡选自朱丹溪《丹溪心法》卷二咳嗽门，此方为治痰清法，青黛、瓜蒌清热疾，以香附理气。

食积咳嗽：方选瓜蒌丸，载于《丹溪心法》卷二痰门，用于食积，痰壅滞，喘急等症状，为消导之法。尤怡认为食积成痰属于脾胃的痰气上升致咳嗽，只治痰消积，则咳嗽自止，不必用肺药以治嗽。因此，瓜蒌丸用消食药山楂、神曲消食积；半夏降逆消痰；瓜蒌仁润下祛痰积，同为消导法。

燥咳：皆用润法。尤怡引张元素的论述"咳而无痰者，宜以辛甘润其肺也"，主要使用润法。燥嗽选方详情如下：① 延年天门冬煎：为《外台秘要》卷第十"肺热兼咳方七首"引《延年秘录》，用于肺热兼咳，不出声。② 杏仁煎：为《圣济总录》所出。③《千金》豕膏丸：为《备急千金要方》卷十七引姚氏方，用于燥咳。此方与张仲景《金匮要略》猪膏发煎相差杏仁一味药。④ 上清丸：载自明代龚廷贤《鲁府禁方》卷四，用于化痰止嗽，清火，生津止渴。

虚寒嗽：尤怡认为是脾土受伤而肺益失养，饮食不入为病因病机，治法当温养脾肺为主。虚寒嗽选两方，加味理中汤和《济生》紫菀汤，为补法。加味理中汤是理中汤加二陈汤和细辛、五味子组成，出自宋杨士瀛《仁斋直指方》;《济生》紫菀汤,载于宋代严用和《严氏济生方·五劳六极论治》,原用于气虚极,皮毛焦,津液不通,四肢无力,喘极短气,尤怡用为"肺虚实嗽喘急,无热症者",为补法。

2.《金匮翼·喘》的痰饮证治 《金匮翼》喘门专指呼吸喘促的疾病,归属于肺系的杂病,部分从痰饮治。尤怡引《三因极一病证方论》,认为喘分虚实两者,各有不同的表现:喘病肺实的表现为肺胀、上气、咽中逆、如欲呕状、自汗;喘病肺虚的表现为咽干无液,少气不足以息。喘门证型分为痰实肺闭、水气乘肺、寒邪入肺、令火烁金、肾虚气逆、齁喘、血积肝伤等,其中与痰饮论治相关的证为痰实肺闭、水气乘肺、齁喘三者。

痰实肺闭一证,尤怡认为其根本还是肺的功能虚弱,而痰热实之,则肺气失宣,呼吸壅滞,出现喘病的相关症状。其表现为:喘急胸闷,胸膈痞痛彻背,饮体稀而痰质稠,饮多寒而痰多热耳。治法用消导法和攻逐法消肺痰饮实邪,痰饮之邪去,肺气清,呼吸则畅,诸证可平。痰实肺闭选方为:宋代严用和《严氏济生方》之《济生》瓜蒌丸和元代王好古《医垒元戎》的元戎葶苈大枣汤,前者为消导法,后者为攻逐法。水气乘肺一证,尤怡认为不得卧,卧则喘是水气客于肺的原因。治法所列两者:一者,如若是心下有水气,上乘于肺,不得卧,用《直指》神秘汤,为和法;二者,若肾中水邪干肺,则《济生》肾气丸,为补法。齁喘一证,尤怡认为是早有积疾在肺,遇冷而发。齁喘的表现为:喘鸣迫塞,能坐不得卧。尤怡根据 4 种不同的齁喘类型立法选方。① 如若外寒与内饮相搏用小青龙汤,为张仲景治痰饮之辛温汗法,也为治痰七法之温法。② 如若肺有积热,热为寒束,用越婢加半夏汤,为治痰七法之清法。③ 如若痰热内蕴,肺失宣肃,外寒较小青龙汤证轻,而内饮则为热痰,用《摄生众妙方》定喘汤宣肺降气,清热化痰。④ 如若为虚人痰多咳嗽,胸满气逆,连年不已的久病,尤怡则选定喘丸,为治痰七法之和法。

二、治痰七法在脾胃系杂病的应用

脾胃为生痰之源,故此,脾胃系杂病多与痰饮有关,治痰七法在脾胃系杂病中的应用较为典型的证有膈噎、痰疟、胃脘痛与呕吐。

1.《金匮翼·膈噎》"痰膈"的痰饮证治 尤怡在《金匮翼》中立"膈噎"一

门，膈噎是饮食入咽之后不得下，噎塞在膈中的一类病证。"夫膈噎，胃病也"，属于脾胃系的杂病。尤怡认为膈噎大都年逾五十，其证以津液枯槁居多，而壮年气盛，则其证"非血即痰"，因此痰饮作为病机在膈噎病有较大的理论实践意义。尤怡将膈噎一门分为痰膈、血膈、气膈、虫膈四类，然其中"痰膈"则为痰饮作为病因病机而产生膈噎。

尤怡认为痰膈病因在于七情太过伤了脾胃，郁结而气机阻滞内生痰饮，痰饮与气相搏，升而不降出现噎膈。其表现为：胸膈痞闷，当饮食则噎不得下胃反上逆而呕，与痰俱出。治法在调阴阳，化痰下气，从痰饮论证。尤怡所选方剂有《和剂》"四七汤""丁香透膈汤"和"涤痰滚丸"，针对不同的痰膈病机从痰饮论证。

《和剂》四七汤出自《太平惠民和剂局方》，针对七情，因喜怒忧思悲恐惊之气结成痰涎，在咽喉之间，略不出咽不下之证，属消导法。丁香透膈汤，载于《太平惠民和剂局方》，后世朱丹溪《丹溪心法》、危亦林《世医得效方》皆有转载，尤怡选该方针对脾胃不和而痰饮逆上，出现恶心呕吐，饮食不进，膈噎，痞塞不通之证，属温法。涤痰丸与清代景东旸《嵩崖尊生》涤痰丸相符，尤怡选治痰膈。景氏将其用于痰多者的膈噎反胃，总体为消导法。

2.《金匮翼·疟疾》中痰疟的痰饮证治　尤怡将疟疾机制归结于疟家寒热之邪，属少阳胆风木之府，而且疟脉多弦，也因为少阳居半表半里，其气从阳则热，从阴则寒也，故病寒热并作。中医对疟疾早在《黄帝内经素问·刺疟篇》中就有专门讨论，张仲景《金匮要略》丰富了疟疾的治疗方法，到了尤怡时代，疟疾的证治理论已经趋于完善。尤怡将疟疾一门分为风疟、温疟、湿疟、瘅疟、牡疟、痰疟、食疟、虚疟、痎疟，然其中牡疟、痰疟和痎疟则为痰饮作为病因病机而产生疟疾，从痰饮论治。

"牡疟"多寒当为"牝疟"，是因为痰饮较多，遏阳气于里而不能达于外。《金匮要略·疟病脉证并治》："疟多寒者，名曰牝疟。"《三因极一病证方论·疟叙论》："病者寒多，不热，但惨戚振栗，病以时作，此以阳虚阴盛，多感阴湿，阳不能制阴，名曰牝疟。"牡疟，尤怡选方为"牡蛎汤"。此方出自王焘《外台秘要》，治法属七法之消导法涌吐痰饮。

尤怡认为"痰疟"是由于夏月乘凉饮冷，受湿邪，饥饱不定，导致脾胃不和，由此出现痰饮壅积在中脘所致。对于实证，尤怡提倡实病用蜀漆、常山之类攻而去之,选方常山散和四兽饮。常山散出《神农本草经》,用一味涌吐药常山涌吐痰涎。虽然治痰七法的攻逐法大多为有攻下、逐水之意,然而常山散也属于单纯攻邪之法,且尤怡将其定义为"攻而去之",故此划归"攻逐法"。四兽饮出自宋代陈言《三因极一病证方论》,属于消补兼施的"和法"。四兽饮中含有治痰七法中和法的六君子汤,并在六君子汤的基础上加入草果以芳香化湿,加入乌梅肉以生津,故此,四兽饮为和法无疑。

尤怡认为"痎疟"为老疟,根深蒂固,常为复发,疟母难以出,吐下之法则为除疟母常用之法。尤怡治痎疟选两方,一者《千金》常山丸,二者为鳖甲丸。两方皆属于治痰七法的消导法:常山丸以鳖甲软坚散结以消痰饮疟母,以常山涌吐痰涎以导;鳖甲丸以鳖甲、三棱、莪术以消,常山为导。两方皆为消导,然而鳖甲丸更重视疟母在血分根深蒂固,而用三棱、莪术等活血祛瘀药治痰饮久而成瘀血,痰瘀互结之证。

3.《金匮翼·胃脘痛》中痰积胃脘痛的痰饮证治 《金匮翼》胃脘痛门,分为痰积胃脘痛、肝乘胃痛、肾逆胃痛 3 种。其中痰积胃脘痛则从痰饮论治。尤怡认为痰积胃脘痛以中焦湿痰蕴热而壅滞不通为病机,治法包含了治痰七法的消导法和润法。选方有朱震亨丹溪白螺壳丸、海蛤丸,以及尤怡自创的加味二陈汤。

丹溪白螺壳丸,白螺壳消痰和胃,南星、半夏消痰饮;苍术燥湿痰,红曲消食积,共为消;滑石利水滑导,桃仁活血化瘀,共为导;加之香附、青皮、枳壳、木香、砂仁理气和胃,栀子清热除烦以治胃脘痰积而痛。

海蛤丸,属于润胃燥之痰,方中用瓜蒌仁以润,海蛤也能润,其功在清肺热,滋燥,降痰,两药相合共为润法以治燥痰积胃而痛。

加味二陈汤,尤怡是在二陈汤基础上"加连、枳、山楂,清涤中宫",并且加"干葛升引清气,滑石、木通蠲除浊气",在二陈汤消导的基础上清升降浊以除痰积胃脘痛。故加味二陈汤属于消导法。

4.《金匮翼·呕吐》的痰饮证治 《金匮翼》呕吐门之思想源于《金匮要略·胃反呕吐》篇,尤怡接受《仁斋直指方》对呕吐的论述。尤氏将呕吐分为胃寒、胃热、痰水、宿食、脓血、气攻、风邪干胃等病机,其表现也各不相同。尤怡将呕吐治法选方分为刚壮之剂、清凉之剂、消痰逐水之剂、消食去积之剂、行气之剂、祛风和胃之剂、理中安蛔之剂、导利之剂、益胃之剂、咳嗽呕吐痰血饮食诸多门类。其中与痰饮病机有关的包含了刚壮之剂、清凉之剂、消痰逐水之剂、咳嗽呕吐痰血饮食四个方面。

刚壮之剂治法中，尤怡选方有《金匮要略》吴茱萸汤与《本事》附子散，其中与痰饮治法相关的属于吴茱萸汤，属于治痰七法之温法。

尤怡在呕吐的清凉之剂选方有《本事》竹茹汤、庞老枇杷叶散和新定清中止呕方，三者皆视痰饮与胃热相结为重要病机，皆从痰饮论治呕吐，属于治痰七法的清法。

消痰逐水之剂，选方有大半夏汤、小半夏茯苓汤、二陈汤、《本事》神术丸。大半夏汤消补兼施，半夏以消痰饮，人参以补中气，属于治痰七法之和法；小半夏茯苓汤在小半夏汤消的基础上，增加茯苓淡渗之导，属于消导法；二陈汤属于消导法；神术丸属于温法。

咳嗽呕吐痰血，尤怡选方加减二陈汤和补肺阿胶汤，分别从痰饮和从血证治。其中加减二陈汤则为治痰七法之消导法，尤怡本证是在二陈汤的基础上加入杏仁、竹茹。

三、治痰七法其他脏腑病系应用举隅

痰饮的治法不仅仅体现在痰饮病、脾胃系病、肺系病，而在其他的杂病中，许多也属于痰饮病机。根据痰饮病机，尤怡依然使用其总结的治痰法以治之。以下列举《金匮翼》中比较有代表性的痰饮病机相关杂病，也即中风门、头门、臂门，并分析其痰饮治法。

1.《金匮翼·中风》之逐痰涎的痰饮证治　中风门中，尤怡创造性地总结前人的证治理论，提出"卒中八法"，对后世中风治法影响深远。"卒中八法"，一曰开关；二曰固脱；三曰泄火邪；四曰转大气；五曰逐痰涎；六曰除热风；七曰通窍隧；八曰灸腧穴，其中五曰逐痰涎从痰饮论治中风。

逐痰涎治疗中风之法，尤怡认为是证或因风动痰，或因痰致风，或邪风附痰，或痰表现有如风病，表现为掉摇眩晕、倒仆昏迷，病因病机风固有之，痰也能使然。在中风的形成过程中，风痰互结之证本质为风邪盛而痰饮阻滞气机、经络而产生中风。尤怡认为此证当从痰饮治，提出"逐痰涎"法以治风痰互结的中风之证。

逐痰涎一法,尤怡从痰饮论证,选涤痰汤与清心散。涤痰汤体现治痰七法之消导法;清心散属于治痰七法之清法。涤痰汤方中有温胆汤结构(半夏、枳实、茯苓、橘红、竹茹)为消导痰饮,在此基础上加石菖蒲、南星开窍涤痰,人参补气扶正,为消导法。清心散方中薄荷辛凉散表;青黛咸寒,清热解毒化痰;硼砂清肺化痰;牛黄清热解毒,化痰开窍;冰片清香宣散,开窍醒神,清热散毒,共同清退热痰。

2.《金匮翼·头》中痰厥头痛的痰饮证治 《金匮翼》立"头"一门,其实质为论述各类头痛,包含了风头痛、热厥头痛、湿热头痛、寒湿头痛、痰厥头痛、肾虚头痛、肝厥头痛、食积头痛、血虚头痛、气虚头痛、偏头痛、雷头风、大头痛共13种头痛病机,其中痰厥头痛较为典型的从痰饮病机论证。

尤怡认为痰厥头痛的机制涉及脾胃脏腑,脾为胃行津液,脾病则胃中津液不得宣行,积而为痰,随阳明经上攻头脑作痛。痰厥头痛的表现为头重闷乱,眩晕,欲吐。治痰七法在痰厥头痛一证的证治总结如下:半夏白术天麻汤,出清代程国彭《医学心悟》,属消导法;茶调散,出金代张从正《儒门事亲》,原为"吐"剂,尤怡用于空心取吐消上焦之痰,为消导之法;半夏茯苓汤,出《金匮翼》,尤怡用于治痰厥头痛的热痰呕逆头痛,为治痰七法之消导法,同时也符合清法范畴;防风饮子,出唐代王焘《外台秘要》,用于风痰气,发即头旋,呕吐不食,尤怡所述与其同,属治痰七法之补法;玉壶丸,《太平惠民和剂局方》卷四原名为"化痰玉壶丸",用于风痰吐逆、头痛目眩、胸膈烦满、饮食不下、咳嗽痰盛、呕吐痰涎等证,尤怡所述与其同,并引张元素治李东垣痰厥头痛之案加以说明,属治痰七法之消导法;芎辛导痰汤,《证治准绳·类方》卷四用于痰厥头痛,论述与尤怡同,属于治痰七法之消导法,尤怡认为本方为导痰汤加川芎、细辛,使药上行而治头痛。

3.《金匮翼·臂》的痰饮证治 《金匮翼》臂门,专门讨论臂痛。尤怡认为臂痛有痰、有虚、有气血凝滞等不同病机,当以随证治之。尤怡在臂痛证治所选方有《指迷》茯苓丸和十味剉散两方,其中《指迷》茯苓丸则从痰饮论治臂痛;十味剉散则从虚、气血凝滞论治臂痛。其中《指迷》茯苓丸属于治痰七法范畴,为宋代王贶《全生指迷方》中方剂,属治痰七法之消导法。尤怡称其为"治痰之第一方"可见对其重视。本方用于中脘留伏痰饮,臂痛难举,手足不得转移。清代张璐《张氏医通》认为指迷茯苓丸为二陈汤去陈皮、甘草,加枳壳、风化硝而成。方中半夏消痰；枳壳理气除痰；茯苓淡渗利导；风化硝能导，能治上焦痰热且不至于过于泄利。

痰饮的证治思想在《金匮翼》的杂病诊治中占重要的地位。治痰七法从治疗痰饮病到针对不同杂病的痰饮证进行治疗，是对张仲景痰饮理论体系的补充和发展。

（节录自博士论文《尤怡对〈金匮要略〉痰饮理论的阐发及其证治思想研究》，2016年）

浅析尤怡治疗血证三法

广州中医药大学　　　朱志华　陈肖霖　陈永健　刘　侃

尤氏治疗血证，遵循辨证论治，以正本清源为法。如治疗诸失血症，一般认为，失血后阴血大亏，当先行补涩。尤氏则明辨其非，绝不滥用收涩止血之品，而注重"先其所因"。如郁热失血者，主张"勿用止血之药，但疏其表，郁热得疏，血亦自止。若表已解而不热，血不止者，然后以清热降血之药治之。若肺气已虚，客热不去，咳嗽咽干，吐血嗽血者，宜以甘润养血为主，而以辛药凉肺佐之"（《金匮翼》卷二）。又论气逆失血："必有胸胁满痛等症。宜芍药、陈皮、枳壳、贝母之属，行其气而血自下。或肝火因气而逆者……宜芍药、生地、丹皮、连芩之属，降其火而血自宁。"（《金匮翼》卷二）然仔细研究尤氏治疗血证的特点，概括有三法：一主张祛瘀；二重调脾气；三谨防血晕。

一、瘀血不去，新血不守

"去者自去，生者自生，人易知也。瘀者未去，则新者不守，人未易知也。细心体验自见。"（《金匮翼》卷二）治疗血证，尤氏主张以祛瘀血为先务。凡呕血、吐血，如果出血不多，则必有瘀血停留在胸膈，应当先消而去之。对于蓄热吐血者，"热蓄血中，因而妄行，口鼻皆出，热如涌泉，膈上热，胸中满痛……

或血是紫黑成块者"，主张用"生地、赤芍、茜根、丹皮、三制大黄、滑石、桃仁泥之属，从大便导之"，并引滑伯仁"诸蓄血证，其始率以桃仁、大黄行血破滞之剂折其锐气，而后区别治之"之说为论据。似此等症，非釜底抽薪之法不能夺火热上涌之势。病后失血，而血色紫黑不鲜者，尤氏则认为此血为前病所蓄，胸中尚满则是瘀血未尽。凡瘀血未尽者，虽正气已虚，亦不可骤补，治疗仍应以祛瘀血为主。尤氏治疗血证喜用小蓟炭、三七、藕汁、荆芥炭、山楂炭、制大黄、血余炭等止血而不留瘀者一二味药，用于祛瘀活血期间，很少用收涩止血之品。血动多由热迫，故尤氏祛瘀血，用药性味偏凉，每选生地、赤芍、牡丹皮等凉血清热之药。凡血从上溢者，是血逆而上行，每用牛膝、童便之属，引而下之。

二、中气充足，血自归经

世人多认为血遇热则宣流，故止血多用凉剂。而脾胃气虚，中气不足，不能固护阴血，也常见阳虚失血之症，世医以甘温之药能动血之故，虽遇此而不敢用之者颇多。尤氏认为，脾主统血，脾虚则不能摄血；脾化生血液，脾虚则不能运化。所以脾虚不运中气不足，都可以使得血无所主，因而脱陷妄行。《金匮翼》卷二说："荣气出于中焦，是以脾胃为统血之司，而甘温气味，有固血之用也。"凡脾胃中气不足而致出血者，血的颜色不甚鲜红，或紫或黑，是中阳虚败所致，多无热证，而外常见虚冷之状，或见恶心、呕吐等脾胃虚弱的表现，法当温中，使血自归于经络，可用理中汤加南木瓜，或用甘草干姜汤、黄土汤等方法。尤氏曾单用理中汤治疗痢疾而上下血溢者，温补脾胃，中气得理，血自归经。《静香楼医案》下卷疟疾门案曰："疟发而上下血溢，责之中虚而邪又扰之也。血去既多，疟邪尚炽，中原之扰，犹未已也，谁能必其血之不复来耶？谨按古法，中虚血脱之证，从无独任血药之理。而疟病经久，亦必固其中气。兹拟理中一法，止血在是，止疟亦在是，惟高明裁之。人参、白术、炮姜、甘草。"方案颇有特色，足证尤氏之胆识。此案亦成为审证求因、治病求本的范例而脍炙人口。凡吐血脉微、身凉，恶风者多是虚冷之人，可加入肉桂。诸血反复发作，腹痛而下利的患者，只可以用温补之法。补脾不能专补脾气，有时也应该兼补脾阴。妇人崩中下血，多因湿热损伤脾胃所致，脾主统血，脾伤则血遂失守。若不知治其脾胃湿热，而只使用固脱止涩之剂，则血虽暂止，而湿热反而更加郁滞，使崩中的患者血止之后，常发生腹胀和黄疸之病。此乃不知清脾胃湿热的结果。

三、失血过多需防血晕

失血过多，经久不止，往往会造成血晕，眩晕不止，甚则跌仆，危及生命，相当于现代医学的失血性休克。尤氏治疗血证，尤其重视防止血晕。其预防方法为用白茅根烧烟将醋洒之，令患者嗅其气而遏血势，或突然以冷水口喷其面，使惊而止。对于血虚眩晕卒倒者，认为不可艾灸及惊哭叫动，动则有增加其死亡的危险，应急以当归、川芎、白芍、熟地、黄芪、人参、白术、茯苓、陈皮、荆芥穗、甘草各七分，枣 2 枚，乌梅 1 个，同煎服之。以上率多尤氏经验之谈，可见尤氏丰富的临床经验。

（《光明中医》，2009 年第 24 卷第 4 期）

《静香楼医案》血证诊疗思路探微

安徽中医药大学　　　张佳乐

《静香楼医案》是尤怡临床治病用药的病案实录，为研究探讨尤怡的治病用药方法提供佐证。文章对尤怡《静香楼医案》中 10 多则血证医案进行分析，认为尤怡诊疗血证思路清晰，颇具特色，试析如下。

一、病因病机

第九版《中医内科学》教材将血证的病因病机概括为火热熏灼、迫血妄行，气虚不摄、血溢脉外两大类。尤怡认为血证多因劳伤气逆和肝气上逆而发，或由下元亏损、真气不纳而冲气上逆所致。尤怡重视从下焦辨证，此外，尤怡在《医学读书记》中言："妇人崩中下血，多因湿热伤脾胃而致。盖脾统血，伤则失守也。"笔者认为，尤怡从肝、脾、肾三阴脏的角度探讨血证之病因病机。肝主藏血，肝气上逆则血随气逆而溢出脉外，劳伤脾肾而致脾肾阳虚。肾为先天之本，主藏精，脾胃为后天之本，主统血。因此，从三阴脏探讨血证之病机，是历代医家诊治血证的主要思路，尤以叶天士见长。叶天士擅长从脾胃论治血证，而尤怡在《静香楼医案·失血门》中诊治血证也多从三阴脏着手，但尤为重视肾阴，多从滋阴立法处方。故而笔者认为，尤怡认为血证之病机责之下元不足或肾阴不足，故而以滋肾阴立法，而肝肾同源，肾阴足则肝血得养。尤怡对于血证病因病机的探讨，由此可见一斑。

二、临证治疗

尤怡认为，血证为患，当以止血为要，但一味地止血易留瘀，因此，尤怡临证诊疗血证，善用活血之品，活血而不留瘀。对于劳伤失血的患者，有一派阴虚之征，尤怡认为此乃有瘀血之象，不以滋阴立法，而以化瘀为主。同时针对血上逆一证，多用牛膝、牡丹皮引火下行，而失血愈后，尤怡认为不可与独参汤，且提出自己的看法。

1. 止血化瘀不留弊　尤怡诊治一患者"吐血得劳与怒即发，脉小数，微呛"，认为其"病在肝心，得之思虑劳心……勿使延及肺家则吉"，为防止木火刑金，药用："阿胶、丹皮、牛膝、丹参、小蓟炭、三七、藕汁、童便。"方中并未用大剂量清火之药，而多用活血化瘀之药，丹参、小蓟炭、三七、藕汁、童便，化瘀为主，牡丹皮、牛膝可引火下行，而加阿胶，兼可止咳补虚。柳宝诒认为："此治吐血之正法。能止血而无留瘀之弊，最为稳当。"再诊时：前方去丹参、三七、藕汁、童便，加生地、白芍、茺蔚子。又丸方：六味丸加阿胶、五味子、小蓟炭、莲须水泛丸。笔者认为，初诊时，导瘀为先，再诊时，养阴善后。

一患者"失血咳逆，心下痞满，暮则发厥，血色黯，大便黑"，尤怡诊其"肝脉独大，此有瘀血，积留不去"，法当"勿治其气，宜和其血"。药用："制大黄、白芍、桃仁、甘草、当归、丹皮、降香。"此案患者为瘀血之象，尤怡认为："凡有瘀血之人，其阴已伤，其气必逆，兹吐血紫黑无多，而胸中满闷，瘀犹未尽也。"

由此可见，患者失血咳逆，心下痞满，瘀积被木火冲动，尤怡立和血之法，选药绝不浮泛，用制大黄、桃仁、当归、牡丹皮，导瘀随以泻火。笔者认为，可再加阿胶以补肺，旋覆以降逆，且能化瘀和络。

2. 辨证审慎抓主因 一患者"劳伤失血，心下痛闷……但脉数咳嗽潮热"，此案患者初看一派阴虚之象，实则不然，尤怡恐其渐入阴虚之证，因此不作阴虚证治。方用："生地、桃仁、楂炭、郁金、赤芍、制大黄、甘草、丹皮。"此案患者脉数，咳嗽潮热，似有阴虚之象，但其征象乃是由劳伤失血所致，故而此为瘀血发热之象。《金匮翼》载："瘀血发热者，其脉涩，其人但漱水而不欲咽，两脚必厥冷，少腹必结急，是不可以寒治，不可以辛散，但通其血，则发热自止。"尽管方中生地、牡丹皮为清热滋阴之药，但此方仍是以导瘀热立法，以桃仁、楂炭、赤芍、制大黄活血化瘀，通其血为主。

明末医家于内伤杂病惯用阴虚证治，张介宾阐发甘温，缪希雍主张甘寒，无不围绕阴虚所言。《先醒斋医学广笔记》载："降气，不必降火。"尤怡治吐血善用郁金，此乃缪希雍治疗吐血之常用药，缪希雍认为，郁金乃"疗吐血之圣药"。但尤怡圆机活法，师古不泥，重视辨证，且尤怡以《金匮要略》"瘀血口渴"之论，阐述此案患者具体证治，体现其重视经典，不袭世俗之风。在当时的环境下，清代医家专主"阴虚火热"之论，动辄用养阴法主治一切血证，不顾实际证情，尤怡于此证的论治，提示后学应勤求古训，重视经典。

3. 失血愈后之诊疗 尤怡认为："葛可久论吐血治法，每于血止瘀消之后，用独参汤，以益心定志，兹以阴药参之，虑其上升而助肺热也。"方用："人参、沙参、生地、阿胶、牛膝、茯苓。"血证愈后当补虚，以甘寒、甘润法为宜，尤怡此方最为贴切。关于止血之后是否用独参汤，有医家认为："奈何今人体质多火，持参补虚每致火炽，加入沙参、麦冬、生地等方保无虞。"明代有寒温之争，或偏用人参，或专嗜苦寒。缪希雍认为："今之疗吐血者，大患有二，一则专用寒凉之味……往往伤脾作泄，以致不救，一则专用人参，肺热还伤肺。"

笔者认为，对于血证愈后是否用独参汤，应在辨证的基础之上，多加考量。如有气虚出血之象，则可以考虑选用独参汤，但气虚不可骤补，以避免补而壅滞。而针对火热之象，在血证愈后，应以甘凉之药缓慢调节。不过，尤怡于血证愈后以人参补气虚，用沙参、生地养阴除热，阿胶补血，牛膝补肝肾之气，茯苓健脾，此方可资后学借鉴。

三、结　语

综上，尤氏诊疗血证，多宗法仲景，并且联系临床实际。尤怡认为血证多因劳伤气逆和肝气上逆而发。在对血证的治疗中，如劳伤气逆引起的吐血、由瘀血在里引起的出血等，尤怡提出，血证当以止血为要，但止血易留瘀。尤怡善用活血化瘀之品，止血不留瘀。尤怡审因求证，用《金匮》之诊法辨治，不用滋阴，而以化瘀为主，纠正了清代以来诊疗血证多用滋阴之法。同时针对血上逆一证，多用牛膝、牡丹皮，行导引之法。对于失血愈后，尤怡认为不可单用独参汤，于方中加入养阴之品，佐助人参扶正祛邪。尤怡对血证的辨证、立法遣方，圆通而有法度，用药独具慧眼，值得我们后学认真思考。

（《山西中医学院学报》，2017 年第 18 卷第 4 期）

尤在泾养肺阴五法

南京中医学院　　史欣德

清代名医尤在泾，所著《静香楼医案》两卷，以其论病穷原竟委，源流俱澈，用药机圆法活，不袭成方而倍受后学赞赏。其中"咳嗽"篇所载之肺阴虚案，无论在辨证，还是在立法用药上，都反映了上述特点。其养肺阴之法灵活多变，别具一格，概括起来约可分为 5 种。

一、酸甘滋肺法

肺主降，肝主升，若肝升太过，肺降不及，每致气火上逆、灼伤肝肺之阴，出现咳呛阵作、无痰或痰少质黏如丝如粒、咳时面赤、咽干、口苦、胸胁胀痛等症。治当泻火柔肝滋肺，常规多用加减泻白散合黛蛤散治之。而尤氏却以味苦之黄连清泄肝火，以酸味之白芍、乌梅柔肝缓急，收敛上犯之肝火，配味甘之甘草共达酸甘化阴、生津润燥之目的。再佐使归身、牡蛎养血平肝，茯苓健脾生金。尤氏曰："干咳无痰，是肝气冲肺，非肺本病，仍宜治肝，兼滋肺气可也。"他强调该证当以治肝为主，"酸味入肝"，故以酸甘法柔肝以滋肺。

二、甘辛布津法

胃属土，肺属金，土能生金。若胃气虚弱，土不生金，津液不能上布养肺，可致肺阴不足。症见干咳少痰，声哑，纳少，便溏等。纯养其阴则有碍胃气，故尤氏用《金匮》麦门冬汤益气以生津，治在胃而益在肺，取其"养土之阴，以生肺金"之效。方中人参、麦冬、粳米、甘草、大枣味甘补气养胃生津润燥，佐味辛之半夏，以布胃津于肺，且可化痰止咳。全方益气而不伤津，养阴而不滋腻，使胃气充盛、金得土养，阴虚燥咳之证可愈。

三、甘寒滋水法

本法适宜于肾水亏虚，虚火炎上，灼伤肺阴之证，症见咳呛无痰，面热火升，甚于暮夜，烦躁，脉细数等。尤氏指出：此证"治肺无益，法当补肾"，故药用甘寒之熟地、龟甲、枸杞子、天冬、白芍滋补肾水，育阴潜阳，牡丹皮性寒清热凉血，山药、茯苓补土生金，或用都气丸加减治之。肾之阴阳为五脏阴阳之根本，肾阴充盛则肺阴得其滋养，不治肺而咳自止。

四、甘咸润燥法

肺阴亏虚，虚火灼津成痰，痰热内结，胶固不化，症见咳甚于夜间，肌热于午后，浊痰咳吐，干黏量少等。此症治疗颇为棘手，"奏功不易"，其阴不足者，当补之以味，而养阴之品，性多滋腻，不利祛痰，故不可大补其阴；"病痰饮者，当以温药和之"，而辛温之品有化燥伤阴之弊，不利于阴虚，故不可用燥湿化痰之法。权衡利弊，尤氏拟以"甘咸润燥法"治之。药用阿胶、燕窝、沙参补肺养阴润燥；海浮石味咸微寒以清肺软坚，润化燥痰；瓜蒌、川贝母甘寒清热化痰散结;杏仁、甘草降气润肺止咳。全方养阴而不滋腻,化痰而不温燥。

五、甘平补肺法

本法适用于肺阴不足、肺热有余之虚实错杂证,本证或因风热不解,日久伤肺,渐成虚损,或肺阴素虚,风热乘之,久稽不散。症见咳嗽、气喘、流涕、恶风,日晡发热,食少体倦。散邪犹恐损肺,养肺又虑敛邪,故尤氏认为此证"颇难调治",随拟甘平之剂平补平泻法调治,钱氏阿胶散加减。药用阿胶甘平安肺润肺,其性平和,为肺家要药;沙参、薏苡仁、马兜铃微苦微寒清肺止咳;杏仁降气平喘止咳;糯米、茯苓、甘草养胃生金,以救虚损。柳宝诒按:"此等证,虚实错杂,若粗工为之,或与疏散,或与补涩,均足致损。"此法实为治虚实错杂证之折中权衡之计。

(《南京中医学院学报》,1989 年第 2 期)

尤怡治疗呕吐九法方药特色探析

南京中医药大学　　王　凯　连秋华
苏州市中医医院　　孙宏文

呕吐病名,最早出自《素问·六元正纪大论》,曰:"土郁发之……甚则心痛胁,呕吐霍乱。"此外,《内经》还记载了与呕吐相关的一些病名,如呕苦、呕胆、呕汁、呕沫、呕变、呕涌、呕衄、呕酸、吐利、吐酸等。目前认为,呕吐是指胃失和降,气逆于上,迫使胃中容物从口吐出的病证。一般以有物有声谓之呕,有物无声谓之吐,无物有声谓之干呕。临床呕吐常多兼见,难以截然分开,故统称为呕吐。笔者汇总尤怡《金匮要略心典》《金匮翼》及《静香楼医案》中有关呕吐病证的内容,对尤怡治呕九法及其方药特点进行探析。

尤怡在《金匮翼》中援引《仁斋直指方论》中的观点,认为呕吐的基本病机是胃气不和，但究其原因是多方面的，可分为寒、热、痰水、宿食、气滞、风邪、蛔虫、腑气不通及虚寒等。尤怡认为，张洁古以气、积、寒分属上中下三焦论治呕吐（笔者注：经考证，此论为刘完素所创，内容出自《素问病机气宜保命集·吐论第十七》），未能全面地认识呕吐病证，因"中焦气交之分，主运行上下，和调阴阳，其病有虚有实，有寒有热，其治亦不拘一法"。故尤怡以病因为辨证纲目，对呕吐病证进行分型施治。其证型可分为寒呕、热呕、痰水呕吐、宿食呕吐、气滞呕吐、风邪干胃、蛔虫呕吐、腑气不通、虚寒呕吐等。与此相应，尤怡治呕九法可概括为：一曰刚壮散寒，二曰清凉和胃，三曰消痰逐水，四曰消食祛积，五曰行气降逆，六曰祛风和胃，七曰理中安蛔，八曰通腑导利，九曰温中益胃。试分述如下。

一、治疗呕吐

1. 寒证呕吐，治以刚壮散寒　寒证呕吐，其病因多为寒邪直中脾胃，脾胃运化失司，气机升降失常，胃气上逆而致呕。如《素问·举痛论》云："寒气客于肠胃，厥逆上出，故痛而呕也。"临床表现为"喜热恶寒，四肢凄冷"，呕吐多为清水冷涎。故尤怡认为当以刚壮散寒之法治之，方选吴茱萸汤及《普济本事方》（以下简称《本事》）附子散。吴茱萸汤具有温中散寒、降逆止呕之功，尤怡在其《心典》中对"吴茱萸汤"条文注解为"胸中，阳也。呕而胸满，阳不治而阴乘之也。故以吴茱萸散阴降逆，人参、姜、枣补中益阳气"。《本事》附子散由附子、生姜汁、粟米三味药物组成。方中以附子温中阳，散寒凝；生姜降逆止呕，兼解附子毒；以粟米培土益胃。以上所选两方虽药物组成不同，但其立意有异曲同工之妙，均以吴茱萸、附子等辛热温里之品温中散寒为主，辅用如人参、甘草、粟米等益胃培中之品。故寒证呕吐实则散寒为主，培中为辅。

2. 热证呕吐，治以清凉和胃　《素问·至真要大论》云："诸呕吐酸，暴注下迫，皆属于热。"热邪或由外感而得，余热未清；或因气机阻滞，郁而化热。胃喜润而恶燥，热邪煎灼胃阴，胃气不降，上逆而作呕。其症状表现为"喜冷恶热，烦躁中干"，多以呕吐酸水多见。基于此，尤怡认为当以清凉和胃之剂治之，方选《本事》竹茹汤、（新定）清中止呕方及清胃丸。《本事》竹茹汤由竹茹、姜制半夏、葛根、甘草及姜枣组成。尤怡谓"竹茹除热止呕哕"；半夏降逆止呕，以生姜汁炮制后，其止呕之功更效，同时意在防止寒凉伤胃；葛根，《神农本草经》谓其"治消渴，身大热，呕吐"；兼以姜枣草益胃和中。（新定）清中止呕方是由《本事》竹茹汤加茯苓、芦根、枇杷叶、麦冬、白风米组成，故其主治之证与竹茹汤相似，加用芦根、麦冬清热养阴之力，兼以白风米、茯苓健脾养胃生津，以枇杷叶助胃气下降。清胃丸原列于祛风和胃之剂中，笔者认为此方当属清凉和胃之剂。清胃丸由小柴胡汤加青黛去大枣组成，主治"呕吐，脉弦头痛"。方中以柴胡、黄芩和解少阳，调达气机；半夏降逆止呕；参草姜枣培土养胃；青黛，《玉楸药解》谓其"入足厥阴肝经，清肝泻热，凉胆除蒸"。故虽名为清胃丸，实则清肝，肝清则胃和，胃和则呕止。故热证呕吐，以清热为主，同时顾护脾胃。

3. 痰水呕吐，治以消痰逐水　痰水之产生，多由脾胃运化不及，水湿留滞于体内，湿浊困脾，影响中焦气机之升降，胃气上逆而作呕吐。临床表现为吐沫怔忡，先渴后呕。尤怡予以大半夏汤、小半夏加茯苓汤、《太平惠民和剂局方》（以下简称《局方》）二陈汤及《本事》神术丸治之。大半夏汤及小半夏加茯苓汤均出自《金匮要略》，前方以半夏燥湿化痰、降逆止呕，以人参、白蜜益虚安中，尤怡认为"若胃虚谷气不行，胸中闭塞而呕者，惟宜益胃推扬谷气而已，此大半夏汤之旨也"。后方以半夏、生姜消痰蠲饮、降逆止呕，加茯苓增强利水之功，故小半夏加茯苓汤纯以消痰逐水，而无益胃功效。由此可知，虽同为痰水致呕，而治法却有补虚泻实之不同。《局方》二陈汤被陈修园称为"祛痰之通剂"，方中"半夏之辛能燥湿，茯苓之淡能渗湿，甘草之甘能健脾，陈皮之辛能利气。脾健则足以制湿，气利则积饮能行"。《本事》神术丸重用苍术为君，佐以生芝麻、大枣，许叔微《普济本事方》谓"苍术能破水饮之澼囊，盖燥脾以去湿，崇土以补脾"，以生芝麻制约苍术之燥，大枣培土。故痰水呕吐，总以利水燥痰，或兼益胃和中。

4. 宿食呕吐，治以消食祛积　宿食而呕者，临床表现为胸腹胀满，醋闷吞酸，呕出未消化食物，而其证亦有实亦有虚。实者多因暴饮暴食，虚者多因脾胃素虚。而尤怡所列消食祛积之剂如治中汤、紫沉丸、温中法曲丸多针对虚中夹实之证。如治中丸由理中丸加橘皮、青皮构成，其所主之宿食呕吐者，实为脾胃虚寒，水谷运化不及，故以理中丸温中健运为主，而以橘皮、青皮消食祛积为辅。紫沉丸出自《素问病机气宜保命集》，主治"治中焦吐食，由食积为寒气相假，故吐而痛"。但尤怡所载紫沉丸在原方基础上去代赭石，以砂仁、半夏曲、丁香、白术、白豆蔻散寒温中止呕，以沉香、杏仁、木香、陈皮理气降逆，配以槟榔"主消谷"，巴豆霜"下脏腑沉寒"。温中法曲丸出自《圣济总录》，主治"脾痹发咳呕汁"。观其方药，实为枳实消痞丸加减，并重以辛热之附子、肉桂、细辛、吴茱萸温里散寒通经络，法曲、麦芽、陈皮、厚朴、枳实消食下气祛积，以茯苓、人参益气健脾。综上，对于宿食呕吐者，一般医者多会运用大剂量消食祛积之药，并辅以健脾之品，然观尤怡所选之方，其重在治本，或补益，或散寒，兼以消食祛积。

5. 气滞呕吐，治以行气降逆　脾胃为气机升降之枢纽，脾升胃降。若因七情内郁，郁则气结，气机不顺，脾胃升降功能失调，胃气不降，上逆而呕。故尤怡治以行气降逆为法，方选加减七气丸及庞老枇杷叶散。加减七气丸主治气郁呕吐，为《局方》七气汤加茯苓、厚朴。而据其药物组成可知，其方实则脱胎于半夏厚朴汤。方中以半夏降逆止呕；厚朴行气降逆，《证类本草》谓厚朴"……消痰下气，胃中冷逆，胸中呕不止"；人参、茯苓、甘草益气培中；肉桂散寒温中。庞老枇杷叶散原列于清凉和胃之剂条目下，但方后注解"宜入行气之剂"，笔者认为，该方列入行气之剂更为合适。方中以枇杷叶为君，取其禀秋季肃降之性，主降逆气，且有清胃止呕功效；白茅根清肺胃热，《本草正义》称其"清泻肺胃，尤有专长"；半夏降逆止呕；人参、茯苓益气健脾。以上两方，虽都具有行气降逆之功，但有寒热之别。故气滞呕吐，总以行气降逆，辅以散寒抑或清热，佐以益气健脾。

6. 风邪干胃，治以祛风和胃　风邪干胃即古代"胃风"之别称。《素问·风论》曰："胃风之状，颈多汗，恶风，食饮不下，膈塞不通，腹善满，失衣则膜胀，食寒则泄，诊形瘦而腹大。"其症状虽有食饮不下、腹满膜胀、泄泻、形瘦腹大等中焦虚弱的表现，但万不可忽视颈多汗、恶风等风寒表证的存在。故尤怡感慨："若夫风邪入胃，人多不审，率用参、术助之，拦住寒邪。"方选藿香正气散，此方出自史堪《史载之指南方》，不同于《局方》藿香正气散，药物组成为：半夏曲、厚朴、藿香叶、橘红、炙甘草，原方主治"伤寒阴证，憎寒恶风……心下坚痞，吐痢呕逆，怠惰嗜卧，不思饮食，风邪入胃呕吐"。故以藿香叶祛风解表，和中止呕；橘红、半夏、厚朴燥湿化痰，下气除满；佐以炙甘草益脾培中。

7. 蛔虫呕吐，治以理中安蛔　因蛔虫所致呕吐，尤怡未详细论述，仅列理中安蛔丸一方。《诸病源候论·蛔虫候》谓："蛔虫者……其发动则腹中痛，发作肿聚，去来上下，痛有休息，亦攻心痛。口喜吐涎及吐清水……脉洪而大。"理中安蛔丸，即理中丸加川椒、乌梅，因吐蛔以寒证多而热证少，故以"理中丸温理中脏，复其健运之职，而杜其生虫之源，加入川椒、乌梅大辛大酸之品以杀之"。

8. 腑气不通，治以通腑导利 一般认为，呕吐病证不能妄用通下之法，即《金匮要略》"病人欲吐者，不可下之"之意，但尤怡认为，若呕吐因下焦不通，气逆而上所致者，仍当以通腑导利之法，气复顺则下行，呕吐自止，方选大黄甘草汤及东垣通幽汤。大黄甘草汤以大黄通腑导利，下焦通则气顺下行，兼以甘草培中缓大黄峻烈之性。通幽汤以生熟地、当归养血，桃仁、红花润燥而行血，甘草调和药性，升麻主升，大黄主降，一升一降，以升代降，意在恢复脾胃升降之气机。并且尤怡认为，通幽汤治幽门不通，上冲吸门，与大黄甘草汤相同，但有缓急之别。概言之，大黄甘草汤专以大黄通下，量大而效专，病证多急；通幽汤通中有补，以缓图之。

9. 虚寒呕吐，治以温中益胃 虚寒呕吐，或因发汗，或因峻下，以致脾胃虚损，故其症可见"呕而脉弱，小便复利，身微热而手足厥"。尤怡在《心典》对此解释为："脉弱便利而厥，为内虚且寒之候。则呕非火邪，而是阴气之上逆，热非实邪，而是阳气之外越矣。"故治以益胃培中，温中散寒。方选《广济方》豆蔻子汤和丁香煮散。豆蔻子汤由白豆蔻、人参、甘草、生姜组成，主治"翻胃呕吐，不下食，腹中气逆"。方中以人参、甘草、生姜益胃培中；以白豆蔻温中止呕，《证类本草》谓其"主积冷气，止吐逆反胃，消谷下气"。丁香煮散主治反胃呕吐，由丁香、石莲肉、大枣、生姜、黄秫米组成。方中以石莲肉、大枣、生姜、黄秫米益胃培中；丁香温中降逆。虚寒呕吐与寒证呕吐治疗虽均体现温中散寒与健脾益胃之法，但有主次之分，并且温中散寒之中亦有刚柔之别。即虚寒呕吐其本在内虚，故以益胃为主，温中为辅，选用白豆蔻、丁香辛温之品主以温中；寒证呕吐其本在邪实，故以散寒为主，益胃为辅，选用吴茱萸、附子辛热刚烈之品主以散寒。是故古人思维之缜密，由此可知。

二、方药特色分析

1. 顾护胃气 《素问·平人气象论》云："平人之常气禀于胃，胃者平人之常气也，人无胃气曰逆，逆者死。"由此可知，有一分胃气便有一分生机。观尤怡在《静香楼医案》所列医案，处处体现出顾护胃气的思想，如鲜用苦寒、辅以益气、滋养胃阴三个方面。

（1）鲜用苦寒：尤怡在药物的甄选上，对于作用峻猛或药性苦寒易伤胃气之药，均鲜有应用，即使选用亦多配以和药以缓其苦寒之性。如案中"下焦不通而为呕者，治当通幽止呕，故拟加生枳实"。《金匮要略》中对于此类呕吐方用大黄甘草汤，本案中用生枳实代大黄，且配以人参、茯苓等补中扶正之品，旨在祛邪不伤正，保护胃气。

（2）辅以益气："正气存内，邪不可干。"若正气充足，防御功能正常，则邪气不易入侵。而脾胃为生气之源，故补中益气应是正气存内的基础。如案中"胃虚气热，干呕不热，橘皮竹茹汤加芦根、粳米"，在原方的基础上，清热降逆的同时又用人参、粳米补益脾胃，顾护中气。

（3）滋养胃阴：胃为阳土，为病多偏于热，治当苦寒泄热。若热甚伤津，胃阴耗损者，应予以甘寒养阴；若过度使用苦寒之品，则阴津愈伤，热邪愈炽；若虚实夹杂，胃热盛而津液伤者，又当于苦寒泄热的同时，佐以顾护胃阴之品。如案中"呕止热退，石斛、茯苓、半夏、广皮、麦冬、粳米、芦根、枇杷叶"，此时，热虽已退，阴却已伤，故重用甘寒之麦冬、石斛滋养胃阴，兼清胃中之热邪。虽用芦根、枇杷叶等清热之药，但多兼有生津益胃的功效，且兼用粳米益胃助运。

2. 经方化裁应用　尤怡一生精究仲景学问，虽悉本仲景，但并不拘泥于原方原量，而是根据实际情况加减运用。《静香楼医案·呕哕门》中"胃虚气热，干呕不便"案，方用橘皮竹茹汤加味。橘皮竹茹汤"治哕逆"，即胃虚膈热之呕逆，尤怡案中加入了芦根更清胃中之热，且可生津止渴，入粳米养胃生津。再案"脉疾徐不常，食格不下，中气大衰，升降失度"，方用旋覆代赭石汤加味。《伤寒论》中："心下痞硬，噫气不除者，旋覆代赭汤主之。"案中虽未言有噫气，但食格不入，是为气逆不降之更甚，故本方运用于此亦妥，更加枇杷叶助旋覆代赭降胃气之力；其胃气不降反升责之于中气大衰，故入麦冬、茯苓助人参补中益气生津。则中气得复，气机升降得宜，其病自止矣。又如（新定）清中止呕方为尤怡自立之方，由橘皮竹茹汤加减化裁而成，运用于热盛津伤之虚热呕吐。方中易人参为茯苓，以防助热留邪；加芦根、枇杷叶、麦冬清热生津;加白风米益胃生津。可见尤怡学古人之法并非生搬硬套,引用经方的同时亦适当加以化裁,随证加减,效果往往颇佳。

3. 葛根止呕功效 葛根,《神农本草经》谓其"治消渴,身大热,呕吐,诸痹",而目前认为其具有解肌退热、生津止渴、升阳止泻等功效,并未明确葛根有止呕之功。但在《本事》竹茹汤及(新定)清中止呕方中均有葛根,且两方均属清凉和胃之剂,为治疗热证呕吐之代表方。同时,《医方类聚》以葛根一两、米一合煮粥食之治疗小儿风热呕吐、壮热头痛、惊悸夜啼也能体现出葛根具有止呕功效。但姜开运等认为葛根止呕等作用尚无实验研究和临床报道支持,有待进一步验证。

三、结　语

综上所述,尤氏认为呕吐的基本病机是胃气不和,但其病因可为寒、热、痰水、宿食、气滞、风邪、蛔虫、腑气不通及虚寒等。治疗上尤怡以病因为辨证纲目,对呕吐病证进行分型施治,可概括为刚壮散寒、清凉和胃、消痰逐水、消食祛积、行气降逆、祛风和胃、理中安蛔、通腑导利以及温中益胃。并在辨证施治的同时注重顾护胃之气阴,鲜用苦寒,且善用经方化裁论治呕吐。这些都为后世医家治疗呕吐病证提供了有益经验。

(《江苏中医药》,2019 年总第 51 卷第 1 期)

浅析燠土胜水法

天津中医药大学　　王　伟　巴建全

"燠土胜水"法出自尤在泾的《金匮要略心典》,为尤在泾诠释仲景《金匮要略》肾着之为病的特色治法。尤在泾说:"肾受冷湿,着而不去,则为肾着。身重,腰中冷,如坐水中,腰下冷痛,腹重如带五千钱,皆冷湿着肾,而阳气不化之征……然其病不在肾之中脏，而在肾之外府，故其治法，不在温肾以散寒，而在煨土以胜水。甘、姜、苓、术，辛温甘淡，本非肾药，名肾着者，原其病也。"仲景的"煨土胜水"法贯穿于诸多杂病治疗思想之中。故本文就"煨土胜水"法探讨如下。

一、煨土胜水的含义

此法是根据五行生克规律提出的治法。煨土，即暖脾阳，脾最恶湿，暖脾即是最好的健脾之法；胜水即制水，防水泛滥，或为湿，或为痰，或为饮。煨土以治水患，温阳通行水湿，以治本为出发点釜底抽薪。代表方剂为甘姜苓术汤。甘草、干姜辛甘化阳，温中散寒；苓、术甘淡渗水，健脾除湿，诸药合用，使脾肾阳气充足而寒湿得去，肾着可愈。

二、病机关键在于寒湿盛，脾阳虚

寒湿盛、脾阳虚是运用煨土胜水法的病机关键。《金匮要略·五脏风寒积聚病脉证并治》言："肾着之病，其人身体重，腰中冷，如坐水中，形如水状，反不渴，小便自利，饮食如故，病属下焦，身劳汗出，衣（一作表）里冷湿，久久得之，腰以下冷痛，腹重如带五千钱，甘姜苓术汤主之。""久久得之"说明病程很长，不是一日得之，且症状以腰以下"冷、痛、重"为特点。仲景用了非常生动的比喻，"如坐水中""腹重如带五千钱"，说明寒湿留滞的程度之重。湿邪致病特点是重着黏滞，缠绵难愈，寒湿最易伤阳，尤其是脾阳（气）。脾恶湿，脾主四肢肌肉，脾阳不足，脾失运化，则水湿留滞；脾阳不足，湿邪则有可乘之机，湿越胜则阳气越伤。可见本病为本虚标实，煨土胜水治法就是针对这种病机而设，温脾土以制寒水。

三、病位不限中焦

煨土指的是温中阳，但其所治肾着乃下焦为病。肾着以"腰以下冷痛，腹重如带五千钱"为特征，且强调了阴性症状"反不渴，小便自利，饮食如故"。

说明本病在腰,没有影响到脏腑的气化功能,津液能上承下达,故"反不渴""小便自利"。与"口渴,小便不利"的水气病相鉴别,水气病的特点是肺脾肾三脏阳气不足,气化不行,水湿内聚而为肿,在病位上不专在腰,可以是全身的肿,且常有"口渴,小便不利"的兼症。阴性症状旨言此病尚未发展到水气病的程度,而这些阴性症状的列出意在指出肾着病之病位在肾之外府,而未及脏腑,"口不渴"则病不在上焦,"饮食如故"则病不在中焦脾胃,"小便自利"则肾与膀胱的气化封藏功能正常,病不在脏腑,而在腰部。因腰为肾之外府,故称"肾着"。本病邪在经络,未及脏腑,虽曰"肾着",而肾不病,其病止于肾之外府。张仲景在本病的病位上突出"病属下焦",是指病位在身体腰以下的肌肉关节,而非下焦之内脏病变。

上焦为病亦可用"燠土胜水"法。如胸痹病,"阳微阴弦,即胸痹而痛"。胸痹病多为胸中心肺阳气不展,阴寒痼结而发病。病位在上焦心肺,故仲景主要以通阳宣痹、行气开结法,急以治标。但对于正虚日久,心胸阳气大伤,以致阳气虚馁,阴霾不散,心阳不足,不能制约下焦水寒之气上犯,出现痹痛时伴有"胁下逆抢心",则用人参汤,燠中阳资助阳气生化,缓图胸阳渐复,阴凝疏散,胸痹自解。

四、燠土胜水法遵循治病求本的原则

肾着为病,"病属下焦",从中焦而治,原因有二:首先病情不是很重,尚未伤及内脏,其次遵循治病求本的原则。中焦为后天之本,水谷之海,气血生化之源,中焦气机调畅得以化生气血而补五脏。对于"水"代指阴性邪气,如寒气、水湿、痰饮等,燠土以实本,阳气得以温养,阳气足则蒸水化气,此为不治水而水自除。如痰饮病:"病痰饮者,当以温药和之。"痰饮为阴邪,非温不化;其滋在脾,非温阳健脾则水不除。代表方剂为苓桂术甘汤,振奋阳气,健脾温化、温中蠲饮,为治疗痰饮治本清源之主方,与甘姜苓术汤相比,只有一味药物之别。干姜与桂枝均为辛甘温之品,但桂枝辛散之力强于干姜,且有平冲降逆的作用;干姜辛温,守而不走,健脾温阳的作用增强,故用干姜。

五、燠土胜水法的药物配伍特点

燠土胜水法以辛、甘、温的药物为主，代表方药甘姜苓术汤。方中重用干姜温脾散寒，配甘草以辛甘扶阳、温中散寒；重用甘淡的茯苓，茯苓不仅是淡渗的药，还能益气健脾；与白术相配，且茯苓量重于白术，以利湿为主，兼以健脾。如水气病用防己茯苓汤，治疗风水水肿和脾虚皮水，主因为脾虚水湿不化而成，主方防己茯苓汤中配用黄芪、桂枝、甘草，有辛甘温阳化气、渗湿利水之功，正是"燠土胜水"法的具体体现。

六、验案举例

汤某，男，42 岁，工人。1993 年 9 月 8 日初诊。腰痛胀重堕牵及臀部已历 3 年余，面浮足肿，两脚逆冷。自谓缘于抬重物出汗后，经多方诊治，未能显效。血、尿及免疫功能等多次检查未见异常。纳可，便溏，溲利不多。苔根厚腻，舌淡，脉沉缓。何任诊之，证属肾着，寒湿滞着肾府，阳气不得伸行。治宜温中散湿，燠土胜水。《金匮》甘姜苓术汤主之：干姜 9 g，茯苓皮 30 g，白术 20 g，生甘草 6 g，陈葫芦壳 15 g，川断 9 g，杜仲 9 g。上药 4 剂，腰痛胀重堕解，面足浮肿退，两脚逆冷除，便成形，溲畅利。续予 7 剂巩固，已上班工作。

按：本案选自何任的临床经验。何任辨本病为寒湿滞着腰部，而不在肾之本脏，用甘姜苓术汤以"燠土胜水"，温阳暖土，利水渗湿。寒散湿除，阳气复行，脾气健运，水湿渗利，即诸症自消。可见准确辨证，灵活运用经方，则效如桴鼓。

总之，从"燠土胜水"法治疗肾着可以看出，肾着病证表现全在肾之外府无疑，而其治疗却立足于中焦之脾，通过甘姜苓术汤温中散寒、培土制水即可达到治疗目的，并不被病位所限。仲景谨守辨证论治、治病求本的原则，运用中医理论治疗疾病，药简效宏。临床上辨证论治应用此法，对于治疗诸多疑难杂病将会有所启发。

评尤在泾"煎厥即热厥"之误

四川省绵阳市建设总公司卫生所　王鹤龄

清代尤怡,字在泾,撰《伤寒贯珠集》《金匮要略心典》等书,均为学术价值很高的著作。《医学读书记》为尤氏读书杂记,是书"简而精,微而显,引而伸之,触类而长之,足以嘉惠后学者",余读之收益颇丰。但在《记》中煎厥条下,直谓"煎厥,即热厥也",余未敢苟同,因此论有悖于《内经》煎厥、热厥之论。兹不揣浅陋,从成因、病机、病位、治法、方药等方面评述于后,以求同道教正。

尤氏谓:"煎厥,即热厥也。火迫于下,气逆于上,为厥逆而热烦也。溃溃乎若坏都,汩汩乎不可止者,言其精神散败,若土之崩,若水之放,而不可复收之、掩之也。"以上是尤氏所记之全部内部。

所谓"火迫于下,气逆于上",此"火迫"之"火"从何来? 未说明。火者,亢盛之阳邪。火迫于下,阴气受害则阴气衰于下,"气逆于上"而为厥。与《厥论》"阴气衰于下,则为热烦"合拍。火迫气逆,神明为之躁扰,自当"热烦",甚则"精神散败"。如是则"火迫"为热厥之主要病因和主导病机。煎者,熬也。无火不为煎。故曰:"煎厥,即热厥也。"尤氏把煎厥与热厥之火热由来等同起来,混淆了二者之区别。

火之所生,原因甚多,或虚火,或实火,或外感,或内生。尤氏之意当为虚火亢盛,然虚火之由来,还有其特有之成因,应予区分。

《素问·厥论》:"帝曰:热厥何如而然? 岐伯曰:酒入于胃,则络脉满而经脉虚,脾主为胃行其津液者也,阴气虚则阳气入,阳气入则胃不和,胃不和则精气竭,精气竭则不营其四肢也。此人必数醉,若饱以入房,气聚于脾中不得散,酒气与谷气相搏,热盛于中,故热遍于身,内热而溺赤也。夫酒气盛而慓悍,肾气有(《甲乙》作日)衰,阳气独胜,故手足为之热。"

热厥多因嗜酒纵欲,脾肾阴伤而起。酒入于胃,慓悍之气从卫气行于皮肤络脉,而经脉空虚,脾伤则不能为胃行其津液,阴气虚则阳气入,脾胃不和则水谷精气亏乏,营阴不足则四肢得不到濡养,虚阳独亢。脾阳虚,胃阳亢,醉饱入房,下伤肾精,气聚中焦,酒谷之气相搏于中,故热盛于中。内热而肾气日衰,肾足少阴经脉起于足心,肾为水脏,主蛰,藏五脏六腑之元真,肾阴精亏乏，阳热乘虚而逆乱于阴位。《经》曰："阴脉者，集于足下而聚于足心。故阳气胜，则足下热。"

《素问·生气通天论》："阳气者，烦劳则张，精绝，辟积于夏，使人煎厥。目盲不可以视，耳闭不可以听，溃溃乎若坏都，汩汩乎不可止。"王安道《医经溯洄集》："夫阳气者，人身和平之气也。烦劳者，凡过于劳作皆是也。张，主也，谓亢极也。精，阴气也。辟积，犹积叠，谓怫郁也……及其过动而张，亦即阳气亢极而成火耳。阳盛则阴衰，故精绝。水不制火，故亢火郁积之甚。又当夏月火旺之时，故使人烦热之极，若煎迫然。气逆上也，火炎气逆，故目盲耳闭而无所用。"王氏对煎厥作了大概的注释，兹再阐发之。阳气本为护卫和温煦人体和平之气，"若天与日"，然而，"失其所则折寿而不彰"，其人过度劳动而阴伤，所谓"形归气，气归精，精归化……精化为气……壮火散气，少火生气"是也。因动而耗阴生阳。初，为阳盛生热轻浅之象；再，则阴精耗伤，阳亢化热；甚，阴精被再三耗夺，阴精枯涸，虚阳之火独盛。所谓"辟积"者，重复损害也。至夏月火气行令，外有火热之气相迫，内有虚亢之火损害，其人如煎如熬。李中梓注"阳强不能密，阴气乃绝"曰："阳密则阴固，阳强而亢，岂能密乎？阴气被挠，将为煎厥而竭绝矣。"查《中华大字典》："煎者，熬也。"《说文》段注："凡有汁而干谓之煎。"其人虚火上炎，气逆于上，水涸液竭，阴精竭绝而不能上济，故上窍闭而不用。肾开窍于耳，肝开窍于目，主藏精血，乙癸同源。肝肾阴精竭绝，不能濡养耳目，故"目盲不可以视，耳闭不可以听"，甚者不省人事。其病势险恶而急，状如堤溃水放，不可止复。

煎厥为过度劳作而重复耗伤阴精，以致肝肾阴精涸竭，虚阳独亢，加之夏月火气外迫而致。所谓"能冬不能夏"者，亦可视为煎厥轻浅之类似证。煎厥为全身性虚阳亢极病证，虽以肝肾精血耗竭为主，其他脏腑经脉亦无不受累，或轻或重而已。危重者阴阳离决而暴死。言"目盲、耳闭"者，谓特征也。

热厥为嗜酒纵欲，损及脾肾，脾肾阴精耗伤，营阴亏乏，虚阳亢盛，阴阳气逆乱而致，其甚者，可暴不知人。受累脏腑主要在脾肾，言"足下热"者，谓特征也。

煎厥与热厥都有相似的阴虚阳亢见证，但两者的成因、病机、病位不同，故治法方药有异。

《素问·至真要大论》："审查病机，无失气宜……谨守病机，各司其属，有者求之,无者求之……令其调达,而至和平。"既为阴虚阳亢,水不制火而为患,当"壮水之主,以制阳光"。《经》又云:"必伏其所主,而先其所因……适事为故。"故又当分别辨证论治。

"《圣济总录》载人人参散治煎厥气逆,头目昏愦,听不闻,目不明,七气善怒。人参、远志、赤茯苓、防风各二两,芍药、麦门冬、陈皮、白术各一两。上为末,每服三钱。"余以为若正值夏令,或煎厥重证,应重用西洋参而易人参,倍白芍,加生地。《张氏医通》:"论得热厥之由,则谓其人必数醉,若饱以入房,气聚于脾中,肾气日衰,阳气独盛,故手足为之热也,加减肾气丸。"

（《国医论坛》,1996 年第 11 卷第 5 期）

《评选静香楼医案》脉法特色探析

上海市杨浦区中医医院　　黄　力

《评选静香楼医案》(以下简称《医案》)由清末柳宝诒精选《静香楼医案》并加以评按而成,《静香楼医案》为尤怡所著,得柳氏之评选、刊印而流传愈广。尤氏于仲景之学独树一帜,临证自然手眼不凡。柳宝诒赞曰:"论病则切理餍心,源流俱澈,绝不泛引古书;用药则随证化裁,活泼泼地,从不蹈袭成方。"洵非过誉。然而尤氏精于脉法,前人尚未道及。《医案》凡 2 卷 22 门,其中详细记录脉象的医案 60 则,笔者发现有三大特点,一曰重"独见",二曰巧"比对",三曰善"合参"。这些特点对现代中医临床很有借鉴和启发意义,试析如下。

一、重"独见"

"独见"者,指独见于寸口某部的病脉,除此部以外的脉象正常。如《景岳全书·脉神章》谓:"部位之独者,诸部无恙,惟此稍乖,乖处藏奸,此其独也。"

《医案》对此极为重视，作为拿捏病机的一大关键。

1. 心脉独大 案云："心脉独大，口干易汗，善怒血逆，此心阴不足，心阳独亢，宜犀角地黄汤。犀角地黄汤加茅根、甘草、山栀。"此为"失血门"医案。心脉居于左寸，心脉独大即是左寸脉独大。患者善怒血逆，不云"肝火冲逆，血随上溢"，却断为"心阴不足、心阳独亢"，主要的依据就是心脉独大，并按此病机投以犀角地黄汤。假如此证独大之脉见于左关，那么病位便不在心而在肝，处方也当随之转为二至丸合黑栀子、牡丹皮、芍药、阿胶、生地之类。

2. 肝脉独大 肝脉独大有两案。一云："左关独大，下侵入尺。知肝阳亢甚，下吸肾阴，阴愈亏则阳益胀矣。滋水清肝，乃正法也。知柏八味丸加天冬、龟板、杞子。"左关独大，并部分侵入到尺部，是肝病及肾，子病及母，肝阳旺而肾水涸，阴不足而阳益亢，何以知此？左关独大，下侵入尺也！对此种脉象的解释笔者未见于其他医著，应当是尤怡的独创和发明，值得重视。另外一则云："失血咳逆，心下痞满，暮则发厥，血色暗，大便黑，肝脉独大。此有瘀血，积留不去。勿治其气，宜和其血。制大黄、白芍、桃仁、甘草、当归、丹皮、降香。"此处肝脉独大、咳逆、心下痞满为病在气分，失血、血色暗、大便黑为病在血分，治气还是治血？尤怡认为此案主要是瘀血为患，瘀积化则气机自调。此案突出"肝脉独大"，是因为见此等脉象治气是常，此案治血乃变法，指示后学知常达变。

3. 脾脉独大 案云："右关独大而搏指，知病在中焦。饮食不化，痞闷时痛，积年不愈，喉间自觉热气上冲，口干作苦，舌苔白燥。此脾家积热郁湿，当以泻黄法治之，茅术、葛根、茯苓、石膏、藿香、木香。"右关者，脾脉也。此案尤怡先诊脉，诊得右关独大而搏指，因此在患者未开口之前便有了"病在中焦"的确凿印象，而且基本可以断定病性属实热，且有郁结之象。"饮食不化，痞闷时痛，积年不愈，喉间自觉热气上冲，口干作苦"的症状，以及白燥的舌苔更为"脾家积热郁湿"的病机提供了佐证，方用泻黄散化裁散湿透郁清热便水到渠成、了无疑义。此案由"右关独大而搏指"7字一气贯通，乃有浑然天成之妙。

4. 尺脉独虚 案云："形盛脉充，两尺独虚，下体麻痹，火浮气急。此根本不固，枝叶虽盛，未足恃也。熟地、山药、沙苑、杞子、丹皮、茯苓、桑椹、牛膝。"患者形体肥壮，寸、关脉充盈，病情似无大碍，但是两尺脉独虚，却恰恰最值得深忧。这是由于尺脉为本,寸关为标,皮之不存,毛将焉附?案中谓之"根本不固",用药全以填补下焦为主,是为治本之道。此案议病、用药几乎完全依据"两尺独虚",可见此脉象的重要性是多么突出!另一案云:"两尺软弱,根本不固;小便浑浊,病在肾脏。久久不愈,则成下消。六味丸加天冬、麦冬、杞子、五味子。"与上案相近,不赘述。

<h2 style="text-align:center">二、巧"比对"</h2>

"比对"是指辨析寸口上下、左右之间的不同病脉。《医案》对此辨析颇为精详,可启一悟机。

1. 上下比对(寸属上,尺属下),脉象上大下小　这类脉形在《医案》中分属两种病机。一是肝肾之气失于潜藏。案云:"脉寸关大而尺小,口干,上气不下,足冷不温。此阳气不潜,当用阴中阳药治之。六味丸加牛膝、车前、五味、肉桂。"另一案云:"两寸浮大,关尺沉小,气上而不下,喘咳多痰。肝肾之气,上冲于肺,宜以肾气丸补而下之。"呼出心与肺,吸入肾与肝。肾主纳气,为气之根,肾气不足或肝肾不足,不仅于呼吸之气有失摄纳,而且肝肾自身之真气亦不敛而外浮,故而症见气上而不下,脉现上大下小之象。投以都气丸、肾气丸之类,俱是收摄肝肾之气耳。二是风火上扰。案云:"头痛偏左,耳重听,目不明,脉寸大尺小。风火在上,姑为清解。"寸主上焦,风火侵袭头目,故而脉象上大下小,即《脉经》言"脉前大后小,即头痛目眩"者也。

当然,上大下小之脉运用变化尚多,如明代周慎斋《医家秘奥》:"寸脉大于尺脉,阳盛阴虚,宜下。"清代陈嘉璘注云:"设寸部有力,反大于尺部,寸为阳,是阳盛阴虚,阳旺则为火燥,烁胃中津液,大便必致坚硬,故宜下之,一下而热化津生,自不伤阴矣……又医家往往以寸大为外感而汗,尺大为内实而下,以为阳邪在阳,阴邪在阴,亦似有理。然但语其常,未通其变,得慎斋错综变化之论,学者更增许多学识矣。"读者自可触类旁通。

2. 左右比对　案云:"脉右大,舌黄不渴,呕吐黏痰,神躁语言不清,身热不解。此劳倦内伤,更感湿温之邪,须防变端。厚朴、茯苓、滑石、陈皮、竹叶、蔻仁、菖蒲根汁。"李东垣在《内外伤辨惑论》中说:"外感风寒,皆有余之证,是从前客邪来也,其病必见于左手,左手主表……内伤饮食不节,劳役所伤,皆不足之病也，必见于右手，右手主里。"脉左大为外感，右大为内伤，此案病为外感，脉却右大，是内伤兼有外感也，故案云"此劳倦内伤，更感湿温之邪"。

3. 浮沉比对　案云："脉濡，按之则弦，右肩及手指麻木，两腿酸痒，难以名状。此脾饮肝风，相合为病，乃类中之渐，不可不慎。"《脉经》谓："初持脉如三菽之重，与皮毛相得者，肺部也；如六菽之重，与血脉相得者，心部也；如九菽之重，与肌肉相得者，脾部也；如十二菽之重，与筋平者，肝部也；按之至骨，举之来疾者，肾部也。"此案脉象按至九菽之重（脾部）见濡，按至十二菽之重（肝部）见弦，故云"脾饮肝风"。此等阐释其他医家罕有述及，亦为尤氏心得。

三、善"合参"

《医案》不仅四诊合参，而且脉与病合参，此亦是尤氏所长。

1. 四诊合参　在四诊中，脉象往往更反映本质。案云："形伟体丰，脉得小缓。凡阳气发泄之人，外似有余，内实不足，水谷之气，不得阳运，酿湿下注，而为浊病，已三四年矣。气坠宜升阳为法，非比少壮阴火自灼之病。"虽然形伟体丰，但是脉得小缓，遂断为"外似有余，内实不足"，可见脉象的强弱比形体的壮弱更能反映正气的盛衰，前述"形盛脉充，两尺独虚"案也反映了这一点。又案云："惊悸易泄，腰疼足软，有似虚象，而实因痰火。盖脉不弱数，形不枯瘁，未可以遽与补也。半夏、炙草、秫米、橘红、茯苓、竹茹、远志、石菖蒲。"症似虚而脉不弱、形不瘁，断为实证，则表明脉象常常比症状更能反映病情的本质。

2. 脉与病合参　《医案》特别指出，久嗽不宜见数脉，不数为吉，脉数为凶。这一点在多个医案中反复加以说明。如："久嗽脉不数，口不干，未必即成损证。此为肺饮郁伏不达故也。""体虚邪滞，肺络不清，脉弦而细，幸不数耳。""久嗽便溏，脉虚而数。脾肺俱病，培补中气为要。恐后泄不食，则瘦削日增也。""脉虚数，颧红声低，咳甚吐食，晡时热升，多烦躁……病已三年，是为内损，非消痰治嗽可愈。固摄下焦，必须绝欲。以饮食如故，经年可望其愈。""劳伤失血，心下闷痛，不当作阴虚证治。但脉数咳嗽潮热，恐其渐入阴损一途耳。""久咳，便溏腹满。脾肺同病，已属难治。况脉数口干潮热，肝肾之阴，亦不足焉。""脉细数促，是肝肾精血内耗，咳嗽必呕吐清涎浊沫……喘而汗出，根本先拔，药难奏功。"观其大意，盖久嗽脉数，便成损证，药难奏功，故反复关照如此，诚为经验之谈。其他脉、病合参的医案如"痛呕之余，脉当和缓，而反搏大，头晕欲呕，胸满不食，神倦欲卧，虑其土陨木张，渐致痉厥。法当安胃清肝，亦古人先事预防之意"等，盖病情剧烈变化之后，脉静为顺，脉不静，病仍堪虞也。

　　总之，《医案》脉法特色很浓，尤氏在融通前人脉法的基础上，妙运一心，颇得独到之秘，值得我们在实践中认真学习和发扬。

（《中国中医基础医学杂志》，2009 年第 15 卷第 9 期）

疾病诊治应用

尤怡临证每治一病，必详审病机，精细辨证，以为遣方选药之依据，所制之方，看似平淡无奇，却有精思巧力。一人病风，"眩晕呕恶，胸满，小便短而数，口中干"。诊曰："水亏于下，风动于上，饮积于中。"处方以羚羊角清肝息风，细生地滋阴补肾，二药相合，一上一下，标本兼顾，再以钩藤息风养阴，天麻息风养血，茯苓健脾渗湿，广陈皮理气调中，半夏、竹茹一温一凉和胃降逆，化痰止呕。全方上中下兼顾，息风不耗气，滋阴不碍饮，化饮不伤阴，配合严谨，灵动活泼，打动一片。再如案中其化淡渗治湿温，杏、蔻、苡配合治津停湿聚，竹叶、生姜配合治湿热，一味紫菀治胸痹等，皆轻清灵动。其案中时令所触勿滋腻、瘀犹未尽不可骤补、痰火在内不易用补、肾元下虚不可漫用清克的见解洵有卓识，亦为后学称道。

又如尤怡在《金匮翼·痰饮统论》篇荟萃各家学说以论述痰饮证治理论，重视脾胃脏腑在痰饮产生、发展、治疗过程中的作用，确立四饮的广义痰饮分类体系，创造性地提出治痰七法，包括了攻逐法、消导法、和法、补法、温法、清法、润法，丰富了痰饮证治体系内容。尤怡的治痰七法注重实效，随证定法，随法选方，条理清晰，层次分明，思路活泛，至今仍被临床遵从。

疾 病 诊 治

尤怡论治中风述要

广西中医学院　　李志刚　祝美珍

尤怡治病处方，一以仲景为宗，以其道活人。所著《金匮翼》条分缕析，祖述仲景遗意，荟萃各家学说，参以论断。其中所论中风，强调按病期、临床表现辨证论治，立有开关、固脱、泄大邪、转大气、逐痰涎、除热风、通窍隧、灸腧穴等八法，发前贤未言之奥，论中风治疗之则，颇有建树。近贤张山雷名著《中风斠诠》所列治疗八法，即本此而略加修正，兹综其所述，介绍于下。

一、三个特点

尤氏对中风的论治，有三个特点：一是认为中风之为病，有外感之风，亦有内生之风，而"无论贼风邪气从外来者，必先有肝风为之内应，即痰火食气从内发者，亦必有肝风为之始基。设无肝风，亦只为他病已耳"，强调肝风在病发卒倒、偏枯、歪僻、牵引等中风证候时的重要作用。故临床治中风，或平肝息风，或镇肝息风，或清肝息风，或豁痰息风，总以治肝风为首要。二是认为风气通于肝，诸风掉眩，皆属于肝，故"中风之病，其本在肝"，而"虽五脏各有中风之症，然风在他脏，则又显他脏之证矣，岂如今人之所谓中风哉"？明确提出五脏风之名，并于其后拟治疗之方。三是认为中风为病，尚有脏腑经络浅深之异，须临病详察，以辨真邪虚实之故，决治法通塞之宜。即如"口眼歪斜，络病也，其邪浅而易治；手足不遂，身体重痛，经病也，邪差深矣，故多从倒仆后见之；卒中昏厥，语言错乱，腑病也，其邪为尤深矣。大抵倒仆之候，经腑皆能有之，其倒后神清识人者在经，神昏不识人者在腑耳。至于唇缓失音、耳聋目瞀、遗尿声鼾等症，则为中脏，病之最深者也。然其间经病兼腑病者有之，脏病连经者有之，腑脏经络齐病者有之"。

二、八大治法

尤氏认为，中风之病，若为邪气所触者，因邪风暴至，真气反陷，脏腑经络卒然不得贯通，不相维系，其气多实。病实者气多闭，闭者欲其通，不通则死。而若为脏邪所发者，因脏气内虚，肝风独盛，卒然上攻九窍，旁溢四肢，如火之发，如泉之达，而不可骤止。又肝病所发者，其气多虚，病虚者气多脱，脱者欲其收，不收则死。尤氏据此法则，条列八法，神而明之，存乎人耳。

1. 开关逐痰，利窍醒神——开关法 中风闭证，虽有阴闭、阳闭之分，然皆以邪实内闭为主。症见突然昏倒，不省人事，牙关紧闭，口噤不开，两手握固，大小便闭，肢体痉强等。根据临床表现，辨证属中风中脏腑之闭证。有昏迷、痉挛、抽搐、牙关紧急等症者，病情危重。因痰壅气闭，下药无门，故"闭则宜开，不开则死"，以开关逐痰、利窍醒神为急务，用搐鼻、揩齿、探吐等机械刺激方法，急开牙关窍道，再以《圣济》白矾散涌吐痰毒。待眼开风退，方可服救治诸汤散。因方中白矾、生姜皆峻烈之品，凡气衰力弱者，则恐非所宜，或可用瓜蒂、藜芦、猪牙皂、生薄荷、朱砂之辈以逐痰开关、开窍醒神。

2. 固脱扶正，回阳救逆——固脱法 尤氏认为中风脱证缘由"脏气内虚，肝风独胜，卒然上攻九窍，旁溢四肢……风从内出，其气多虚，病虚者气多脱"，而为"猝然之候，但见目合、口开、遗尿、自汗者"。症见突然昏仆，不省人事，目合口张，鼻鼾息微，手撒肢冷，汗多，大小便自遗，肢体软瘫，脉细弱或脉微欲绝等，辨证当属中风中脏腑之脱证。"脱者欲其收，不收则死"，故"无论有邪无邪……急在元气也。元气固，然后可以图邪气。"急予参附汤回阳救逆、固脱扶正，用姜水煎服以助温中回阳之功，有痰者再加竹沥。

3. 泄邪留正，调其逆从——泄大邪法 尤氏认为但凡由贼风邪气引发之真中风，则非清热、益气、理痰所能治愈，必先泄其大邪，去邪留正。"大邪既泄，然后从而调之。"泄邪之方，有小续命汤加减以解表散邪，专治中风面呈五色有表证，脉浮而恶寒，拘急不仁者。方中麻黄、桂枝、防风、防己以驱风散寒，黄芩意在清散热邪，杏仁所以降肺气、散风寒，更用人参、附子、芍药、川芎以扶正，共奏泄邪留正之功，并可随证加减，调其逆从。亦有三化汤治疗中风内有便溺阻隔之证,用厚朴、枳实、大黄之辈急下实热燥结,以存阴救阴;羌活以通散一身风寒湿之邪,是以表里兼治,釜底抽薪,急下存阴,则邪去正留,便溺自通。更可用荆芥散驱散外风,以疗中风口噤、四肢抽搐或角弓反张者。总之,当以泄邪留正为务,泄邪也即留正,此乃尤氏之妙用。

4. 转气散邪,顺气养真——转大气法 《经》云:"大气一转,邪气乃散。"尤氏认为:"大气,不息之真气也,不转则息矣。"而中风之病,或因邪风暴至,真气反陷,或由风从内发,其气多虚。气虚者,五脏之真气虚也,"故不特气厥类中,即真中风邪,亦以转气为先"。但凡中风者,皆须先服转气散邪、顺气养真之品,次进治风之属。可用八味顺气散或顺风匀气散以谋其效,药用青皮、乌药、陈皮、白芷、沉香、紫苏之类转气散邪,更用人参、茯苓、天麻、木瓜、甘草顺气养真。

5. 逐痰开窍,清心解郁——逐痰涎法 掉摇眩晕、倒仆昏迷等症状,风病固有之,痰病亦能然,"或因风而动痰,或因痰而致风,或邪风多附顽痰,或痰病有如风病"。故临证时要在有表无表、脉浮脉滑之间详辨耳。如确属风病兼痰,则治风兼治痰,不清其痰,则无形之风亦无由息降,心窍更是不得开通,而掉眩昏仆、舌蹇语涩诸症日见加重。故中风痰迷,宜涤之化之、逐之导之,以涤痰汤涤痰开窍。药用二陈、石菖蒲、竹茹、胆南星、枳实、生姜之类逐(豁)痰开窍、破气开郁。如为风痰不开,则又可予清心散祛痰息风、清心解郁。若为痰病而见掉摇昏仆之症者,则不能治风,不在此论。

6. 除热消风,清心除烦——除热风法 尤氏认为"内风之气,多从热化",而古人有"风从火出,是证不可治风,惟治其热"之说,《内经》亦有"风淫于内,治以辛凉"之论,《外台》则云:"中风多从热起。"治疗此证,不除其热,不清其心,则风亦无由自消,而烦闷不得自解,故以竹沥汤治热风心中烦闷、言语謇涩者。方中竹沥、荆沥、生姜汁皆甘凉清散之品,以除热消风,清心除烦。此即河间所云:但治其热,即风亦自消也。热风,心烦闷及脾胃间热不下食者,可选用地黄煎治之。方中以竹沥汤为基础,加清热生津、健脾益气之品,如大黄、栀子仁、生地汁、天冬、茯苓、人参等,所谓病重则药亦重也。

7. 开窍通隧,息风醒神——通窍隧法 中风闭证,有阴闭、阳闭之分,病性有寒热之别,而治法有辛温开窍与辛凉开窍之异。但凡中风,若"风邪中人,与痰气相搏,闭其经隧,神暴昏,脉暴绝者,急与苏合、至宝之属以通之。

盖惟香药，为能达经隧、通神明也"。此也即"闭则宜开"法则的具体运用，待搐鼻、揩齿、探吐等法开关后，根据患者无热象，急与苏合香丸辛温开窍，豁痰息风，治疗闭证兼见面白唇黯，静卧不烦，四肢不温，痰涎壅盛，苔白腻，脉沉滑缓者。而至宝丹辛凉开窍，清肝息风，以治闭证兼见面赤身热，气粗口臭，躁扰不宁，苔黄腻，脉弦滑数等如是，则窍隧通，神昏省。

8. 温灸腧穴、通引真气——灸腧穴法 尤氏认为，温灸之法，不特散邪，抑以通表里之气，亦能通引绝阳之气。故中风卒倒者，无论因于邪气暴加，真气反陷而致表里之气不相通，抑或缘由真气暴虚，阳绝于里而致阴阳之气不相维系，灸之立效。风中脏腑之卒倒诸症尚能救治，更何况中经中络哉！因而灸腧穴治法可用于中风各病期、各见症，临证尤应辨证取穴，随证施治，根据病情轻重缓急，决定艾炷之大小及壮数之多寡。如灸风中脏，气塞涎潮，不语神昏者，取穴百会、大椎、风池、肩井、曲池、间使、足三里等；灸风中腑，手足不遂等患者，取穴百会、肩髃、曲池、风市、足三里、绝骨等；灸风中脉，口眼歪斜者，则取听会、颊车、地仓等穴，歪向左边者，为右边脉中风而缓也，则宜温灸右侧，反之亦然，以去尽风气、口眼正为度。

三、五脏有别

尤氏认为五脏各有中风之症，风在某脏，则又现某脏之症，而非今人所谓之中风，故又拟五脏中风分治之方于后。以肾风苁蓉丸治中风兼有肾脏之病症，诸如腰酸膝软、头晕目眩、遗精盗汗、小便清长或短少等。方中苁蓉、熟地、山药、虎骨、牛膝、黑豆皆为温补肾虚之品，元阴元阳既足，正胜则邪却；而当归养血活血，用之有血行风自灭之意；再加独活、防风驱散外风；酌用石斛顾护津液。诸药合用，共奏补肾祛风之功。或用肺风人参汤治疗风热袭肺或风寒郁而化热，而见中风兼有咳逆气急等症。药用麻杏石甘汤以辛凉宣泄，清肺平喘；羚羊角、防风以息风祛风；更以人参补养肺气，祛邪而不伤正。至于脾风，则与脾风白术汤。方中以四君子汤健脾益气；防风、防己之属祛风散邪；附子温通脾阳，至此，则脾虚中风诸症得愈。若为心风，易为中风窍闭，心神不宁，则又拟心风犀角丸治之。投石菖蒲、麝香、细辛、龙脑开利心窍；而用重镇类丹砂、紫石英镇心安神；配以人参、茯苓、生地、远志安神养心；再以犀角凉心息风;防风祛风。肝风易动,体刚气暴,常见掉眩震颤等症,当以平肝息风、柔肝抑木为急务,拟以肝风天麻散治之疗之。方以天麻、犀角、钩藤、甘菊、乌蛇等大队治风药治内外风;羚羊角、柏子仁、酸枣仁以柔肝抑木;人参、川芎意在补气行气,以通表里之真气。此五脏中风分而治之,诚尤氏之心法,示世人以真经。

四、诸症兼顾

尤氏论治中风,非但强调按病期、症状及所在脏腑运用相宜治法,而且重视论治所见诸症,分析各症的病因特点而治之。中风失音不语,可为"风邪搏于会厌,则气道不宣,故令人失音。其邪气入脏者,则并不能言语也",而且"失音者,语言如故,而声音不出,为脏之虚也;舌强不能语,或语而謇涩不清,痰涎风气之所为也;不语者,绝无语言,非神昏不知人,即脏气厥,不至舌下",认为中风失音不语有虚实两端、轻重之别,须分而治之。脏气虚衰而中风不语,可选用河间地黄饮子补养五脏阴阳,使脏气顺连,通达舌下。若是痰涎风气之所为,则又可用清心散、涤痰汤或茯神散,治风痰不开或风气夹痰不语。而口眼歪斜之病因,有足阳明、手太阳"二经俱受风寒,筋急引颊"之说,也有"风入耳中,亦令口喝"之论。若风寒不祛,则筋急不舒,口眼歪斜无以自愈,故以独活祛风散寒,竹沥、生地汁生津养筋、舒筋缓急,此即所引《外台》之验方。又可以牡蛎、矾石、附子、灶下黄土和药外涂对侧,治骨虚中受风邪所致之口眼歪斜。偏风则指风邪偏客身之一边,其状或左或右,表现为手不能举,足不能履。发病可因风邪入中,亦可由阴阳偏废,左右不相贯通,或凝痰死血,壅塞经络。《经》云:盖左右者,阴阳之道路,不可偏也,偏则阴阳倾而隔矣。经络者,血气所流注,不可塞也,塞则气血壅而废矣。故治疗之道,应和利阴阳、疏瀹经络以治内伤;大药攻邪、针熨取汗以治外感。若为内伤偏风,施与防风汤兼灸腧穴以和利阴阳,用活络丹疏瀹经络。外中风邪引发偏风,则又合以夜合酝酒方攻邪取汗。麻子仁汤等亦可随证选用。

综上所述,可知尤氏论治中风,详其证候,析其治要,备举理法方药,其按病期、临床表现辨证论治的特点实能开后世医家之茅塞,普度中风病家之众生。故中风的临床治疗,宜区别对待,选用适宜之治法,或单用一法,或数法合用，总以能愈患者病痛为目的。切忌胶柱鼓瑟，不知变通。

（《浙江中医杂志》，2001 年第 8 期）

《金匮要略心典》论痉初探

浙江中医药大学　　白　洁　徐光星

尤怡自幼家贫而好学，工于诗书，淡于名利。师从名医马元仪，悬壶济世，晚年医术益精，并长于钻研仲景之学。《金匮要略心典》是尤氏长期研读《金匮要略》所著，见解独到，深入浅出，为后世医家所推崇。痉病，作为《金匮要略》脉证并治之开篇首病，历代医家对其病因、证候等方面存在不同见解，现对尤氏论痉之独到处作几点探讨。

一、致痉之因

在《金匮要略·痉湿暍病脉证治》篇中，张仲景阐述了因误治致痉的 3 种情况，即"太阳病，发汗太多，因致痉"（第 4 条）、"夫风病，下之则痉，复发汗，必拘急"（第 5 条）、"疮家虽身疼痛，不可发汗，汗出则痉"（第 6 条）。尤氏以为，此即张仲景"原痉之由"，而再究其因，则有两条：

"病有太阳风寒不解，重感寒湿而成痉者。"太阳伤寒，当以汗解，但若医家发汗太过，正气损耗，则不能与邪气抗争。而此时汗液停留肌表，则化为寒湿之邪侵入人体，正气与津液愈损，无力濡养筋脉而成痉；而太阳中风，医者误下，损耗津液，同时引寒湿之邪入里，更能损耗气阴而致痉。尤氏所谓"重感寒湿"，均建立在津液损耗基础上，正气无力生津行津，因而无法濡养筋脉，导致痉病。

"亦有亡血竭气，损伤阴阳而病变成痉。"疮家本虚，津液气血已然耗伤，若再发汗，必定使津液亡失，气随津脱，气血阴阳益虚，则骨节筋脉无法得到濡养,故发为痉。

诸种原因,其所致结果,即脱液故伤津、筋脉失养。尤氏谓之:"此原痉病之由,有此三者之异,其为脱液伤津则一也。"高学山将其形象地比喻为"木出津而劲,土去水而板之象"。

二、痉病之脉

仲景论痉,共13条条文,其中提及脉象的有5条,历代医家对此各持己见,众说纷纭。尤氏论痉病之脉,见解独到,其珠玑之语,广为后世医家传颂。其中亦有与他家平分秋色者,或逊于他家之言者,细细品之,无不是后人学习《金匮要略》之重要参考。

5条条文中,笔者认为尤氏注解最为精当之处在于第3条、第7条及第8条。此3条,另辟蹊径,见解独到,忠于原著,力排他家反对之言,为后人留下无尽的思考空间。

第3条:"太阳病,发热,脉沉而细者,名曰痉,为难治。"

脉沉者,尤氏论此为"风得湿则伏"。风性开泄,因而太阳脉为浮,今遇湿下行,则伏而为沉脉。《内经》有云:"诸暴强直,皆属于风;诸痉项强,皆属于湿。"可见痉病虽有太阳症状,却不能等同于太阳病,此于其口噤、项强及主脉中即可辨别。清代医家张路玉亦持此观点:"发热脉当浮数,今反沉细,知邪风为湿气所着,所以身虽发热,而脉不能浮数。"因此在临床治疗上,医者不可拘泥于太阳病论治,应全面考虑,辨证论治。而提及细脉,尤氏认为此为"阴气适不足",而不少医家认为脉细为阳气不足。如《医宗金鉴》中提到:"今沉而细,邪入少阴,阳气已衰,岂易治乎,故曰难治也。"高学山亦云:"细为无阳之诊。"综观此论,笔者认为,此处尤氏所谓"阴气",当指体内阴津,谓津液不足,不能濡养,发为痉病。痉病本脉为紧弦,体内正气亦能抗邪,而今"阴气"缺乏,邪气直驱入内,正气无力抗邪,岂非难治乎?

第7条:"病者身热足寒,颈项强急,恶寒,时头热,面赤目赤,独头动摇,卒口噤,背反张者,痉病也。若发其汗者,寒湿相得,其表益虚,即恶寒甚。发其汗已,其脉如蛇。"

病痉者被汗,寒湿相得,尤氏谓此"汗液之湿与外寒之气相得不解"也。

痉脉本弦紧直，今"脉伏而曲，如蛇行也"，只因"汗之则风去而湿存，故脉不直而曲也"。尤氏此番论述，寥寥数笔，即将痉病误汗之脉的产生机制描述得颇为精到。元代医家赵以德对此形象描述："试言其脉，则因误汗，逼令真阳脱入湿中，所以形容其如蛇也。言脱出之阳，本疾急亲上，轻矫若龙，为湿气所阻，则迟滞如蛇之象，尽力奔进，究竟不能奋飞矣。此脉之至变，义之至精也。"然因《金匮要略·五脏风寒积聚病脉证并治》中提到"肝死脏，浮之弱，按之如索不来，或曲如蛇行者，死"，故而不少医家认为"其脉如蛇"为肝之死脉，本处应为衍文。尤氏则以为，本处之"其脉如蛇"，意指脉行迟滞，如蛇行一般，乃因湿为实邪，其性黏滞，留滞机体，阻滞气血运行，而此时正气未衰，故尚可推动气血运行，只是受阻而滞缓，并未出现"浮之弱"的脉象。

第 8 条："暴腹胀大者，为欲解。脉如故，反伏弦者，痉。"

此条承接上条，为风去湿存之变证。对于此条，各家亦有不同见解。关于"暴腹胀大"，尤氏引魏氏之言，云："风去不与湿相丽，则湿邪无所依着，必顺其下坠之性，而入腹作胀矣。风寒外解，而湿下行，所以为欲解也。"另徐忠可认为此是"经络之邪欲从内出"，章虚谷云"邪在太阳阳明之经络，为欲解之兆也"，唐容川认为此"乃阴来和阳"，而赵以德亦从五行角度解释，认为"是故以腹之暴胀，因知木之郁于肝者也，已出之脾，而木气行矣，火与俱，而燥金之气退矣。金退木行，故曰欲解"。诸家虽理解角度不同，但均认为"暴腹胀大"为邪将外出，病将欲解也。此时脉应为浮大，如尤氏所言，"如是诊之，其脉必浮而不沉，缓而不弦矣"。今条文言"脉如故"，意即"脉如蛇"，又"反伏弦"，对此诸家争论颇多。不少医家见脉弦，认为理应是肝之病。章虚谷之言"弦为肝之本脉，伏弦则肝气沉郁可征矣"，赵以德之言"反伏弦者，则是风犹郁在肝而自病其所合之筋脉"，均是很好的例子。而尤氏却另辟蹊径，认为"乃其脉如故，而反加伏弦，知其邪内连太阴，里病转增而表病不除，乃痉病诸证中之一变也"。太阴，此处应代指足太阴脾经，李东垣曾云："太阳传太阴脾土者，名曰误下传。"此处医家见"暴腹胀大"，不知此为邪之欲解，反而误用下法，致使表病未除，而内伤脾胃，痉病未愈，反而加重，又出现痉之本脉，而非责之于肝。如此解释，为后世学习《金匮要略》者提供了一种新的观点，亦为临床治疗拓宽了思路，不可谓不妙也。

然尤氏论痉脉，亦有平淡之处，如下两条，就不及前论精当，但亦深入浅出，为初学《金匮要略》者提供学习思路。

第9条："夫痉脉，按之紧如弦，直上下行。"

"紧如弦"，即为痉病之本脉，此条文较易理解，尤氏也未作过多解释。风寒夹湿致痉，脉多弦紧，即尤氏所谓"坚直之象"。紧脉主寒，寒性收引，正对应痉病筋脉挛急之征，而寸关尺三部俱紧，因而"直上下行"。"按之"，则体现脉象沉伏，此可与太阳表证之浮脉相鉴别。

第11条："太阳病，其证备，身体强，几几然，脉反沉迟，此为痉，栝蒌桂枝汤主之。"

仲景《伤寒论》中提到，"太阳病，项背强几几，反汗出恶风者，桂枝加葛根汤主之"。而《金匮要略》此处条文与其十分相似，但"脉反沉迟"。伤寒太阳病，病邪在表，脉应浮数，今反见沉迟，正如尤氏之言："沉本痉之脉，迟非内寒，乃津液少而营卫之行不利也。"由此可与伤寒鉴别。一个"反"字，点明了痉与太阳病之异，实为精当。正因于此，二者治法也略有不同，一为桂枝加葛根汤，一为栝蒌桂枝汤。尤氏认为，太阳病，为"邪风盛于表"，而痉病则为"风淫于外而津伤于内"，故"用桂枝则同，而一加葛根以助其散，一加栝蒌根兼滋其内，则不同也"。尤氏之言，简单明了地解释了两病细微的差别，为后世医家提供了非常有价值的参考。

三、关于"反恶寒"和"不恶寒"

《金匮要略·痉湿暍病脉证治》篇中，第1条"太阳病，发热无汗，反恶寒者，名曰刚痉"中的"反恶寒"，第2条"太阳病，发热汗出，而不恶寒，名曰柔痉"中的"不恶寒"，历代医家对此众说纷纭。尤氏虽未有独树一帜的见解，但其提出的重于痉病本证的思想却值得后世医家斟酌思考。

高学山认为，恶寒者，太阳被邪之本证也，曰反恶寒者，正就痉病而言。痉病乃津液短少而阳热在经之证，理宜不该恶寒，故曰"反"也。不恶寒者，阳热在经，而无阴气在上、在外故也。梁运通认为，"恶寒"者，刚痉初起外感风寒，既有太阳表实证之恶寒无汗，又有表邪化热，深传阳明，正邪相争，进而浸淫脏腑经脉。按一般规律，邪传阳明恶热而不恶寒，今邪热浸淫于内，而表邪不解，故曰"反恶寒"。柔痉表虚则不言"恶风"，而谓"不恶寒"者，以柔痉初起外感风寒，既有太阳表虚证之发热汗出，又有邪正相争，浸淫脏腑经脉的痉病症状，表虚里热故不恶风寒。《医宗金鉴》则认为此乃衍文，应删去。现代很多《金匮要略》参考文献，也沿用了这一说法。

而尤氏《金匮要略心典》则引用了成无己的观点："太阳病，发热无汗为表实，则不当恶寒，今反恶寒者，则太阳中风，重感于寒，为痉病也。太阳病，发热汗出为表虚，则当恶寒，今不恶寒者，风邪变热，外伤筋脉为痉病也。"然其意并非在此。尤氏认为，痉病不同于太阳病，"其病在筋，故必兼有颈项强急，头热足寒，目赤头摇，口噤背反等症"，而不必拘于太阳病恶寒发热之症。同时尤氏提到，"仲景不言者，以痉字赅之也"，也说明其认为仲景本意是以太阳病类比痉病，而非二者为同一病，只是症状相似而已，应当在辨证论治中加以区分。后又引用《活人书》"痉证发热恶寒，与伤寒相似，但其脉沉迟弦细，而项背反张为异耳"之语，由此可见一斑。

四、结　语

《金匮要略心典》是历代注解仲景《金匮要略》书籍中的典范，多为后世医家所推崇。上述提及的精妙之处只是其中很小的一部分，但亦可大致了解此书的价值所在。然而人无完人，尤氏之观点也并非没有瑕疵，在学习过程中，理应取其精华，去其糟粕，多思考，多探索，尽吾等之所能，将博大精深的中医文化传承发扬下去。

（《浙江中医药大学学报》，2014 年第 38 卷第 6 期）

尤在泾血证治疗特色

天津中医药大学　　李金盈

尤在泾继承仲景血证医学思想，通过对历代医家治疗血证的经验研究，总结在《金匮翼·血症》中。尤在泾认为治疗血证必须辨明病因、病机,认为出血因部位、颜色、伴随症状、出血量的不同而病机各异,治疗上若有外感、火热、湿邪、瘀血等实邪,应该以祛邪为先,并且反对当时社会医家单用寒凉药物、过度止血的观点,认为治疗应以出血部位、病情轻重缓急的不同,配有不同的服药方式;尤氏治疗血证更重视固护脾胃、培本固元,其对于血证的愈后及日常养护方法也有个人独到见解。

一、实邪为患,祛邪为先

尤在泾认为治疗血证类疾病,当治病必求于本,不可单纯止血,应先辨证求因。出血疾病理应使用收敛止血之药,但尤氏认为由于外感或内生之邪导致的出血证,如寒邪在表、热闭于经、湿热蕴蓄、内生瘀血等实邪为患,在患者体质较好或虚证不明显前提下,治疗首要应以祛除实邪为主,并谨慎配伍收敛、止血、补益等药物,以防止闭门留寇,病情易生他变。若由外感之邪导致的出血,尤氏认为其感受邪气分两种,一种寒邪,一种热邪。外感风寒之邪,内有郁热,血为热迫的表寒里热之证,尤氏认为治疗理当发散表寒之邪,临床组方常选用荆芥、防风、紫苏叶等药物疏风解表,里热之邪由表而解,则出血自止;对于表已解,但热不退、血不止的患者,可以选用清热凉血之药物,如地黄、栀子、赤芍等药继续治疗。因外感风冷之邪,结于阴分,为表里俱寒证,治疗可外灸中脘、气海、足三里等穴位温里散寒,内服温散之剂以散寒结,临床常用桂枝、附子、干姜等药。若由于里热炽盛、迫血妄行导致的出血证,尤氏认为清热凉血之剂在其必用之列,故组方中多选用地黄、黄芩、牡丹皮、犀角、白茅根、大小蓟等药物。若里热兼湿邪为患的出血证,则应祛湿清热并重,常用赤豆、苍术、厚朴等药物治疗。离经之血积存于体内导致瘀血的生成,瘀血既可以阻滞脉络,使血不循经,加重出血症状,又可影响脏腑气机升降,不利于新血的生成,故素体有瘀血者须当以祛瘀为先。尤氏谓:"去者自去,生者自生,人易知也。瘀者未去,则新者不守,人未易知也。"对于出血过后,内有瘀血未除且正气未虚者,应当先活血祛瘀;若正气已虚,但瘀血仍未除者,不可骤用补涩之法。对于瘀血导致出血证的治疗,尤氏认为瘀血若在中、上二焦,正气不虚者可用吐、下两法。吐血之后,若患者仍感觉心中闷乱,时时欲吐，颠倒不安，因为胸中瘀血未尽，应急用瓜蒂、杜蘅、人参等药以催吐法因势利导，祛除瘀血；若吐血后，患者无愠愠欲吐感，而是感觉膈上发热，胸中满痛，血色紫黑成块，脉洪大有力，尤氏常用生地、赤芍、茜根、牡丹皮、三制大黄、滑石、桃仁泥等药物，使瘀血从大便排出。对于正气已虚瘀血未除者，尤氏认为不可骤补，"骤用补法，血瘀成热，多致不起"。如《静香楼医案》中："病后失血，色紫黑不鲜。此系病前所蓄，胸中尚满，知瘀血犹未尽也。正气虽虚，未可骤补，宜顺而下之。小蓟炭、赤芍、生地、犀角、郁金、丹皮、茺蔚子、童便。"尤氏认为内有瘀血者，常常阻滞气机，瘀久化热，故临床多配伍清热活血之品，如地黄、赤芍、牡丹皮等。

二、中焦虚寒，无畏甘温

血证病机大多因火热炽盛、迫血妄行，导致血不循经、溢于脉外。除此之外，还有因脾胃虚寒不能统摄血液者。脾主统血，脾胃位于中焦，乃后天之本，气血生化之源。尤氏认为若中焦脾胃虚寒，对血证影响较大，不仅因统摄无权造成出血疾病，而且因生化无源导致血虚证候。故尤氏谓："气虚挟寒，阴阳不相为守。荣气虚散，血亦错行，所谓阳虚阴必走是耳。"尤氏认为治疗中焦虚寒之出血证，应温中散寒，恢复脾胃之气，"法当温中，使血自归经络"，故其针对《仁斋直指方》所述"血遇热则宣流，故止血多用凉剂"的说法，提出了不同见解。但是医者常考虑温补脾胃甘温之药多能动血，虽然应该使用，但又不敢用的情况比较多。针对这种情况，尤氏解释："荣气出于中焦，是以脾胃为统血之司，而甘温气味，有固血之用也。"只要临床辨证精准，温补脾胃有利于充盈荣卫之气以摄血固血，但用理中之辈无妨。尤氏临床常用理中汤加南木香、理中汤合四物汤或仲景甘草干姜汤及《金匮要略》中黄土汤等治疗。临床中，若医者怕药物温热之性太盛或出血量较大，可加阿胶、黄芩，"以折炎上之势，而复既脱之阴"。在《静香楼医案》中有一案："疟发而上下血溢，责之中虚而邪又扰之也。血去既多，疟邪尚炽，中原之扰，犹未已也，谁能必其血之不复来耶？谨按古法，中虚血脱之证，从无独任血药之理。而疟病经久，亦必固其中气。兹拟理中一法，止血在是，止疟亦在是，惟高明裁之。"药以人参、白术、炮姜、炙草。柳宝诒评价此医案："所立理中一法，诚属血脱益气,固中止血之要药。"

三、行气泻火,疏肝养血

《内经》云:"阳气者,大怒则形气绝,而血菀于上,使人薄厥。""怒则气逆,甚则呕血及飧泄是也。"据此,尤在泾解释上窍出血的时候认为,肝体阴而用阳,主藏血、疏泄,以气为用,若因气逆引动肝火,肝阳化风,风火之性皆易上行,则会出现火升气逆衄血等疾病出现,即"血从气逆,得之暴怒而厥也"。气逆而失血者都会表现出胸胁满痛等证,若兼肝火者可伴有烦躁而渴。在治疗上,尤氏主张行气泻火而血自下。盖血因气之逆而动,若气机调和,无有冲逆,则出血自止也。其选药多以芍药、陈皮、枳壳、贝母之属,行其气而血自下;若兼肝火者,宜选芍药、生地、牡丹皮、黄芩、黄连之属,降其火而血自宁。此外,尤氏认为肝常阴不足而阳有余,善逆而多郁,郁而化火,木火刑金,故临床常见胁痛咳血、气喘脉数等症。治疗除行气泻火外,应配伍疏肝理气之柴胡、香附、青黛等,平其肝则血自愈,亦常配伍白芍、当归等柔肝养血之品。

四、安肾固本,引血下行

诸血证中,有因肾阴虚而火不安于宅,虚火灼络而致的出血证。如《景岳全书·血证·衄血新按》中说:"衄血有格阳者,以阴亏于下而阳浮于上……而衄血不止,皆其证也。"尤氏认为足少阴经的齿衄证,虽然没有阳明热盛证之口臭、便秘等症状,但牙齿不坚固易松动,并伴随悠悠而疼,出血量较少,点滴而出,"凡阴虚羸瘦好色者多有之",故治疗宜清宜补,引血下行,使用《元戎》地黄饮子:生地、熟地、地骨皮、枸杞子各等分,焙干为末,每服二钱,蜜糖调服;或用安肾丸:肉桂、炮川乌头、桃仁、白蒺藜、巴戟、山药、茯苓、肉苁蓉、石斛、萆薢、白术、补骨脂。此两方有偏治肾阴虚、肾阳虚之不同,然而均为从肾论治上焦出血证。治疗肾虚溲血,因房劳内伤导致下焦虚惫、血失统御的尿血证患者,治疗使用鹿茸散:鹿茸、当归、生地、蒲黄、冬葵子,研末每服三钱匕,空心温酒调服;或使用鹿角胶丸:鹿角、没药、油发灰各六钱,为末,取白茅根汁打糊为丸,如梧子大,空心盐汤吞七八十丸。由此可见,安肾固本法是治疗血证的一种重要治法，尤氏在前贤的基础上加以总结提高，为医门立一规矩，可法可传。

五、巧用佐助，配伍灵活

《神农本草经》总论中有："药有君、臣、佐、使，以相宣摄合和……"李杲《脾胃论》曰："《至真要大论》云，有毒无毒，所治为主。主病者为君，佐君者为臣，应臣者为使。"尤在泾承袭前人的组方经验，并根据血证特点及其临床用药经验，提出针对血证疾病的组方原则："凡用血药，不可单行单止，又不可纯用寒凉，必加辛温升药。如用寒凉药，用酒煎、酒炒之类，乃寒因热用也。"尤氏认为治疗血证疾病时，不可单用某一种药，也不可单用止血药。因为血证一般涉及脏腑、经络较多，病机症状较复杂，如果单用一种药来治疗，恐病重药轻，疗效不佳；也不可单纯止血，应先辨明血证病因病机，配伍止血之药，否则血虽止，致病之邪无以出路，恐加重病情。其次，方中不可纯用寒凉之品。虽血证病机多属火热，但过用寒凉之品，易伤及人体阳气，"热病未已，寒病复起"，恐有冰伏邪气之弊。故尤氏主张血证组方中应稍加配伍辛温之品，或用寒凉之药时，可选用酒煎、酒炒之剂，酒不仅能通经络助行药势，而且能增加方剂中有效成分的析出，不仅可以避免伤阳之弊，还可以增加临床疗效。

六、药食同源，寓医于食

《神农本草经》中将药物分上、中、下三品，上品之药"主养命以应天，无毒，多服、久服不伤人"，其中很多为药食同源之品，故用药食同源之药物作为日常食疗保健为现代人所喜爱。尤氏治疗血证用药，常选用药食同源之品，如藕汁、生姜、粳米、海参、萝卜汁等。其在治疗某些病情较轻或病机单一的血证时，常选用食疗方式，在当时社会不仅经济实惠，而且便于患者接受。如："凡吐粉红色痰涎者，是肺络损伤而血渗也。治以鲜藕、白糯米、红枣三物，煎汤频频服之，久自愈。"再如："利用莲子心五十个，糯米五十粒，为末酒调服，治劳心吐血。"尤氏在治疗肠痔下血时，用木耳五钱，浸一宿洗净，空心生食，禁茶汤半日许，如嫌淡少加盐，三剂必愈，此方法可以解决暂时症状，但不能彻底根除。

七、方式变通，独具匠心

出血一证，其出血病位不一、病势轻重缓急有别，所以尤氏对给药途径、服药频次、服药方式均做了灵活掌握。在给药途径上，尤氏根据出血部位的不同，采取不同的途径给药。如同样使用发灰散，治疗劳伤吐血时，使用米醋汤调药口服；治疗鼻衄时，药物研细末少许吹入鼻中。再如，治疗齿衄出血，可使用地骨皮煎汤漱口；治疗肠痔下血，可将药物研末和脂为丸，纳入肛中。其次在服药频次上，尤氏根据出血的病势缓急指出：若新病出血且来势汹涌者，可不拘时频频服药；若病势已久出血缠绵者，只需一日一两服，不必拘泥。其应用同一个方剂治疗不同情况的出血时就分别运用了两种服法，如："《元戎》地黄引子，若治齿衄不止，焙干为末，每服两钱，蜜汤调，不拘时服；若治衄血往来久久不愈者，日三服。"在服药方式上，尤氏根据出血涉及的脏腑部位不同或虚实证不同，采取不同的方式服药，若上焦出血，常饭后服药；如治疗郁热吐血，使用《宝鉴》大阿胶丸，炼蜜丸弹子大，煎小麦麦门冬汤下一丸，食后服；若下焦出血，常饭前服药，如治疗便血时用黑地黄丸，枣肉拌为丸如梧子大，食前服百丸；若实证为主，常空腹服药，如治疗舌衄使用《圣济》阿胶散，用生地黄汁，空心调下二钱；若虚证为主，常食后或用米汤或白面调服，如治疗溲血的发灰散，以侧柏叶汁调糯米粉，和丸梧子大，汤服五十丸。

（节录自硕士论文《尤在泾对〈伤寒杂病论〉血证理论的学术思想研究》，2020 年）

尤在泾治疗血证特色探讨

新疆医科大学　　陈　强　安艳丽　张星平

尤在泾在内科杂病治疗方面多有建树，尤其在血证治疗方面，博采众长，贯以己意，多有发挥和创新，颇为值得一提。现将其论治血证的学术特色归纳为六点，概述于此，以供共同探讨。

一、若有实邪，应以祛邪为先务

在出血之后，人体阴血俱亏，理应行补涩之剂，但尤氏认为，如果出血是由于外侵之邪或内生之邪而引起，如表受寒邪、蓄热在里以及内有瘀血等，则首先应当以祛邪为先，并且要慎用收涩、止血、补益之剂，以免闭门留寇，变生他证。

若由表受寒邪引起的出血，尤在泾认为其出血病机为：寒邪在表，闭热于经，血为热迫，而溢于络外也。对于这种出血的治疗应当疏解其表，尤氏对此组方常选用荆芥、防风、苏叶等药疏散表邪，但使其表解邪透，则郁阳得以宣泄，出血自止。并且尤氏指出切不可滥用止血之药，以免产生变证。如："寒邪在表……勿用止血之药，但疏其表，郁热得舒，血亦自止。"

若由蓄热在里而引起的热迫血妄行的出血，尤氏认为当此阳热旺盛之际，若欲愈其病，必治其本源，乃可以清火为先，寒凉泻火之剂在必用之列。组方多以黄芩、黄连、栀子、犀角、白茅根、生地、小蓟、荷叶等药择而用之。若误用止血之药，则在里之热愈炽，病必不除。

对于吐血、呕血、便血等出血过后，内有瘀血未除且正气未虚者，应当先消而去之，不可骤用补涩之法；若正气已虚，但瘀血仍未除者，亦不可骤用补涩之法。盖离经之血，流溢于血脉之外，积聚而不消散，所以瘀血是出血的病理产物，同时，瘀血又是致病因素，不利于血液的生成，瘀阻脉络，迫使血不循经，加重出血，导致恶性循环，所以内有瘀血必须以祛瘀血为先。正所谓："去者自去，生者自生，人易知也。瘀者未去，则新者不守，人未易知也。细心体验自见。"针对瘀血的治疗，尤氏认为瘀血若在中、上二焦则宜行吐、下之法。以吐血为例，如吐血之后，假令患者自觉烦躁，心中烦乱，时时欲吐，颠倒不安者，应急以吐法治之，盖谓中有瘀血不尽故也。若吐血后，膈上热，胸中满痛，脉洪大弦长，血为黑紫成块者，须用生地、赤芍、茜根、牡丹皮、三制大黄、滑石、桃仁泥之属，从大便导之。若瘀血阻于经脉，则应以四物之属加行气活血之品治之，因四物之属血虚能补，血燥能润，血溢能止，血滞能行，另加行气活血之品,从而能达到活血而不耗血、祛瘀生新的目的。对于正气已虚,而瘀血仍未除者,尤氏认为也不可骤补。如"病后失血,色紫黑不鲜。此系病前所蓄,胸中尚满,知瘀血犹未尽也。正气虽虚,未可骤补,宜顺而下之。小蓟炭、赤芍、生地、犀角、郁金、丹皮、茺蔚子、童便。"又案:"劳伤失血,心下痛闷,不当作阴虚治。但脉数、咳嗽、潮热,恐其渐入阴损一途耳。生地、桃仁、楂炭、郁金、赤芍、制大黄、甘草、丹皮,诒按曰:此证若早服补涩,则留瘀化热,最易致损。"又案:"离经之血未尽,而郁于内,寒热之邪交煽,而乱其气,是以腹满呕泄,寒热口燥。治当平其乱气,导其积血,元气虽虚,未可骤补也。"另外,尤氏认为,对于内有瘀血者,瘀血常常可阻滞气机而郁而化热,故治疗时多兼以清热之品,如生地、赤芍、牡丹皮等。

二、中焦虚寒,无畏甘温

虽血之妄行多由于火,然而在火证之外,又有因脾胃阳虚而不能统血者,盖因脾主统血,血之运行上下,全赖乎脾,中焦脾胃虚寒,阳气不足,统摄无权亦可导致出血。所以,尤在泾针对《仁斋直指方》所述的"血遇热则宣流,故止血多用凉剂"的说法,提出了不同的看法。他认为:"气虚挟寒,阴阳不相为守,荣气虚散,血亦错行,所谓阳虚阴必走是耳……中者,脾胃也。脾统血,脾虚则不能摄血。脾化血,脾虚则不能运化。是皆血无所主,因而脱陷妄行。"同时尤氏论述了由中焦虚寒导致的出血的血色为"不甚鲜红,或紫或黑",以及外证为"必有虚冷之状"。在治疗方面,因为中焦虚寒证需要用甘温之药治之,但是甘温之药多能动血,世医畏其动血之功,虽遇当用而不敢用者多矣。针对这种情况,尤氏指出:荣气出于中焦,是以脾胃为统血之司,而甘温气味,有固血之用,只需识证精准,则但用理中之辈无妨。主用理中汤加南木香、理中汤合四物汤或仲景甘草干姜汤、东垣补中益气汤及《金匮要略》黄土汤。如在《静香楼医案》中此脉案:"疟发而上下血溢,责之中虚而邪又扰之也。血去既多,疟邪尚炽,中原之扰,犹未已也,谁能必其血之不复来耶?谨按古法,中虚血脱之证,从无独任血药之理。而疟病经久,亦必固其中气。兹拟理中一法,止血在是,止疟亦在是,惟高明裁之。药以:人参、白术、炮姜、甘草。"仅此一案,即可看出尤氏辨证精当,识见卓老,议论精切。

三、气逆失血，行其气而血自下

《内经》有云："阳气者，大怒则形气绝，而血菀于上，使人薄厥。""怒则气逆，甚则呕血及飧泄是也。"据此，尤氏在解释上窍出血的时候认为：上窍出血大都有不同程度的气机上逆，使血随上逆之气而出，即"血从气逆，得之暴怒而厥也"。同时尤氏指出因为气逆而失血的患者都会表现出胸胁满痛等气逆之证，若因气逆引动肝火者，则必有烦躁、燥渴等证。在治疗上，尤氏主张行其气而血自下。盖血因气之逆而动，若气机调和，无有冲逆，则出血自止也。其选药多以芍药、陈皮、枳壳、贝母之属，但行其气，而使血自下。若兼肝火者，宜选芍药、生地、牡丹皮、黄芩、黄连之属，降其火而血自宁。

四、制方巧用佐助，画龙点睛

《神农本草经》中有："药有君臣佐使，以相宣摄……"王冰曰："以主病者为君，佐君者为臣，应臣者为佐，皆所以赞成方用也。"张从正曰："病无兼证，邪气专一，可一二味治者宜之……病有兼证而邪不一，不可以一二味治者宜之。"尤氏据前人组方的经验，并根据血证的特点而提出针对血证的组方原则，即：组方不可单用一种药，因为血证一般涉及脏腑较多，病机较为复杂，如果仅仅单纯用一种药来治疗恐怕难以却病；组方亦不可以纯用寒凉，因为虽然血之动多责之热，凡是阳气也具有固摄和温养的作用，如果组方纯用寒凉，不仅伤阳气而且还恐有冰伏邪气之弊，所以尤氏主张在寒凉药中加以辛温之品，这样不仅可以免去伤阳之弊，而且可以增强临床疗效。如："凡用血药，不可单行单止，又不可纯用寒凉，必加辛温升药。如用寒凉药，用酒煎、酒炒之类，乃寒因热用也。"

五、内服外用，不拘一格

出血一证，其出血病位不一，病势轻重缓急有别，所以尤氏对给药途径和服药频次、服药时间均做了灵活掌握。首先在服药频次上，尤氏根据出血的病势缓急指出：若新病出血，且来势汹涌者，可不拘时频频服药；若病势已久，出血缠绵者，只需一日一两服，不必拘泥。例如，其应用同一个方剂治疗不同情况的出血时就分别运用了两种服法，如"《元戎》地黄饮子，若治齿衄不止，焙干为末，每服两钱，蜜汤调，不拘时服；若治衄血往来久久不愈者，日三服"。其次，在服药时间上，尤氏根据出血所涉及的脏腑部位不同做出了不同的安排：若上焦出血，则饭后服药；若下焦出血，则在饭前服药。如其在治疗便血时用黑地黄丸时有："枣肉拌为丸如梧子大，食前服百丸。"再次，在给药途径上，尤氏根据出血部位的不同，分别通过不同的途径给药，如：新病鼻衄者，可以将药物研为细末吹鼻；治疗牙宣出血者，可将药物煎汤漱口；治疗肠痔下血者，可将药物研末和脂为丸纳肛。

六、日常养护，以安瘥后

尤氏认为：出血之证，通过恰当合适的治疗，往往可以获得较好的疗效，但若在治疗后由于日常调护不当，如：饮食不当、劳欲所伤、情志过极等因素的刺激往往会导致病情的恶化或者复发。首先，在饮食方面，他认为在血证治疗期应当清淡饮食，若吐血、呕血严重者可以暂时禁食，在病后也应少吃辛辣、刺激的食物，否则易于积热化火，导致出血再次发生。其次，在劳欲方面，尤氏认为瘥后应当"不妄作劳，慎戒房室"，以免劳欲过度，耗伤真阴，而致下虚阴火上炎，血随之而动。最后，在情志方面，其认为"怒"是引起血证的一个重要因素，《内经》有云："怒则气逆，甚则呕血。"若不忌怒，则恐病无愈期矣，如："阴不足而阳有余，肝善逆而肺多郁，脉数气喘咳逆，见血胁痛，治宜滋降，更宜静养，不尔，恐其血逆不已也。"

综上，尤氏辨治血证，多"探源《内》《难》仲景"，并且联系临床实践。无论我们从尤氏对血证的辨证，如表受寒邪引起的出血、由蓄热在里而引起的热迫血妄行的出血等，还是从尤氏的用药特色，如制方巧用佐助、中焦虚寒无畏甘温，还是从尤氏对血证的日常调护等方面来看，尤氏对血证的辨病识证、立法遣方，圆通而有法度，用药别具慧眼，议论多有心得，颇为值得我们后学效法。

尤怡治疗血证的经验经纬

南京中医药大学　　关新军　顾武军

　　尤怡学宗仲景，博涉百家，医理精深，医术精湛。江阴名医柳宝诒称其"论病则切理餍心，源流俱澈，绝不泛引古书；用药则随证化裁，活泼泼地，从不蹈袭成方"。尤氏治疗血证的经验集中反映在《金匮翼》和《静香楼医案》（以下简称《医案》）里。笔者夙心折于其学业之深沉，立论之公允及临证之胆识，故对其著作留心精研，颇有收获。他论治血证，善于撷取前贤的经验，并通过自己的临床验证以为取舍。无论吐血、衄血、咳血、尿血、下血以及妇人崩中漏下等症，尤氏均重视辨证论治，每以正本清源为要。然细究尤氏治疗血证，又有其独到的心得。兹将其临证治疗血证的特色经验公诸同好，俾有助于临证云尔。

一、必伏其所主，而先其所因

　　1. 先其所因　尤氏治疗血证，必详辨病因、病机，使源流俱澈，而后治有所依。强调辨证论治，而不拘泥成见，如论吐血，则分为风热、郁热、暑毒、蓄热、气逆、劳伤、阳虚、伤胃八种，详考前贤方论得失，参以己见。诸失血症，一般认为，失血后阴血大亏，当先行补涩。尤氏则明辨其非，决不滥用收涩止血之品，而注重"先其所因"。如郁热失血者，主张"勿用止血之药，但疏其表，郁热得疏，血亦自止。若表已解而热不消，血不止者，然后以清热降血之药治之。若肺气已虚，客热不去，咳嗽咽干，吐血嗽血者，宜以甘润养血为主，而以辛药凉肺佐之"；又论气逆失血："必有胸胁满痛等症。宜芍药、陈皮、枳壳、贝母之属，行其气而血自下。或肝火因气而逆者……宜芍药、生地、丹皮、连芩之属，降其火而血自宁。"可见尤氏重视审证求因，而每以正本清源为要。

　　2. 伏其所主　在血证治疗过程中，尤氏尤重视以祛瘀血为先务。瘀血之为物，不仅可作为失血的原发因素，也可由于其他因素致失血后，离经之血未尽排出，瘀滞于体内而成为新的致病因素。尤氏于此辨析甚明，论治独确，所谓"伏其所主"也。

对于蓄热吐血者，"热蓄血中，因而妄行，口鼻皆出，热如涌泉，膈上热，胸中满痛……或血是紫黑成块者"，主张用"生地、赤芍、茜根、丹皮、三制大黄、滑石、桃仁泥之属，从大便导之"，并引滑伯仁"诸蓄血证，其始率以桃仁、大黄行血破滞之剂折其锐气，而后区别治之"之说以为论据。尤氏认为，瘀血不去则新血不守，所以正气虽虚，仍当以祛瘀为要。

他说："凡呕吐血，若出无多，必有瘀于胸膈者，当先消而去之，骤用补法，血成瘀而热，多致不起。"这种"以祛瘀血为先务"的思想在其《医案》里有具体反映，如上卷失血门案："病后失血，色紫黑不鲜。此系病前所蓄，胸中尚满，知瘀血犹未尽也。正气虽虚，未可骤补，宜顺而下之。小蓟炭、赤芍、生地、犀角、郁金、丹皮、茺蔚子、童便。"此案中尤氏明确告诫，凡瘀血未尽者，虽正气已虚，也不可骤补，而是以赤芍、生地、犀角、郁金、牡丹皮、茺蔚子等大队祛瘀活血药为主，加入小蓟炭、童便二味止血而不留瘀之品，且用药偏凉，盖血中有郁热也。又案："劳伤失血，心下痛闷，不当作阴虚治。但脉数、咳嗽、潮热，恐其渐入阴损一途耳。生地、桃仁、楂炭、郁金、赤芍、制大黄、甘草、丹皮。"此案患者失血后"脉数、咳嗽、潮热"是为肺脏阴血亏损，虚火灼伤肺络，而有迁延成阴损的危险。然见"心下痛闷"，是有离经之瘀血留滞于内未尽排出，故尤氏毅然投以大黄、桃仁、赤芍等祛瘀导滞之品。柳宝诒按曰："此证若早服补涩，则留瘀化热，最易致损。"可谓点睛之笔。

二、中气得理，血自归经

尤在泾针对《仁斋直指方》"血遇热则宣流，故止血多用凉剂"的说法，他表示了不同意见。他认为："然亦有气虚挟寒，阴阳不相为守。荣气虚散，色必黯黑而不鲜，法当温中，使血自归经络。"又论述中虚失血的见证特点道"其血色不甚鲜红，或紫或黑……而或见恶心呕吐"，此乃"阳败而然，故多无热证……中气得理，血自归经"。主用理中汤加南木香、理中汤合四物汤或仲景甘草干姜汤、东垣补中益气汤及《金匮要略》黄土汤，并且认为"若服生地黄、竹茹、藕汁，去生便远"。

《医案》下卷大便门"泻痢便血，五年不愈，色黄心悸，肢体无力"案，尤氏从"始则脾阳不振，继而脾阴亦伤"论治，用理中汤合黄土汤，两顾脾阴脾阳之法以温中摄血。又下卷疟疾门案曰："疟发而上下血溢,责之中虚而邪又扰之也。血去既多,疟邪尚炽,中原之扰,犹未已也,谁能必其血之不复来耶？谨按古法,中虚血脱之证,从无独任血药之理。而疟病经久,亦必固其中气。兹拟理中一法,止血在是,止疟亦在是,惟高明裁之。人参、白术、炮姜、甘草。"方案颇有特色,足证尤氏之胆识。此案亦成为审证求因、治病求本的范例而脍炙人口、广为流传。

三、安肾固本,摄降潜纳

1. 安肾固本　诸失血症中,亦有因肾虚而火不安于宅,虚火灼络而致的。如齿衄,尤氏认为："有手足阳明与足少阴之异……属少阴者多不足,故口不臭、牙不痛,虽痛不甚,但齿摇不坚,凡阴虚羸瘦好色者多有之。"其病状"血必点滴而出,齿亦悠悠而疼,而不如阳明热盛之暴且甚",治疗采用《医垒元戎》地黄饮子:熟地、生地、地骨皮、枸杞子各等分;或用安肾丸:肉桂、川乌头(炮)、桃仁、白蒺藜(炒,去刺)、巴戟天(去心)、山药、茯苓、肉苁蓉、石斛、白术、补骨脂。两方有偏治肾阴虚、肾阳虚之不同,然从肾论治则一也。

大便下血,尤氏云："亦有一种下部虚,阳气不升,血随气而降者……却宜服温补药。"而用黑地黄丸:苍术、熟地、五味子、干姜,大枣肉拌为丸,双补肾中阴阳。溲血也有虚有实,虚者或由房劳内伤,下元虚惫,血失统御,溺血不已。尤氏以鹿茸散(方由鹿茸、当归、生地、蒲黄、冬葵子组成)或用鹿角胶丸温养下元。

可见,安肾固本不啻是失血症的一种重要治法。尤氏在泾在前贤的基础上加以总结提高,为医门立一规矩,可法可传。

2. 滋肾摄纳　另外,患者大失血后,由于阴血骤亏,每见气逆上冲之征,或呕吐不已,或头重足冷,或足冷头热,或呛咳时作,凡此种种,不一而足。尤氏明辨因机,断为阴血亏耗,下焦真气失纳。因为血属阴,阴血大伤,则下焦真阳失其潜敛,致有上僭之势,而为冲逆之征。故冲犯胃腑则呕吐不已;肺被其冲,则呛咳时作,足冷头热、头重皆是下焦真阳不安火宅之象。此证见于多种失血症之后,其病位在肾。所以,尤氏说："治嗽无益,宜滋其肾。"采用六味地黄丸加牛膝、牡蛎、五味子,或金匮肾气丸去肉桂加牡蛎,以滋肾固本、摄降冲气,《医案》中载有数案,可供参考。

尤氏对于血证多有精辟之论,亦多经验之谈,如"先见血,后见痰嗽,多是阴虚;先见痰嗽,后见血,多是痰火积热",即是他注重鉴别诊断的例子;又如"凡用血药,不可单行单止,又不可纯用寒凉,必加辛温升药,如用寒凉药,用酒煎酒炒之类,乃寒因热用也。久患血证,血不归源,久服药而无效者,以川芎为君则效"。又认为失血太甚不止,当防血晕,用白茅根烧烟将醋洒之,令患者嗅其气而遏血势,或突然以冷水喂其面,使惊而止。对于血虚眩晕卒倒者,认为不可艾灸及惊哭叫动,动则有增加其死亡的危险,应急以当归、川芎、白芍、熟地、黄芪、人参、白术、茯苓、陈皮、荆芥穗、甘草各7分,枣2枚,乌梅1个,同煎服之。以上率多经验之谈,可见尤氏丰富的临床经验。

(《中医药学刊》,2003年第21卷第12期)

尤怡咳嗽证治初探

安徽中医学院　　　方莉　李达　李泽庚
安徽中医学院第一附属医院　　童佳兵　杨程

通过对尤怡著作的仔细研读,深感其在咳嗽治疗方面有着独到的见解和巨大的研究价值,故于此作一浅析,以资交流。

一、病因病机

《内经》对咳嗽的论述颇详,如《素问·宣明五气》说:"五气所病……肺为咳。"《素问·咳论》既认为咳嗽是由于"皮毛先受邪气,邪气以从其合也,五脏各以其时受病,非其时各传以与之"所致,又曰"五脏六腑皆令人咳,非独肺也"。尤怡以《内经》为宗旨,并在此基础上对于咳嗽的病因病机给予了进一步的提高。《金匮翼·咳嗽统论》曰:"盖有自外而入者,风寒暑湿燥火是也;

有自内而发者,七情饥饱劳伤是也。"现将咳嗽的病因病机概括如下。

1. 外邪侵袭 由于气候突变或调摄失宜,外感六淫从口鼻或皮毛侵入,使肺气被束,肺气肃降,发为咳嗽。四时邪气不同,因而人体所感受的致病外邪亦有所区别。风为六淫之首,其他外邪多随风邪侵袭人体,所以外感咳嗽常以风为先导,或挟寒,或挟热,其中以风邪挟寒者居多。尤怡在《金匮翼·咳嗽统论》中曰:"风寒诸气,先自皮毛而入,皮毛者肺之合,皮毛受邪,内从其所合则咳者,自外而入者也。"

2. 饮食情志所伤 饮食不当,嗜烟好酒,内生火热,熏灼肺胃,灼津生痰;或生冷不节,肥甘厚味,损伤脾胃,致痰浊内生,上干于肺,阻塞气道,致肺气上逆而作咳。情志刺激,肝失调达,气郁化火,气火循经上逆犯肺,致肺失肃降而作咳。《金匮翼·咳嗽统论》载:"七情饥饱,内有所伤,则邪上逆,肺为气出入之道,故五脏之邪,上触于肺亦咳,此自内而发者也。"

3. 肺脏自病 肺脏自病者,常由肺系疾病日久,迁延不愈,耗气伤阴,肺不能主气,肃降无权而肺气上逆作咳;或肺气虚不能布津而成痰,肺阴虚而虚火灼津为痰,痰浊阻滞,肺气不降而上逆作咳。与此同时,尤怡认为咳嗽一症,其因实多,若辨证不明,滥用药物,则效果不佳,因而要注重辨证论治。纵使感受外邪,也有不为嗽者,病邪可径伤脏腑,不留于皮毛。七情所伤者,亦有不为嗽者,病邪尚浅,留于本脏,未即上攻于肺。所以他在《金匮翼》中言"伤寒以嗽为轻,而杂病以嗽为重也"。

二、咳嗽之辨证

尤怡认为咳嗽之辨证重在分清外感与内伤。外感咳嗽,多为新病,起病急,病程短,常伴肺卫表证,外感咳嗽以风寒、风热、风燥为主,均属实。风寒咳嗽者,鼻塞声重,咽痒声重,咳痰稀白,鼻流清涕,或恶寒无汗,发热头痛,舌淡红,苔薄白,脉浮紧。风热咳嗽者,咳痰黄稠,或间发风热,头痛咽痛,汗出口干,舌苔淡黄,脉浮数。风燥咳嗽者,咳嗽痰少,或痰黏稠难咯,或干咳无痰,连声作呛,咳声嘶哑,鼻燥咽干,心烦口渴,皮肤干燥,或伴发热、微恶风寒、鼻塞、咽红等表证,舌偏红,苔少乏津,脉略数。

内伤咳嗽,多为久病,常反复发作,病程长,可伴他脏见证。内伤咳嗽中的痰湿、痰热、肝火多为邪实正虚。阴津亏耗咳嗽则属虚，或虚中夹实。痰湿咳嗽者，咳声重浊，咳嗽痰多，痰白清稀，胸闷纳呆，困倦乏力，舌淡，苔白腻，脉滑。痰热咳嗽者，痰黄稠，咯吐不爽，鼻塞流浊涕，咽痛声哑，舌质红，苔薄黄或腻，脉滑数。肝郁咳嗽者，上气咳逆阵作，咳时面赤，常感痰滞咽喉，咯之难出，量少质黏，咳引胸胁胀痛，咽干口苦。症状可随情绪波动而增减。舌红或舌边尖红，舌苔薄黄少津，脉弦数。肺阴虚咳嗽者，肺阴不足，虚热内生，干咳，或痰少而黏，或痰中带血，口燥咽干，或音哑，潮热颧红，或有盗汗，舌红少津，脉细数等症。

尤怡还认为在咳嗽的辨证过程中，还应充分重视"痰"这一病理产物的作用。《金匮翼·咳嗽统论》载："痰者，咳动便有痰，痰出咳止是也。"

三、治法方药

在咳嗽的治疗方面，尤怡认为"治嗽最要分别肺之虚实，痰之滑涩，邪之冷热，及他脏有无侵凌之气，六腑有无积滞之物"。虚者咳嗽则养阴或益气为宜，又应分清虚实主次处理。如以人参、黄芪之属补之，使气充则脏腑自固。实者咳嗽以祛邪利肺为治疗原则，根据邪气风寒、风热、风燥的不同，应分别采用疏风、散寒、清热、润燥治疗。

冷嗽者，身感寒气，过饮寒浆所致。症见呼吸不利，呕吐冷沫，胸中急痛，恶寒声嘶，得温则减，得寒益甚。治疗上以仲景小青龙汤取其散外寒，蠲内饮之功，或加减麻黄汤、三拗汤。热嗽者，热邪伤肺。症见急喘而嗽，面赤潮热，手足寒，久者风寒不解，久而化火，肺受火邪，气从火化，有升无降，其候见咳唾痰浊，烦热口渴，或吐脓血，甚者身热不已，则成肺劳。治疗上以六味竹叶石膏汤主之，取其清热生津、益气和胃之功。郁热嗽者，肺先有热，热为寒郁，肺不得通，故发为咳嗽。症见恶寒咳嗽，时有热，口中干，咽中痛，或失音。治疗上以利膈汤主之，取其轻清解散之功。饮气嗽者，水气上冲入肺，发为咳嗽。症见喘咳上气，胸膈闷满。治疗上以葶苈大枣泻肺汤主之，取其泻肺去痰，利水平喘之功。食积咳嗽者，谷肉过多，停凝不化，转为败浊，随呼吸之气而上溢入肺，故发为咳嗽。治疗上以栝蒌丸主之，取其消浊导滞之功。燥咳者，肺虚液少而燥气乘之。症见咳甚而少涎沫，咽喉干，气哽不利。治疗上宜取辛甘润肺之剂，如延年天门冬煎、杏仁煎等。虚寒嗽者，为上中二焦阳气不足而寒动于中也，治疗上以加味理中汤取其温养脾肺之功。紫菀汤，主要治肺虚实嗽喘急，无热证者。肾咳者，肾虚气逆者，肾之脉从肾上贯肝膈，入肺而致咳。若肾中阴火上炎入肺则咳，肾中阴水随经入肺亦咳。治疗上以真武汤主之，取其温阳利水之效。

总之，尤怡集诸家之大成又善于总结经验，是一位医术精湛的大师，对于咳嗽病症的经验总结对后世影响颇深，为中华中医药的发展做出了巨大的贡献。

（《中医药临床杂志》，2013 年第 25 卷第 1 期）

尤在泾辨治咳嗽特色探析

中国中医科学院　　林亭秀　杨钊田　夏小珣　杨卫彬

《素问·宣明五气》曰："五脏六府皆令人咳，非独肺也。"《素问·咳论》认为咳嗽系由"皮毛先受邪气，邪气以从其合也"所引起，并将该病分为五脏之咳和六腑之咳两大类。《诸病源候论·咳嗽候》有十咳之称，除了五脏咳外，尚有风咳、寒咳、支咳、胆咳、厥阴咳等。至明代李梴《医学入门·咳嗽》首将咳嗽分为外感、内伤两大类，逐渐为后世医家所沿用。清代喻昌《医门法律·咳嗽门》认为，"形寒饮冷伤肺之一端，以明咳始之因耳。内外合邪四字扼要，比类之法，重在于此"。同时指出《素问》"秋伤于湿，冬生咳嗽"当为"秋伤于燥"，论"伤燥"致咳，开温润、凉润两大法门之先河，至此咳嗽的辨证分类渐趋完善，切合临床实用。

一、咳嗽的临证辨治特色

尤在泾论咳的理念散见于《金匮要略心典》《静香楼医案》《医学读书记》

和《金匮翼》等著作中,我们将这些散落的真知灼见重新梳理、归纳整理为以下两点。

1. 温法　此法适用于中阳亏虚,痰饮犯肺;或肾阳不足,摄纳无权,肝肾之气上逆冲肺;或肾中阴水聚而不散之证。

《金匮要略·痰饮咳嗽病脉证并治》曰:"病痰饮者,当以温药和之。"对于因中阳不足而导致水饮停聚、痰凝胸膈之间,出现喘咳上气、胸膈满闷、难于偃卧、面白悲嚏、形寒怕冷、气短的虚实夹杂之证,尤在泾治以辛酸温法。以茯苓、干姜、半夏温化水饮,杏仁辛苦宣肺,五味子、白芍收敛肺气,桂枝配伍甘草辛温培中,配伍茯苓平冲降气,方寓苓甘五味加姜辛半夏杏仁汤、桂枝汤之意,共奏温化水饮、培土生金之功。

对于形寒、脉微小的久嗽失音,尤在泾认为是由气馁阳损所导致,应以甘温之法培补中焦阳气,方用黄芪建中汤。生姜更以蜜炙,所谓"急者缓之必以甘,不足者补之必以温,而充虚塞空则黄芪又有专长也"(《金匮要略心典·血痹虚劳病脉证并治》)。

若肾中命火亏虚,摄纳无权,肝肾之气上逆则见喘咳,胸满上气,口干,脉两寸浮大,关尺沉小,肾中阴水聚而不散则出现足冷不温、喘咳多痰、水肿,此证"下气上逆,病在根本",尤怡用金匮肾气丸温补肾阳、纳气平冲利水,酌加牛膝、车前子、五味子等药,用盐花汤送服,方兼都气丸和济生肾气丸之意,补而逐之,治病求本。

2. 润法　肺为清脏,喜润恶燥,若温邪化燥,灼伤肺阴;或肺虚阴涸,燥火伤津,甚至结而成痰,胶固黏稠;或燥火劫伤肺胃津液,或肝血燥,肝气上逆犯肺;或肾阴亏虚、阴火上炎入肺者,尤在泾皆用清润滋养之法,酌情选用辛甘凉润方、甘平补肺方、甘缓益胃方、甘咸润燥方、酸甘柔肝方或甘寒滋水方来治疗。

(1)辛甘凉润法:对于温邪化燥,灼伤肺阴,体虚邪恋,肺络不清,出现咳嗽不爽、喉痒咽干,甚则痰中偶带血点、脉弦而细者,尤怡治以辛甘凉润法,用叶天士桑叶贝母方加减。桑叶轻清宣肺,贝母、杏仁、马兜铃润肺化痰止咳,沙参养阴,茯苓、甘草、粳米培补中宫,全方清宣温燥,养阴而不滋腻,化痰而不伤津,邪去正复则咳嗽可止。

(2)甘平补肺法:风热不解侵入肺中,或肺阴不足、肺热有余,见咳则涕出，肌体恶风，日晡潮热，食少体倦，甚者日久渐成虚损者，为正虚兼感外邪的虚实错杂证，辛散尤恐损肺，滋阴又虑恋邪。尤在泾认为此证"颇难调治"，应治以甘平补肺法，方选钱氏阿胶补肺汤加减。药用阿胶甘平安肺润肺，其性平和，为肺家要药，贝母、马兜铃微苦微寒清肺止咳，杏仁降气平喘止咳，沙参、薏苡仁、糯米、茯苓、甘草养胃生金。尤在泾认为"冀其肺宁喘平，方可再商他治"。

（3）甘缓益胃法：胃属土，肺属金，土能生金，若胃气虚弱，土不生津，津液不能上布养肺，或燥火劫伤肺胃津液者，可见咳而吐沫，食少恶心，动则多喘，咳嗽食后则减，尤在泾认为此证"非清肺止咳所能愈也"，而"肺病以中气健旺，能食便坚为佳"，应以甘缓益胃法养胃阴，生肺金，方选《金匮》麦门冬汤加减。方中人参、麦冬、粳米、甘草、大枣味甘补气养胃、生津润燥；辛味半夏配伍淡味茯苓能布津润肺，又能化饮止咳。全方培土下气，此乃尤在泾论病推重脾胃，认为"土具冲和之德而为生物之本"的具体体现。

（4）甘咸润燥法：肺虚阴涸，燥火伤津，甚至结而成痰，胶固黏稠，症见咳嗽入夜加重，午后潮热，咳唾浊痰，痰少而干黏，此症颇为棘手，"奏功不易"。若养阴太过则易滋腻生痰，若理气化痰则易化燥伤阴，权衡利弊，尤在泾治以"甘咸润燥法"。药用阿胶、燕窝、沙参滋阴润燥；海浮石咸寒清肺软坚、润燥化痰；栝蒌、贝母清热化痰；杏仁、甘草降气润肺治咳。全方养阴而不滋腻，化痰而不伤阴。

（5）酸甘柔肝法：肝脏体阴而用阳，肝木刚强之性非藉阴血濡养潜涵，则暴戾恣睢，一发不可制，肝气上逆或横乘脾土，或上侮肺金，或化燥化火，出现干咳无痰、胁痛潮热、女子月事不来等症。该证以肝脏阴血亏损为本，肝气上逆犯肺为标。尤在泾认为"非肺本病，仍以治肝"，治以酸甘柔肝法。

尤在泾理宗《金匮要略·脏腑经络先后病脉证》"夫肝之病，补用酸，助用焦苦，益用甘味之药调之"本旨，又不落前人窠臼而有所创见。他认为此法只适用于肝虚证，"肝虚则用此法，实则不在用之"。"补用酸"，为补益肝脏本体阴血（《内经》以辛补者助肝气之用，二者言虽异而理各当）；"助用焦苦"，以焦苦入心，可助益心火，心旺则能感气于肝（《备急千金要方·肝脏》）。另外，肝脏本虚会导致心火过旺，"子盗母气"之后极易灼伤肝阴，焦苦之品能清泻心火，助肝阴恢复。"益用甘味之药调之"，酸甘化阴，滋养肝脾真阴而柔肝木桀鸷之威,勿使其横乘脾土,此则《难经·十四难》"损其肝者,缓其中"之义。

针对本证,尤在泾药用黄连清泄心肝之火;白芍、乌梅滋养肝阴;当归、牡蛎平补肝血,四药直补肝脏本体而收摄上逆之气。茯苓、甘草味甘,配伍白芍、乌梅柔肝缓中。全方仿《金匮》乌梅丸之意,"滋之调之",肝血得养,肝气可摄,"血液通行则干咳自愈"(《金匮翼·咳嗽》)。

(6)甘寒滋水法:肾阴亏虚,肾中阴火上炎入肺,出现呛咳,暮夜加重,颧红声低,日晡潮热,烦躁,脉虚数,此证为"肝肾阴亏,阳浮于上"所致。尤在泾认为"治肺无益,法当补肾",治以甘寒滋水法。选用六味地黄丸,每酌加天冬、白芍、枸杞子、五味子、女贞子等滋阴之品,或以牡蛎、龟甲等咸寒之物潜降浮阳。并谆谆告诫,此类病患摄生当"必须绝欲"以"固摄下焦",不然日久易变为"内损"之证。

二、结　语

由上观之,尤在泾临证治疗咳嗽擅于温补、巧用滋养,这与其学术渊源息息相关。其自弱冠即学医于马俶传承中梓之学,立法用方悉本仲景,同时私淑喻昌,旁通叶天士,兼采各家所长。

1. 重脾肾,擅温补　尤在泾师承马元仪,为李中梓三传弟子。李中梓是明代杰出医家,其学术思想受李东垣、薛立斋、张介宾的影响颇深。李中梓认为人身之有本,如同树木有根、水有源头一样。治病若能抓住根本,则诸证便迎刃而解。人身之根本有二,一是先天,一是后天,先天之本在肾,后天之本在脾。李中梓治肾,宗薛立斋、张介宾治分水火。而治脾又效法李东垣,首辨虚实。尤在泾的学术思想受李中梓的影响极为明显,治病求本,重视先天后天,治肾宗立斋,治脾法东垣,擅长甘温和中,益气扶阳。因此,他辨治咳嗽善用温法,以苓甘五味姜辛汤加减治疗中阳亏虚、痰饮犯肺证,以黄芪建中汤治疗中阳不足、肺脾两虚证,以金匮肾气丸、都气丸等治疗肾阳不足、摄纳无权、气逆犯肺之证。

2. 护肺胃,巧养阴　尤在泾私淑喻昌之学,用药平正轻灵又颇具叶天士之风。喻氏对燥邪伤肺有其独特的见解,治疗燥病忌用辛香行气之品,主张以甘柔滋润的药物以清燥救肺,所创立的清燥救肺汤,用药大旨是重视胃气,肺胃兼顾，寓培土生金于甘柔滋润之中。他这一观点启发了后世温病学派。叶天士说"燥自上伤，均是肺气受病"，主张以"辛凉甘润"治疗温燥之邪，常用桑叶薄荷方、桑叶贝母方、芦根桑叶方等。尤在泾融会喻、叶两家所长，对于虚实夹杂、慢病之后、羸弱之质，善用甘温而不远凉润，巧用清润甘养之法顾护肺胃阴津，使燥润互参，两分相宜，共奏养阴润肺、和中悦胃之效。因此，他临证辨治咳嗽时，除了善用温补之外还巧用润法，以桑叶贝母方、阿胶补肺汤加减治疗温邪化燥，灼伤肺阴证，以麦门冬汤加减治疗燥火劫伤肺胃津液证，以六味地黄丸加减治疗肾阴亏虚、阴火上炎之证等。

尤在泾治咳不独治肺，而是脾、肝、肾同调，理法方药不囿于宣肺止咳，而是圆机活法、不拘一格。他燮理阴阳，刚柔相济而法出张仲景，重视脾肾阳气，善用甘温而颇似中梓、东垣，医案立方稳朴，轻灵平正，说理简要，风格逼近叶天士，且不拘成法，详审咳嗽病机，医术精湛，颇具特色，值得我们学习借鉴。

（《中国中医基础医学杂志》，2014年第20卷第3期）

尤怡虚劳病辨治特色探析

安徽中医药大学　　王　娟　陈　玉　宋旭东　李姿慧

虚劳又称虚损，是指各种原因导致脏腑功能衰退，气血阴阳虚衰，长期不能恢复，造成各种慢性虚弱证候的总称。《素问·通评虚实论》中概括虚证的病机为"精气夺则虚"。《中藏经·劳伤论》中提出情志失常、饮食不节、房室过度皆可为虚劳之病因。《难经·十四难》中有"上损及下""下损及上"的论点。汉张仲景《金匮要略·血痹虚劳病脉证并治》中首次提出虚劳的病名。隋巢元方《诸病源候论·虚劳病诸候》中记载了75种虚劳证候。金李东垣创"脾胃学说"，善用甘温补中法治疗虚损。明张介宾提出了"阴中求阳，阳中求阴"的治则。清吴澄《不居集》中认为胃气存则能复真阳之不足，治疗虚劳应保护胃气。经过历代医家理论与实践的结合，虚劳病的诊治日渐完善，尤氏在虚劳病的诊治过程中,继承创新,不拘一格,值得推敲品鉴。

一、辨证论治特色

明代尤怡治疗虚劳的理念散见于《金匮翼》《金匮要略心典》《医学读书记》和《静香楼医案》等著作中,笔者通过研读思考,梳理归纳,现对其思想特色探析如下。

1. 识病正名,详探病因　在对病证的辨析上,尤氏指出:"凡治病者,当先识病,欲识病者,当先正名,名正则证方可辨,法方可施矣。"此外,尤氏还认为"治病犹如治国,治国者必审往古理乱之事迹,与事迹之得失,斟之以时,酌之以势,而后革之",治病也要先审视病之机宜和治疗之方法,然后合之体气,辨之方土,从而选择损益。人的体质有虚实之殊,脏腑有阴阳之异,尤氏认为虚劳的成因是积劳成虚,积虚成弱,积弱成损,并对五劳、五蒸、六极、七伤进行阐述,将虚劳分为营卫不足、肺劳、心劳、肾劳、脾劳、风劳、热劳、干血劳、传尸劳9种。

笔者通过归纳尤氏对虚劳病因的认识,将其大致分为先天不足、感受外邪、烦劳过度、久病失理4种。尤氏论肺劳的病因病机为遇事而忧,或风邪久住,或肺燥成痿;论心劳的病因病机为劳伤心气,变生诸疾;论肾劳的病因病机为肾脏不足,内生寒冷;论脾劳的病因病机为脾胃虚弱,久积风冷;论风劳的病因病机为风邪淹滞,瘀郁而热;论热劳的病因病机为因虚生热,因热转虚;论干血劳的病因病机为经络营卫气伤;论传尸劳的病因病机为寒热淋露,渐就委顿。只有详探病因,方能寻病之根本,对证下药,使之不失偏颇。

2. 四诊合参,治病求本　尤氏诊病注重四诊合参,相互贯通。在望诊上,尤氏涉及唇、口、舌、面、爪甲、肌骨、两目等多个方面,有望肺劳之"皮毛焦干";望心劳之"恍惚惊悸";望脾劳之"面色痿黄";望肾劳之"面黑足冷";望热劳之"面赤唇焦""口舌生疮";望干血劳之"肌肤甲错,两目黯黑"。在闻诊方面,尤氏善听声音、嗅气味,有闻肺劳之"咳嗽喘急";风劳之"口臭";热劳之"气短";干血劳之"发热咳嗽"。在问诊上,尤氏事无巨细,问寒热、问汗、问疼痛、问头身耳目、问睡眠、问饮食二便,如问虚劳营卫不足之"手足烦热";肾劳之"耳聋,膝软腰酸";脾劳之"大便泄利""手足逆冷";风劳之"肌骨蒸热,寒热往来"。在切诊方面,尤氏认同仲景之记载,如虚劳营卫不足的典型脉象为极虚芤迟；虚劳不足，汗出而闷的典型脉象为脉结悸。望、闻、问、切，相辅相成，是尤氏诊断虚劳病的重要依据。

尤氏治疗虚劳力寻病本，治损之法推崇《难经》，认为损在肺，应以补益肺气为主；损在心，应以调和营卫为主；损在脾，应以适寒温、调饮食为主；损在肝，应以滋养疏缓为主；损在肾，应以补髓填精为主。在病本的基础上，兼顾他脏，方可使遣方用药相得益彰。历代医家治疗虚劳均重视脾肾二脏，如东汉张仲景，明代陈士铎，清代叶天士、王旭高等，尤怡也不例外。尤氏认为损证皆以中气为主，脾为后天之本，居中央而灌四方，脾胃气盛，四脏虽虚，犹能溉之，若脾失健运则四脏俱失其养。而肾为先天之本，只有得到肾气的推动与温煦，饮入于胃，才可游溢精气，上输于脾肺。且肾为五脏阴阳之本，肾阴肾阳可资助全身脏腑阴阳，若损及肾脏，常可累及他脏阴阳失调，病情更危，因此，顾护脾肾二脏尤为重要。

3. 审视五运，洞察六气　《素问·天元纪大论》曰："五运阴阳者，天地之道也。""寒暑燥湿风火，天之阴阳也，三阴三阳上奉之。"在《静香楼医案·虚损门》中，尤氏频繁应用五运六气学说诊治虚劳病，认为虚劳病的发生发展与转归与五运六气、四时气候密切相关。如诊治一汗出复咳，咳甚见血的消瘦患者，尤氏分析是为"今春半地气上升，肝木用事，热升心悸"，一诊嘱患者服用生地、麦冬、阿胶、女贞等和阳养阴之剂，使木火稍平；二诊则又在前方的基础上加白芍，以达制肝安土的目的。再如尤氏由"临晚寒热，时减时增"的昼夜更替变化情况，判断一患者阳陷入阴，认为此时最宜滋肾生肝，于养阴中加柴胡以达邪，佐鳖甲以滋阴，使虚实相兼，可谓机巧灵活。又如尤氏治一阴虚咳嗽患者，"最虑春末夏初，地中阳气上升，血随气溢"，认为是他脏累及于肺而致咳，此时应未雨绸缪，填精益髓，若单纯的润肺止咳，则病不去。由此可见，尤怡对五运六气的理解和对待，不是拘泥刻板，而是灵机活用，验之于事，合之于时。尤氏还认为古今度数有差等，所以不可执拗，若执泥之，则如刻舟求剑者也，非智者之所求。

二、遣方用药特色

在用药上，尤氏认为，制方用药必须要遵循升降浮沉之理，不必拘于寒热补泻之迹,用药尤其推崇东垣。在辨证论治的基础上,尤氏选用古方来增减创立新方,不断涉猎,学以致用。

1. 古为今用,创立新方 尤怡涉猎十分广泛,搜查阅览自轩岐以来至近代诸书,记下心得体会,日积月累,方能活学活用。针对虚劳营卫不足者,尤氏选用《金匮要略》小建中汤方(桂枝、芍药、甘草、大枣、生姜、饴糖)调和阴阳,温中补虚。针对肺劳嗌干气极者,尤氏选用《济生方》紫菀汤(紫菀、干姜、黄芪、人参、杏仁、五味子、钟乳粉、炙甘草)润肺益气,化痰定喘。针对心劳虚寒与心劳虚热者,尤氏分别选用远志引子(远志、茯神、肉桂、人参、当归、黄芪、炙甘草、酸枣仁)宁心安神,温阳定悸及麦门冬汤(麦冬、远志、人参、生地黄、茯神、石膏、炙甘草)清养肺胃,降逆下气。针对肾劳肾脏不足者,尤氏选用八味肾气丸(熟地、山药、山茱萸、茯苓、泽泻、肉桂、牡丹皮、制附子)补肾助阳,化生肾气。针对脾劳久积风冷者,尤氏选用自创木香猪肚丸(木香、猪肚、附子、郁李仁、干姜、陈皮、麦冬、熟艾、鳖甲、柴胡、神曲、厚朴、桂心、肉豆蔻、钟乳粉)温中祛寒,健脾和胃。针对风劳肝阴虚者,尤氏选用《宝鉴》秦艽鳖甲散(鳖甲、柴胡、秦艽、知母、当归、地骨皮)清热除蒸,滋阴补血。针对热劳心神烦躁者,尤氏选用《丹溪心法》补阴丸(黄柏、知母、龟甲、枸杞、白芍、锁阳、天冬、熟地、五味子、干姜)滋阴降火,强筋壮骨。针对虚劳干血者,尤氏选用仲景大黄䗪虫丸(大黄、黄芩、甘草、桃仁、杏仁、虻虫、䗪虫、水蛭、蛴螬、芍药、干漆、干地黄)活血化瘀,缓中补虚。针对传尸劳久病积聚者,尤氏选用《宝鉴》紫河车丸(紫河车、鳖甲、桔梗、芍药、大黄、胡黄连、败鼓皮、贝母、知母、龙胆草、黄药子、芒硝、犀角、蓬术、朱砂)益气养血,助阳补精。尤氏潜心学习,在总结积累前人经验效方的基础上,推陈出新,为后辈医者树立了榜样作用。

2. 补气护阴,阴阳互根 “气为血之帅,血为气之母”,血与气一阴一阳,一静一动,也具有互根互用的作用,尤氏治疗虚劳元气虚弱者,善于补益气血。《金匮翼·虚劳》中治虚劳方共有33首,补气药出现频率为甘草16次、人参14次、蜂蜜8次、大枣7次、黄芪5次、白术3次、饴糖2次,共计55次。补血药出现频率为当归7次、熟地4次、阿胶4次、白芍3次,共计18次。其中人参与当归配伍出现5次(大建中汤方、远志引子、柴胡饮子、陈大夫百劳丸),以达气血双补的目的。此外,尤氏针对阴虚致热者,常用补阴药滋阴护液,治疗肺劳或肺劳累及他脏或他脏虚劳累及肺脏者,均以润肺益气,滋阴保肺为主，体现了"实其阴补其不足"的理念。其中鳖甲出现6次，麦冬、天冬各出现5次，枸杞、龟甲各出现3次，共计22次。可见，在阴虚所致的虚劳病中，尤氏对鳖甲的使用频率极高，尤其在阴虚所致而热盛明显时常常出现。

阴中求阳、阳中求阴的思想在尤怡的著作中随处可见。"善补阳者，必于阴中求阳"，如尤氏推崇仲景治疗虚劳营卫不足的小建中汤方中，桂枝、饴糖辛甘化阳，白芍、饴糖酸甘化阴，此方重在补阳，于阴中求阳；治疗肾劳阳虚生冷的八味肾气丸中，附子、桂枝温肾助阳，山茱萸、山药、干地黄补肾固精，茯苓、泽泻、牡丹皮渗湿泻浊，三补三泻，在温阳药中加入滋阴药，乃于阴中求阳，使阳得阴助而生化无穷。"善补阴者，必于阳中求阴"，如在治疗热劳阴虚的补阴丸中，补阳的锁阳与补阴的枸杞、天冬、龟甲合用，重在补阴，于阳中求阴；大造丸中温性的紫河车与寒性的天冬、麦冬、龟甲合用，在滋阴剂中佐入温阳药，也为阳中求阴之法，使阴得阳升而泉源不竭。

3. 善于引经，以脏补脏　引经药可以指引其他药物的功效到达某个特定部位或某条特定经络，以达到良好的治疗效果。笔者细心研读尤怡著作，发现其治疗虚劳病也善用引经药，直达病所，以提高疗效，如尤氏治疗肺劳，善用桔梗引经，桔梗趋向升浮，可为诸药舟楫，载之上浮，开提肺气。尤氏治疗肾劳，善用肉桂引经，肉桂辛甘大热，是补火助阳之要药，可补命门之火，有益阳消阴、引火归原之功。尤氏治疗风劳，善用芍药、柴胡引经，肝为刚脏，体阴而用阳，白芍柔肝止痛，平抑肝阳，柴胡甘寒益阴，清热除痹，两者均入肝经，亦可引经报使。

"以脏补脏"是唐代孙思邈经过长期医疗实践总结出的中医饮食保健理论，主张用动物组织器官来调养或治疗相应组织器官上的虚损或疾病，具有一定的研究参考价值，尤怡治疗虚劳病就深受孙思邈"以脏补脏"思想的影响。治疗脾劳久积风冷之证，尤氏首推木香猪肚丸方以温中和胃，健脾止泻；治疗肾劳精败面黑者，尤氏记载"肉苁蓉四两，水煮令烂，薄细切研，精羊肉分为四度，下五味以米煮粥，空心食"，选用血肉有情之羊肉补虚助阳，散寒益气；治疗虚劳损伤，形体羸瘦，腰背疼痛，遗精带浊者，尤氏选用虎骨强筋健骨，固肾益精；治疗虚劳气血衰少，面黯皮黑，日渐瘦悴者，尤氏常用紫河车温肾补精，益气养血。

三、小　结

综上所述,尤氏对虚劳病的诊治有一套完整的体系,从望闻问切,四诊合参,运用五运六气,详探病因病机,分化 9 种证型,到辨证论治,治病求本,气血双补,顾护阴液,阴阳互根等思想贯穿诊治始终,再到选古方,创新方,善以脏补脏,引经报使,直达病所,无论诊病治病均灵活不拘,独具特色。

(《中国民族民间医药》,2022 年第 31 卷第 6 期)

尤怡辨治头痛特色探析

北京中医药大学　　　晏蔓柔　席崇程　张耀东
翟双庆　郭　华

尤怡,号拙吾,清代长洲(今江苏苏州)人。为清代伤寒研究名家,以法类证注伤寒代表者。其一生博览群书,深研经典理论,对内科杂病的诊疗方面多有建树。本文以目标抽样为抽样原则,以扎根理论在"中医经典知识挖掘与传播平台"进行编码,对其头痛论治进行了系统梳理,现就其治疗头痛经验展开论述。

《素问·脉要精微论》中记载"头者精明之府",《素问·阴阳应象大论》云:"清阳出上窍。"尤氏遵《内经》思想,认为"头,象天,六腑清阳之气,五脏精华之血,皆会于此",头为清阳之窍,邪气侵扰使清阳不开则发为头痛。而导致清阳不开的病因,尤氏分为"六淫之邪"与"人气所变,五贼之逆",内、外之邪与真气相薄产生头痛。《中医内科学》将头痛的发生分为外感、内伤两大类,与尤氏的观点不谋而合。在六淫之邪中,尤氏认为风邪、热邪首当其冲;内邪责之五脏,即五脏功能失常导致头失清明或头之经络被瘀塞,而五脏之中,尤氏尤重脾。

一、从风论治

尤氏宗《素问·风论》"风气循风府而上，则为脑风"之论，认为："风气客于诸阳，诸阳之邪，皆上于头。"并赞成东垣"高巅之上，惟风可到"之说，将风邪列为头痛首因，因此常用川芎、甘菊、防风、白芷、薄荷、细辛、桔梗等"气之薄"药，借其轻扬之性以治风。《素问·风论》云："风者，百病之长也。至其变化，乃为他病也。无常方，然致有风气也。"故尤氏云："治外感，必知邪气之变态。"其认为风邪常夹他邪为患，临床辨证应随症分挟寒、挟热、挟湿。

1. 风热头痛——疏风清热　尤氏认为因风热导致的头痛较常见，至今风热上扰依旧是临床常见的重要证型之一。风热头痛以抽掣恶风，有汗而痛为特点。治之之法，尤氏主张疏风清热，故将茶调散列为治头痛经验方。方中川芎秉性升散，《神农本草经》"（川芎）主中风入脑头痛"，既祛风又活血行气止痛；白芷长于祛风止痛。现代药理研究表明川芎、白芷都含有挥发油，具有不同程度的抗炎、镇痛等作用，故临床上治疗头痛效如桴鼓。李东垣善用风药并对风药进行阐释："味之薄者，诸风药是也，此助春夏之升浮也。"尤氏亦善借风药升浮之功，在方中用细芽茶、荆芥穗、薄荷疏散上焦风热。此外，尤氏善将解表热与清里热结合起来。如石膏散以石膏清里热，川芎解表，表里同治，药简效专，亦为治风热头痛良方，体现其选方用药之平淡纯净。

2. 风寒头痛——祛风散寒　尤氏认为风性解缓，寒性劲切。风寒之邪上犯巅顶，势必影响气血运行，寒伤于形则表现痛势剧烈，风扰则可出现目眩。治之之法，尤氏仿张仲景麻黄附子细辛汤之法，外散表寒，内解里寒，表里同治。如三五七散，以防风、细辛祛风散寒止痛。尤氏认为："头者诸阳之会，以阴邪而得干之，其阳不振甚矣。"阴邪乘犯，势必削弱里阳，故除散外寒外，其亦以吴茱萸、炮姜、炮附子温里药振阳气而逐阴邪，内外同治。

3. 风夹湿头痛——疏风祛湿　尤氏认为："湿在上在表者，多挟风气。"故临证风夹湿头痛亦不少见，发病以伴眩晕、呕吐为特点。对于风寒夹湿头痛，尤氏云："愚谓湿病用风药者，是助升浮之气，以行沉滞之湿。"主张风湿同治，如芎辛汤除用白术行表里之湿外，还用川芎、细辛祛风散寒。若风湿热壅滞头目，尤氏效张元素创九味羌活汤之发汗祛湿、兼清里热法，治以清空膏,方中既有羌活等风药散邪,又配以黄芩、黄连清湿热,风湿热同治,故尤氏对此方有较高评价:"诸湿热头痛,清空膏主之。"

4. 血分头痛——风血同治 金元时期后的医家重视风邪在外感头痛中的重要作用,治疗上也大量使用风剂。尤怡虽善用风剂,但认为不宜过杂、过多地使用风药,用药应简要可行。头风久痛患者血必不活,且风剂治疗过久会燥血。因此,尤氏继承陈自明"治风先治血,血行风自灭"的观点,提出和血止痛之法,治风同时加入少许养血活血药如川芎、当归、红花等,同时血药还可制约风药燥性。其新定四物汤加减方治疗血虚兼风热头痛,方中用四物汤补血和血,蔓荆、黄芩、甘菊疏风泄热,共奏补泻兼行之法,治风治血同用。

二、从热论治

尤氏虽为温补学派传承者,但寒凉药使用率远高于温补四家(张景岳、薛立斋、李中梓、孙一奎)。尤氏在《医学读书记·通一子杂论辨》云:"头、目、口齿、咽喉等症,方书悉云风热,多以升降并用。"故除考虑"风"邪外,亦常从"热"论治头痛,其论述的热邪有郁热、胃热、湿热、肝火、风热、痰热、热毒7种。对于热邪,尤氏主张升降并用为治法,正如其在《医学读书记·通一子杂论辨》云:"风热交炽之症,多有挟身中之阴火上从,而为面赤、足冷者。古方之升降并用者,所以散其外,且以安其内也。若升而无降,则有躁烦、厥逆之变;降而无升,则有瞀闷、喘逆之忧。不可不知也!"所用药物以黄芩、黄连、大黄等为降药,以薄荷、栀子、连翘等为升药,构成一升一降之势,从而使郁热顿解。清代杨栗山制升降散,以辛凉升散之僵蚕、蝉蜕宣透郁热,以苦寒沉降之姜黄、大黄降泻浊热,亦是升降并用治法的体现,可见临床上升降法可广泛应用于火热证的治疗。

1. 郁热头痛——祛风清热 头痛病久,略感风寒便发作,甚至头须重绵厚帕包裹,不可只责之寒,亦见于郁热头痛。又因以痛连额角为特点,故又名偏头痛。尤氏认为此病机为本热标寒、风寒束内热:头有郁热,毛窍常疏,故风易入;外寒束内热,闭逆而为痛。林珮琴在《类证治裁·头痛论治》也说"此症少阳风火郁遏所致"。治之之法,尤氏强调不可见恶寒而用辛温药,而治以祛风、清热并行,首选芎犀丸。以石膏、犀角、栀子清内蕴之热,佐以川芎、细辛散外束之寒，热去毛窍不疏则外邪不入；再加人参、茯苓、阿胶、麦冬安定气血，正气足自能驱邪于外，故尤氏评价此方"虽虚人亦可用之，安内攘外，并行不悖也"。

2. 热厥头痛——以下治上　《素问·通评虚实论》云："头痛耳鸣，九窍不利，肠胃之所生也。"尤氏对经文理论有自己的发挥，认为此条描述的正是热厥头痛"胃实"病机，即肠胃热盛，上攻头窍。症以头痛烦热，以虽严寒犹喜风寒、遇暖处或见烟火则痛复作为特点，伴便闭、脉数等实热证。其云"夫邪气自下而上者，仍须从下引而出之"，病象虽在头，治之之法为泻胃热，即"鸟巢高巅，射而去之"。尤氏新定一方，以薄荷、甘菊等散在上之邪，生地、知母、黄芩入中焦泻热滋阴，大黄导热下出，全方清解为主，升降同施。

3. 湿热头痛——清热利湿　《素问·六元正纪大论》云："少阳司天之政……二之气，火反郁，白埃四起，云趋雨府，风不胜湿，雨乃零，民乃康。其病热郁于上……头痛身热，昏愦脓疮。"尤氏用此理论解释湿热头痛病机：二之气到来时，主气为少阴君火，客气是太阴湿土，风木减弱不能克制湿土，湿热郁于上，与清阳之气相搏，故症以头目赤肿、疼痛，二便闭涩为特点。其认为："湿热者，湿从热化，故宜甘淡利其下。"治之之法，尤氏予清热利湿法，方选子和神芎丸，以大黄黄连泻心汤为基础，取"盖以泄热，非以荡实热也"之意，加牵牛、滑石消导肠胃湿热积滞，再加薄荷叶、川芎清利头窍，则湿去热除，清窍神明得复。且其告诫云："湿热郁多成毒，不宜益以温燥也。"对时医见湿便用苦温药进行批判。

4. 肝厥头痛——泻肝降气　《静香楼医案·头痛门》中："头疼偏左，耳重听，目不明，脉寸大尺小。"尤氏云："不特厥阴之脉与督脉上会于巅，盖即肝脏冲逆之气，亦能上至巅顶也。"认为肝火冲逆、上攻头脑导致肝厥头痛，发病以巅顶痛，眩晕，或厥逆抽掣为特点。治之之法，尤氏主以清解，药用羚羊角、石决明泻肝火冲逆之气，佐以菊花、连翘、薄荷清热平肝疏风，合木喜调达之性；风火相煽、最易耗阴劫液，故用地黄、牡丹皮凉血滋阴，既病防变。总之，尤氏以病机为导向，升降并用、补泻兼施，合其用药平正之风格。现代中医家秦伯未亦提出实证头痛以肝火为常见，因此尤氏提出的肝厥头痛在现代中医临床仍有意义。

5. 雷头风——消风散热　雷头风以头痛伴起核块，或头中如雷之鸣为特点。尤氏认为病机有二：外感风邪与痰热生风。针对风热病邪，尤氏创新定消风散热方以轻散邪气，以连翘、薄荷、荆芥辛凉宣散，牛蒡子、桔梗宣畅气机，栀子、犀角清热凉血，甘草调和诸药，诸药合用轻清疏散在上之风热，清解在内之蕴热，升降并用。若痰火兼风火上壅，头痛有声，治以消风、泻痰火，方选子和神芎丸。

6. 大头痛——清热疏风　大头痛以头痛伴肿大如斗、肿多在两颊车及耳前后者为特点。尤氏认为病机为少阳、阳明二经之火上壅，热极生风，治以清降二法，方首选普济消毒饮，用时以茶清调下，取苦凉之性，既可上清头目，又能制约风药的过于温燥与升散，寓降于升，利于散邪。

三、从脾论治

尤怡师承马元仪，马元仪为李中梓三传弟子，其师门学术思想受李中梓、李东垣、薛立斋影响较多，临证具有"重脾肾，擅温补"的特点。3位医家均重视脾经用药，因此尤氏论病推重脾胃，临证常辨太阴虚实，其云："脾居四脏之中，生育营卫，通行津液。一有不调，则失所欲所行矣。"又云："有痰饮者，其病在脾。"故头痛病机涉及气虚、痰、寒湿、湿热时，其常用人参、茯苓、白术、半夏、陈皮等药，从脾论治。

1. 气虚头痛——补中益气　气虚头痛以头痛遇劳加重为主证，伴脉弦而微，或见脉大，倦怠气短，恶风寒，不能食之脾气虚表现。病机为清阳气虚，不上升荣养清窍。根据"气虚者，补之必以甘"的原则，尤氏创一新定方，是在补中益气汤基础上化裁而来：方中去柴胡，加苦降之细茶以不使升散太过，加蔓荆子增强清利头目。《神农本草经》谓白芍"止痛""益气"，故加白芍养阴扶正，缓急止痛。全方补散兼施，标本同治。可见尤怡治脾，取法东垣，参以己见。

2. 痰厥头痛——化痰实脾　元明以降，易水学派首倡"太阴脾病"之说，认为痰厥头痛其本为虚，其标为实。尤氏继承易水学派经验，亦认为此病机为"病从脾而之胃也"，即脾病不为胃行其津液，胃中津液不宣行，积而为痰，痰随阳明经上攻导致头痛。尤氏将痰厥头痛分夹风、痰厥两种：若风痰头痛则见风邪上扰之头旋、目眩、呕吐等风象，尤氏曰："风痰相聚而结，上冲于头，亦令头旋,治当用人参丸、祛痰丸之类者也。"治以健脾化痰祛风,方选防风饮子,以四君子汤健脾治本。橘皮、生姜化痰止呕治标,标本同治。风痰结聚甚者导致气闭,出现眼黑头眩、肢冷等痰厥头痛症状,尤氏遵"盖痰饮为结邪,温则易散,内属脾胃,温则能运耳",治以东垣半夏白术天麻汤或芎辛导痰汤,两方中均有半夏、茯苓以治太阴痰湿,可见尤氏治痰遵朱丹溪《丹溪心法·痰》"实脾土、燥脾湿"之法,将健脾作为化痰第一要义。

3. 食积头痛——消积治脾　食积头痛以头痛伴脘痞、饱食后痛甚为特点,症由胃气不清、食气上攻所致。尤氏云:"夫阳气,天气也,天气闭,则地气干矣……地不承,则天地不降矣……大小肠象地,病则多及上窍。"认为此症象在上却病在胃,治法应与《素问·阴阳应象大论》"中满者,泻之于内"相符。若偏寒积,方选红丸子加减,三棱、莪术、青皮、陈皮行气以消食,正如张介宾谓治食积需配行气药以行脾胃气滞,复中焦升降。再配以炮姜、干姜,温中散滞。若偏中阳虚,尤氏遵张元素"养正积自除"的治疗观点,以理中汤加青皮、陈皮,补泻兼施。两方均消积理气不忘顾本治脾,体现尤氏继承李中梓、李东垣重脾胃思想,亦可看出其选方用药之稳朴。

四、重先天

《素问·五脏生成》云:"头痛巅疾,下虚上实,过在足少阴、巨阳,甚则入肾。"尤氏认为此条经文论述了肾虚头痛病机,其认为肾虚多有头痛症状,其有云:"下虚者,肾虚也,故肾虚则头痛。"同代医家如沈金鳌认为此肾虚头痛为虚邪上行所致,而尤氏对此有补充,其认为此机制为"虚阳无附而上攻"。又将上攻之虚阳称为"阴气",如《金匮翼·头》:"夫阴气上逆,其来最暴。"此"阴气"上攻导致头失清明而痛,故其强调治肾的必要性:"真阳以肾为宅,以阴为妃,肾虚阴衰,则阳无偶而荡矣。由是上炎则头耳口鼻为病。"其首选《普济本事方》玉真丸治疗肾虚头痛,此丸能"达阴降逆,大有神效"。方中硫黄温补肾阳,张介宾在《本草正》谓硫黄"壮阳道,补命门不足",其与半夏同用,温降并行;硝石、石膏重坠以降肾之逆气,尤氏认为上逆之阴气必格拒纯阳之药,而此二味药有"令其相人而不觉其相倾"之妙。

五、善用引药

尤氏言："兵无向导则不达贼境；药无引使则不通病所。"故其治疗头痛善用辅助行药如茶、酒、生姜，以引药上行。引药中茶用之最多，其认为"细茶最能清上风热"，治疗各种头痛药中多有细茶作引。《本草通玄》记载："茗得天地清阳之气，故善理头风，肃清上膈。"可见茶确为治头痛之良药。此外，尤氏尊前人法，善用酒为引药，或酒调散剂，或以酒熬药，或酒下丸药，或用酒制大黄，取酒性升散、通血脉、引药上行功效，尤氏认为酒可散寒："清酒之濡经浃脉，以散其久伏之寒也。"故在治疗寒性痛证方药中加入酒效果更好。生姜亦为常用引药，《神农本草经》谓："(生姜)通神明。"头为精明之府，尤氏认为生姜为风药，故常以姜汁和丸或姜汤送服丸药，以引药上行，增强风药祛风散寒除湿之力，通畅神明。

六、善用外治法

除精研方药外，尤氏亦善用外治法。尤氏善用搐鼻法，刺激鼻部以达到通调气血。治寒湿头痛，痛而头重，值天阴加重者，方选透顶散。方中细辛、丁香、冰片、麝香气味俱升，通关利窍，《长沙药解》谓细辛"驱寒湿而荡浊"，为治本之药，加入瓜蒂、糯米与上药共研极细末，搐鼻出涎取效。湿热头痛若湿气较盛，头重如山，尤氏亦用搐鼻法，并且认为久蓄之风多化为热，且闭郁之气非温不通，故此时不能独用辛凉药。风热头痛用决明子做枕以祛风、明目。尤氏认为无论邪之寒热，治头痛外治之药总体应辛温开达，才能去郁闭之痛。若热邪甚重，仍需重用苦寒药，如治大头痛，可用井底泥调大黄、芒硝涂患处。

七、结　语

尤怡论治头痛不拘成法，详审病机，从风论治头痛，分夹热、夹寒、夹湿 3 种邪气，善用又不囿于风药，常风、血同治；从热论治头痛，以升降并用为治法；其学术思想受李东垣、李中梓影响较大，故从脾论治头痛，重视脾经用药；

又赞同朱丹溪思想，治痰厥头痛，化痰实脾，标本兼治；其治病求本，不仅重视后天，还关注先天肾气，温补肾阳治肾虚头痛；其善用引药及外治法，体现其治病方法之灵活。其选方不求方大，用药稳朴、平正通达、不追求奇异，其新定方药亦轻灵、纯净。其崇古尊经，能将经典理论灵活地运用于临床，善借经典理论论治头痛，又善于借鉴前医家治疗经验，师古而不泥古，根据自己临证经验创新思路，对头痛的论治形成自己独特的辨证与治疗经验。

（《环球中医药》，2022 年第 15 卷第 1 期）

尤怡治疗肢体疼痛的经验

天津中医药大学　　杜　洋　秦玉龙

尤怡《静香楼医案》记述简略，所载医案多取法于仲景及历代诸贤，其辨证、立法、遣药、处方颇具功力，体现了其精研求古又平易贴切的临证风格。

《静香楼医案·肢体诸痛门》共载 10 则，每则病案都有可师法之处，细细品读，耐人回味。

一、正气不足，风邪入乘

1. 阴亏热痹，滋阴通经　患者某，因风邪中于经络，从肩膊至项强痛，舌干唇紫而肿，痛处如针刺之状，尤氏认为此病属阴亏之体内挟肝火，治疗应当养阴息肝火，不宜过用温散。方用羚羊角、生地、甘菊花、黄芩、钩藤、秦艽、牡丹皮。

患者此证属热痹，由阴亏火盛之人受风，血脉不利而生。其肩、膊、项痛如针刺，舌干唇紫而肿，乃血脉伏火，阴亏血涩所致。治疗虽应祛风，但祛风药性多辛温，不宜用于阴亏之体，故治宜养阴血、清风热、通经脉。尤怡老师马俶在《病机汇论·痹证门》中说："余每用生地、红花、当归、丹皮、酒炒黄芩、黄连、秦艽、防风、制首乌之属以治热痹,获效甚速。盖风热所淫必伤其血,生地、丹皮、酒炒芩连所以清血中之热,制首乌、秦艽、防风所以平血分之风,当归、红花所以通血中之滞,风散热退,血气通和,而病自已。此吾独得之秘,谨书于此,以备学者采择焉。"尤怡此证立方用意与其师之论证相符合,以生地、黄芩、牡丹皮养阴清热、凉血活血,以羚羊角、菊花疏散风热,以秦艽、钩藤平润之品以疏风通经,诸药成方,使阴复热去,风除血畅,强痛自愈。《备急千金要方·诸风》中曾载方治疗热毒流入四肢、历节疼痛。金代刘完素治疗此证仿《备急千金要方》中方立升麻汤以疗热痹,二方均以羚羊角为方中主药。尤氏本方重用羚羊角,是因羚羊角性咸、寒,擅走血脉,具有疏风凉血、开痹通经之功,鉴于本证既有风热内炽、血脉伏火,又有经脉郁滞,用之十分恰当。

2. 身痛偏左,养血逐邪 患者某,身痛偏左,尤怡诊为血不足,风邪乘之。方用半夏、秦艽、当归、陈皮、茯苓、丹参、续断、炙甘草。

张仲景曰:"少阴脉浮而弱,弱则血不足,浮则为风,风血相搏,即疼痛如掣。"本患者血虚受风而身痛,治当养血祛风,尤氏以当归、丹参、续断养血活血,以秦艽祛风通经。方中配用二陈汤系因本证兼有痰邪之故。关于痰涎痹阻疼痛,历代诸家多有论述,喻昌在《医门法律·中风门》说:"风寒湿三痹之邪,每借人胸中之痰为相援,故治痹方中多兼用治痰之药……浊痰不除则三痹漫无宁宇也。"尤氏师古人痹证治痰之意,于养血祛风药中加用二陈汤以除兼挟之痰。

3. 腰痛引胁,补肾祛风 患者某,风气乘虚入于肾络,腰中痛引背胁。尤怡以独活寄生汤加减以补虚通络祛风。处方:生地、当归、黑大豆、独活、山药、白蒺藜、杜仲、炙甘草、桑寄生。

《备急千金要方·腰痛》释独活寄生汤曰:"腰背痛者皆是肾气虚弱,卧冷湿当风得之,不时速治,喜流入脚膝,或为偏枯冷痹,缓弱疼重。若有腰痛挛脚重痹,急宜服之。"患者肾气不足,感受风邪,与独活寄生汤所治病机一致。故尤氏处方以独活寄生汤加减,去方中补气之品,选用生地、归身、桑寄生、山药、杜仲、黑大豆以补益肾气,白蒺藜、独活以祛风通络,诸药共用补肾气、除风邪、活血脉。

4. 背脊疼痛,通督除寒 患者某背脊受风冷之邪,疼痛恶寒,尤氏认为背脊乃督脉所过之处,风冷乘之,脉不得通,故恶寒而痛。治当温通阳气。处方：鹿角霜、白芍、炙甘草、桂枝、当归、半夏、生姜、大枣。

患者背痛是督脉不足外受风冷经脉不通所致，尤怡以通补督脉之方治之。考温补奇经法在晋唐时已广泛使用，《名医别录》载鹿角擅治"腰脊痛"，《备急千金要方·肾脏·腰痛》载以酒送服鹿角末治疗肾虚腰痛，宋代许叔微《普济本事方》载香茸丸是治疗肾虚腰痛的名方，即以鹿角为主药，明代韩懋推重鹿角之效，以之为主药制异类有情丸治丈夫中年虚损。尤氏效仿前贤，处方重用鹿角霜为君药，以复督脉之损。尤怡立方仿《金匮要略》乌头桂枝汤，乌头桂枝汤以乌头祛沉寒，配桂枝汤温通经脉，除风冷，散寒邪，以治寒病。尤氏以鹿角霜配桂枝汤，用鹿角霜补养督脉、桂枝汤温通血脉，发散风寒，复加当归活血养血、半夏化痰开痹而成通补相得之方。可见，尤氏学仲景之意而不用其方，是一位十分善于学习和运用仲景思想的医家。

二、精血亏虚，筋脉失养

1. 项背剧痛，养阴除痹　患者某，项背痛如刀割，尤氏立养血通络法治之。方用：桂枝、钩藤、白芍、知母、羚羊角、阿胶、炙甘草、生地。

张仲景曰"血虚则筋急"，"荣气不通，卫不独行"。患者项背疼痛是由阴血亏少、脉络不通所致，似即仲景柔痉证。两证病机同是阴血不足，营卫不利，筋脉挛急，瓜蒌桂枝汤证以项背强为主，而该患者项背疼痛，病情较瓜蒌桂枝汤证为重。瓜蒌桂枝汤所治痉证是因汗出太过、津液损伤所致，故用甘寒之天花粉清热生津为君，用桂枝汤调和营卫，舒筋通络。尤氏仿仲景治疗柔痉之法，方中用知母、阿胶、生地较瓜蒌桂枝汤更重养阴，用桂枝汤通经活络，羚羊角除热开痹，钩藤舒筋通络，诸药相合，阴血得复，经络得通，剧痛得除。方中用辛温的桂枝与患者血虚而热的病机不合，但知母、生地、羚羊角均性寒凉，可以制约桂枝的温热之性，用其通经之功，如此配伍深得经方寒热相配并行不悖之心法。

2. 胁痛时作，补血活血　患者某，胁痛遇春即发，过之即止，尤氏认为春三月肝木司令，肝阳方张，而阴不能从，其气有不达之处，故病疼痛；夏秋冬肝气就衰，与阴适协，故不痛。方用：阿胶、白芍、茯苓、牡丹皮、茜草、炙甘草，鲍鱼煎汤代水。

此证与后世魏之琇所谓阴虚胁痛相似,由于阴血不足,阳气薄疾,气机不利故作胁痛,患者素本阴亏,不耐发越,当春天阳气勃发时最易发作。本方以芍药甘草汤养阴缓急为主,配以阿胶、鲍鱼咸厚滋阴,牡丹皮、茜草凉血活血,再加茯苓以行水而成方。统观全方滋阴、养血、凉血、活血、通脉诸法皆备,用药皆取前贤之法,其中芍药、甘草相配系《伤寒论》缓急止痛之专方;阿胶、白芍相配是仿《伤寒论》黄连阿胶汤之意,功专于滋阴养血;鲍鱼、茜草相配源自《内经》中治疗血枯的四乌鲗骨一蘆茹丸。方中在众多活血药中加用茯苓利水是效仿仲景桂枝茯苓丸之意,用茯苓行水有助于血脉的畅通。尤氏组方虽药味不多,但是所用之药皆有所本。

3. 腰膝酸痛,填补实下　患者某,脉数,耳鸣,吐痰,天柱与腰膝酸痛,两足常冷,阴亏阳升,尤怡治以填补实下。方用:熟地、鹿角霜、菟丝子、山药、山茱萸、枸杞、龟甲胶。

患者天柱与腰膝酸痛是精血亏虚所致,下虚上实,虚阳上逆故耳鸣、两足冷,所以治当充养精血,填补下焦,纳摄虚阳,方用左归丸加减治之。本证之痰是因阴阳虚损升降不利所生,下虚是本,所生之痰是标,《金匮要略》中有用肾气丸补肾以治痰饮之法,尤怡以左归丸填补肾精,使虚阳下行,升降有常,痰自不生,是治本之法。古人云:病有标,复有本,求得标,治其本,治千人,无一损,即是此意。

三、邪痹气滞,血脉瘀结

1. 痛引肩臂,除湿通络　患者某,上半身疼痛不已,痛引肩臂,行动则气促不舒,胸肤高起,尤怡认为风湿在于太阴之分,方用大活络丹除风湿、通经络。

患者上身痹痛,胸肤高起乃风湿邪气久痹于经络,渐成有形之积,非汤药荡涤所能疗,必用丸药日久收功。《华氏中藏经》曰:"汤可以荡涤脏腑,开通经络……圆可以逐风冷,破坚癥,消积聚,进饮食,舒荣卫,开关窍,缓缓然参合,无出于圆者。"大活络丹为治疗中风瘫痪痿痹疼痛的名方,为历代医家所常用。清代徐大椿《兰台轨范》释大活络丹曰:"顽痰恶风,热毒瘀血入于经络,非此方不能透达。凡治肢体大证必备之药也。"鉴于此案风湿久痹于经络,邪气凝结,使用大活络丹颇为适宜。

2. 右膝肿痛,补中化湿　患者某,脾肾寒湿下注,食少辄呕,右膝肿痛,色不赤,脉迟缓而小促,尤氏认为患者中气已衰,治当以和养中气为先,"未有中气不复,而膝得愈者也"。方用:人参、半夏、木瓜、炒粳米、茯苓、陈皮、益智仁。

患者脾肾阳虚,内生寒湿,下注于膝,右膝肿痛,其中气已衰,胃虚不纳,故食少辄呕。正如李东垣在《脾胃论·胃虚脏腑经络皆无所受气而俱病论》中所说:"脾病,体重节痛为痛痹,为寒痹,为诸湿痹,为痿软失力。"可见治疗脾胃虚衰才是治疗此案痹痛的关键,中气复,则水湿得以运化,膝痛必当减轻。若按治疗痹证的常法,不调治脾胃,结果必然是膝痛不愈,而脾胃已败。尤怡师李东垣之意,以人参、益智仁、炒粳米温养中气,复中气之衰,用半夏、陈皮和胃止呕,茯苓渗湿,用木瓜既可化湿通络疗关节肿痛,又可以和胃气,此方用药平和,组方精练,标本兼治,体现了尤氏的处方风格。

3. 胁痛久咳,散结降逆　患者某,情志不舒而患咳嗽,胁痛不能左侧,经久不愈。尤氏认为此证是肝病传肺,当治肝,而不当治肺。方用:旋覆花、牡丹皮、桃仁、郁金、新绛、甘草、牛膝、白芍。

《素问·咳论》曰:"肝咳之状,咳则两胁下痛,甚则不可以转,转则两胠下满。"本患者久咳不止,胁痛不能左侧,是由于情志不遂,气血郁阻,血脉痹阻于肝络,肝病致咳,发为"肝咳"。尤怡认为肝着可使气机上逆,肺气不利,发为咳嗽。他在《金匮要略心典》中释肝着说"肝虽着,而气反注于肺",故立方以仲景旋覆花汤加减,重用旋覆花散结通络,降逆止咳,牡丹皮、桃仁、白芍三味是桂枝茯苓丸中化瘀散结的主药,芍药、甘草合用具有养血通经、缓急止痛之效,配以郁金、新绛、牛膝行气化瘀,由此成方,较旋覆花汤活血通络之力更佳。诸药合用,使肝络通,肺气利,咳嗽自止。

尤怡治疗肢体疼痛诸案,体现了其深厚的医学素养和鲜明的临证特色。其辨证以仲景思想为宗,博采历代诸贤之所长,师古而能化古,案中处方立意深邃,活泼灵动,故《四库全书总目》赞其案曰"方简法纯"。尤怡《静香楼医案》确系古代名家医案中的一朵奇葩。

尤在泾医案选读

南京中医药大学　　黄　煌

尤在泾,名怡,号拙吾,晚号饲鹤山人,清代长洲(今江苏苏州)人。家极贫,曾在寺院卖字为生,后随苏州名医马元仪学医。尤在泾闭门潜修,不慕荣利,行医之初名声不大,晚年学益精深,治病多奇中,名遂盛。著作有《金匮要略心典》《金匮翼》《伤寒贯珠集》《医学读书记》《静香楼医案》等。

尤氏医案的案语重议论,或推阐病原,或明辨治法,皆能依据经典理论对病情作出分析,进而阐明自己的观点。案语多为结论性文字,结句每用"也"字,表示判断或肯定,所以尤氏医案有时可当作医论看。例如,"真阳气弱,不荣于筋则阴缩,不固于里则精出,不卫于表则汗泄。以三者,每相因而见,其病在三阴之枢,非后世方法可治。古方八味丸,专服久服,当有验也"(内伤杂病门)。此为尤氏的经验之谈。"惊悸易泄,腰疼足软,有似虚象,而实因痰火。盖脉不弱数,形不枯瘁,未可遽与补也。"(神志门)"气喘足冷至膝,唇口干,鼻塞,脉虚小。下气上逆,病在根本。勿以结痰在项,而漫用清克也。"(咳喘门)此又像老前辈在传授识证关键,讲解治法要领。

尤氏善用古方,肾气丸、桂枝汤、理中汤、旋覆代赭汤、麦门冬汤、橘皮竹茹汤等方的医案颇多。其中有用成方不加减者,如八味丸治肾阳亏虚的阴缩、精出、汗泄(内伤杂病门),麻杏苡甘汤治肺气郁闭的气喘肿胀(肿胀门),麦门冬汤治虚劳失音、胃弱便溏(咳喘门)。更多的是随证化裁而不离古方方义,如治背脊恶寒而痛,认为是督脉阳虚,风冷入络,方取桂枝汤加当归、鹿角霜。当归和营养血,鹿角霜入督脉补阳气,使桂枝汤的通阳和营之力增强(肢体诸痛门)。治蛔厥,宗乌梅丸法,苦辛酸合方,苦如连、楝,辛如桂、椒、姜,酸如乌梅,不用乌梅丸原方而仲景立法之义已明(脘腹痛门)。从医案可以看出尤氏扎实的理论功底和丰富的临床经验。读尤氏医案,对于学习与研究仲景学说,正确掌握古方要领及其变化方法,有良好的辅助作用。正如柳宝诒说他"论病则切理餍心,源流俱彻,绝不泛引古书;用药则随证化裁,活泼泼地,从不蹈袭成方","此案不第为治病之良规,并可为读古之心法"。

医案来源:《增评柳选四家医案》,江苏科学技术出版社,1983。

案 1 背脊为督脉所过之处，风冷乘之，脉不得通，则恶寒而痛。法宜通阳。

鹿角霜、白芍、炙草、桂枝、归身、半夏、生姜、南枣。

提要：背脊恶寒而痛，风冷即为风寒，脉不得通，即为疼痛。阳气不通，阴寒凝聚则痛，通阳，即为用温热的药物消除疼痛。处方为桂枝汤加味。

辨证：桂枝汤为调和营卫方。以方测证，患者当见形体消瘦，色白憔悴，舌淡而暗，脉搏缓而弱；或自汗，或盗汗，或腹痛，或脚挛急。由加味鹿角、当归，推测此患者不仅风寒脉闭，还有气血亏损，尤其是精血不足，或是年高体弱，或者久病，或者先天不足。

论治：桂枝汤加鹿角霜、当归，补气血，调营卫，如此加味，与新加汤、桂枝加附子汤有异曲同工之妙，也是阅读本案的重点。但方中使用半夏不知何故。半夏虽然可以治疗关节疼痛，但仅仅对于痰气凝滞者较适合，气血不足者不宜。本方的加减变化很多，如果疼痛较剧烈，可以加附子；如果患者肌肉松软，可以加黄芪。鹿角霜改为鹿角胶更好。

本方适合于年老体弱、骨质疏松、胃溃疡、贫血、产后以及失血过多者，但必须长久服用。

案 2 卧则喘息有音，此肿胀，乃气壅于上。宜用古人开鬼门之法，以治肺通表。

麻黄、杏仁、苡仁、甘草。

提要：肿胀，为全身性水肿。平躺以后可以出现哮鸣音，即所谓喘息有音。气壅于上即为肺气郁闭。开鬼门，即为发汗。肺主一身之表，肺与皮毛相表里，发汗即通表，通表即治肺。处方为《金匮要略》麻杏苡甘汤。

辨证：以理测证，气壅于上，有两种可能，一是水肿以头面部为甚，二是有胸闷咳喘。此外，凡是气壅或者气结者，大都无汗或便秘。以方测证，麻杏苡甘汤本治疗湿家身体疼痛，推测患者当有面黄、咳喘无汗、轻度水肿、肌肉或关节疼痛。

论治：仲景原方，精练不杂。本方去薏苡仁，为三拗汤，是治疗咳喘的基本方，后世应用很多。本方加减变化余地也很大，如果有恶风发热、咽喉疼痛，可加连翘、黄芩；有汗者可配合石膏；如果胸闷腹胀、舌苔厚腻，可加厚朴、半夏。

《金匮要略》以本方治"病者一身尽疼,发热,日晡所剧者",方后注"有微汗,避风",可见本方可发汗,因此,本方不宜用于有汗者,尤其是表虚自汗者。为提高疗效,服药后应当避风盖被,以取得微汗为宜。本方可以用于急性肾炎、支气管哮喘、花粉症、关节炎、感冒等疾病。高血压、心脏病慎用本方。

案 3 寒热无期,中脘少腹遽痛,此肝脏之郁也,郁极则发为寒热;头不痛,非外感也。以加味逍遥散主之。

加味逍遥散。

提要:寒热无期,一种可能是长期低热,也可能是患者一种没有规律的寒热交替感。中脘少腹遽痛,为突然的阵发性疼痛。头不痛,非外感,提示没有头痛头昏、鼻塞、身体困重等外感风邪的表现。处方为加味逍遥散,即逍遥散加栀子、牡丹皮。

辨证:本案直接点明辨证要点,与外感的区别经验可以参考。以理测证,肝脏之郁,为肝气不得条达,多有胸胁苦满、忧郁、腹痛、月经不调等症状。以方测证,如果加牡丹皮、栀子,则有烦躁不眠,女性月经前情绪异常,或鼻衄,或腹痛,或乳房结块,大便或干燥或腹泻。

论治:加味逍遥散具有解郁清热、调和肝脾的功效,能有效地消除患者烦躁焦虑、腹痛以及月经不调等症状。对于更年期综合征、经前期紧张症、慢性盆腔炎、月经不调、神经症以及慢性肝病都有较好的治疗效果。如果大便干结,可以加枳实。

案 4 因气生痰,痰凝气滞,而中焦之道路塞矣。由是饮食不得下行,津液不得四布,不饥不食,口燥便坚,心悸头晕,经两月不愈。以法通调中气,庶无噎膈腹满之虑。

旋覆代赭汤加石菖蒲、枳实、陈皮。

提要:患者主诉心悸头晕,口干便秘,食欲不振,两月未愈。经问诊得知病因气恼而得,尤在泾诊断为因气生痰,痰凝气滞。口干便秘,非阴虚,而是津液不得四布的缘故;心悸头晕,是痰气凝滞的表现。处方为旋覆代赭汤。噎膈腹满相当于食管癌、腹水,提示医生对病情发展可能性的忧虑。

辨证:以理测证,痰凝气滞,病虽经两月,形体必定不枯瘁,脉象亦不见弱象,而口虽燥苔必不干燥,舌质反而胖嫩或有齿痕。以方测证,旋覆代赭汤专治嗳气、呕吐。枳实、石菖蒲下气化痰,为宽胸理气之要药,推测患者必有胸闷、腹胀、便秘、腹痛等症。

论治：不饥不食，口燥便坚，极易误为阴虚而用滋阴药，头晕心悸则又易误为气血亏虚而用补气血药，尤氏断为气郁痰凝，而用旋覆代赭汤加枳实，甚有卓见。头晕心悸，应加茯苓。本方对于神经症、慢性胃炎、厌食症、便秘等有效。

案 5 骤尔触惊，神出于舍，舍空痰入，神不得归，是以有恍惚昏乱等症。治当逐痰以安神藏。

半夏、胆星、钩藤、竹茹、茯神、橘红、黑栀、枳实。

提要：本案因受惊吓等强烈精神刺激导致精神恍惚错乱。尤在泾从化痰清热立法，处方为温胆汤加减。

辨证：以方测证，当有惊悸、不寐、胸闷、便秘、肢麻等症，苔必黏腻。用栀子，可能有烦躁失眠；用钩藤，可能有痉挛性头痛或震颤。

论治：精神病、神经症等大多具有强烈的精神刺激病史，多与痰有关，化痰清热是基本大法，不可辨为心虚而用补益。温胆汤是治疗惊恐的有效方剂，如果烦热不得眠，可加黄连。现代应用本方，茯神可改用茯苓。

案 6 痛呕之余，脉当和缓，而反搏大，头晕欲呕，胸满不食，神倦欲卧，虑其土隤木张，渐致痉厥，法当安胃清肝，亦古人先事预防之意。

半夏、茯苓、广皮、白风米、钩藤、竹茹、枇杷叶、鲜佛手。

提要：患者先胃痛呕吐，继而精神萎靡，但反常的是，脉搏变得大而有力。尤在泾察觉此病仍有危险，预后不好，所以在医案中作了交代。土隤木张，即胃气大伤而肝旺，其表现为或为痉挛抽搐，或为腹胀腹水、呕吐出血，均属于难治疾患。本方为温胆汤加减，是一张保守治疗的处方。

辨证：腹痛呕吐之后，如果病情缓解，脉象应当变得和缓，这是尤在泾的临床经验。本案从脉搏反而搏大这一反常现象，抓住了疾病的发展趋向。在没有现代诊断仪器的情况下，中医能如此判断，是难能可贵的。

论治：柳宝诒认为"议论极是，但恐药力不足以济之，然方却清稳。所谓清肝者，只不过钩藤、竹茹而已，拟再加木瓜、白芍，较似有力"。本方可用于神经性呕吐、恶阻、神经症等病症。

案 7 下血后，大便燥闭不爽，继而自利，白滑胶黏，日数十行，形衰脉沉。必因久伏水谷之湿。府病宜通，以温下法。

生茅术、制军、熟附子、厚朴。

提要：患者可能患有慢性痢疾或有结肠病变，先是大便出血，继而便秘，但有大量白色黏液排出，患者脉象沉伏，全身状况很差。尤在泾认为此病属于寒积，采用了温下燥湿法，处方为大黄附子汤加减。

辨证：以方测证，患者当有腹痛腹胀等症状，否则不会用厚朴、大黄，而且舌苔必然厚腻。至于脉沉，是尤在泾辨证的要点，张仲景附子方无不有脉沉或脉弱、脉伏不出等。

论治：本方加芍药、肉桂如何？加干姜、甘草如何？如果形体瘦弱者，可加人参。本方可以用于肾功能不全、肿瘤、便秘等病症。

案 8　鼻痒心辣，大便下血，形瘦，脉小而数，已经数年。

黄芩、阿胶、白芍、炙草。

提要：本案是多年的血痢或痔疮出血。患者体型瘦小，脉象数，提示阴虚体质。心辣，即心烦，也是热象。处方为黄芩汤加阿胶。

辨证：医案所述均为阴虚伏热证。以方测证，患者当有腹痛，而且下血色鲜红。

论治：方特精简，是治血痢良方。本案心辣，推想为心烦嘈杂，加黄连如何？下血数年，形体消瘦，加生地如何？本方可以用于结肠出血、肛裂、月经过多、子宫出血等。

案 9　泻痢便血，五年不愈，色黄心悸，肢体无力。此病始于脾阳不振，继而脾阴亦伤。治当阴阳两顾为佳。

人参、白术、附子、炙草、熟地、阿胶、伏龙肝、黄芩。

提要：本案是 5 年的血痢，阴阳两伤。色黄，指面色萎黄或灰黄，与肢体无力为阳气虚；心悸为血虚。

黄土汤加味。

辨证：凡是便血，只要没有寒象，就应当作为热证治疗，均应使用阿胶、地黄，《金匮要略》黄土汤就是明证。以方测证，除以上的阴阳两虚指征外，患者一定形容憔悴，消瘦，食欲不振，否则不会用人参。

论治：伏龙肝为灶心黄土，温中止血的良药，也可用龙骨替代。本方对于上消化道出血、结肠出血、子宫出血经久不愈者有效。

案 10　中气虚寒，得冷则泻，而又火升齿䘌。古人所谓胸中聚集之残火，腹内积久之沉寒也。此当温补中气，俾土厚则火自敛。

四君子汤加益智仁、干姜。

提要：腹泻多属于寒，故谓中气虚寒，中气虚寒即脾胃虚寒；齿龀多属火，所以本案为寒热夹杂证，所用方法为厚土敛火法，方取四君子汤加味。

辨证：辨证关键是"得冷则泻"，除此之外，尤氏尚认为还有"饮食少思，大便不实，或手足逆冷，肚腹作痛"（《医学读书记》）等症。临床上口疮、咽痛、红眼等遇此等均可效法。

论治：本方也可视为理中汤加味，干姜是关键药物。如果舌质红，伴有烦热者，或口腔溃疡者，可以加黄连，即为连理汤，再加黄芩、半夏，去白术，又变为半夏泻心汤。本方可用于口腔溃疡、慢性胃炎、慢性肠炎等病症。

附：王肯堂治许少薇口糜谓非干姜不愈，卒如其言。又从子懋亦患此势甚危急，欲饮水与人参、白术、干姜各二钱，茯苓、甘草各一钱，煎成冷饮，日数服乃已。盖土温则火敛，人多不能知，此所以然者，胃虚食少，肾水之气逆而乘之，则为寒中，脾胃虚衰之火被迫上炎，作为口疮，其症饮食少思，大便不实，或手足逆冷，肚腹作痛是也（尤怡《医学读书记·口糜》）。

案11　脐中时有湿液腥臭，按脉素大。此少阴有湿热也。六味能除肾间湿热，宜加减用之。

六味丸去山药，加黄柏、萆薢、女贞子、车前子。

提要：脐中渗液，当脐属肾，脐中流液且腥臭，属肾间湿热。处方为六味地黄丸加减。

辨证：脉象素大之人，多为肌肉坚紧、肤色黑红之人，其阳气必旺，易患湿热相火之疾。

论治：六味丸虽有治肾间湿热之说，但毕竟以补阴为主，尤氏去山药之补脾，加黄柏、萆薢、车前子清利湿热、苦寒坚阴，女贞子则滋而不腻，为补益肝肾之佳品，如此加减，甚合病机，如加栀子更好。此方可用于尿路感染、慢性肾炎等泌尿生殖系统感染。

案12　脾约者，津液约束不行，不饥不大便。备尝诸药，中气大困。仿古人以食治之法。

黑芝麻、杜苏子二味煎浓汁如饴，服三五日，即服人乳一杯，炖温入姜汁二匙。

提要：本案为便秘食治案。脾约即便秘，为《伤寒论》中的病名。

辨证：备尝诸药，中气大困，故不能再用药物攻下，改为食疗。

论治：好一张食疗便方。二药浓煎后加入蜂蜜更佳。对病后体弱或高年便秘颇为适宜。

案 13 真阳气弱，不荣于筋则阴缩，不固于里则精出，不卫于表则汗泄。此三者，每相因而见，其病在三阴之枢，非后世方法可治。古方八味丸，专服久服，当有验也。

八味丸。

提要：本案为阳痿、遗精、出汗的治案。三阴之枢，即为少阴经。所谓后世方法，可能指水陆二仙丹之类的固涩法。古方八味丸即金匮肾气丸。柳宝诒按："见识老到，议论明确，此为可法可传之作。"

辨证：本证究竟相当于现代什么疾病，尚不清楚。从尤在泾所说的"此三者，每相因而见"以及"古方八味丸专服久服，当有验也"来看，他对本病的病机和治疗是有把握的。这也就是所谓专方专治。

论治：阴缩、精出、汗出，如见于失精家脉芤动者，则用桂枝加龙骨牡蛎汤；如见于年老少腹不仁者，则用附桂八味丸。本方可用于肾功能不全、甲状腺功能低下、前列腺肥大、脑萎缩等多种老年性疾病。

案 14 久咳喘不得卧，颧赤足冷，胸满上气，饥不能食。此肺实于上，肾虚于下，脾困于中之候也。然而实不可攻，姑治其虚，中不可燥，姑温其下。且肾为胃关，火为土母，或有小补，未可知也。

金匮肾气丸。

提要：本案为虚喘，虚为脾肾虚，而肾虚尤为主要。

辨证：虚喘的辨证要点在于久病见有颧骨处浮现红色，而两下肢却冰冷，此红色非有实热，而是虚火。

论治：肾气丸温肾气固然不错，但是咳喘之时平卧不得，肺中尚有寒饮，当以温化为先。处方配合小青龙汤去麻黄如何？或用茯苓桂枝五味甘草汤加干姜、细辛、山茱萸如何？

案 15 肿胀之病，而二便如常，肢冷气喘。是非行气逐水之法所能愈者矣。当用肾气丸，行阳化水。然亦剧病也。

肾气丸。

提要：本案为肾气丸治疗虚肿案。

辨证：肿胀而二便如常，可与臌胀病相鉴别，故不可攻逐水饮。而且出现四肢冷、气喘，均为心肾阳气不足的表现，更不能行气逐水。柳宝诒认为"此病阳衰气窒，不治之证也"。

论治：肾气丸可能是济生肾气丸，即八味丸加上牛膝、车前子，有温阳利水的功效。余听鸿《诊余集》中也有用本方治愈肿胀的医案。但是毕竟病情严重，恐怕肾气丸药力不够。近代名医邓养初认为："病为肾虚阳衰无疑，宜投以大剂煎药，或可挽回重病也。"邓氏所谓大剂煎药，可能指真武汤之类。

方 药 应 用

尤怡活用六味丸的经验探讨

中国中医研究院广安门医院　　高荣林

尤怡,字在泾,清长洲(今江苏苏州)人,是杰出医学家。他师承苏州名医马俶,系李中梓的三传弟子。尤氏继承了李中梓先天之本在肾,后天之本在脾,重视阴阳水火升降的学术思想。今择《静香楼医案》中活用六味地黄丸的案例,共得17条,整理分析如下。

一、治法举隅

1. 滋水清肝法　肝脏体阴而用阳,阴虚则阳必亢于上,每见眩晕、耳鸣、潮热等症。尤氏认为,乙癸同源,滋水可以涵木,水木相荣,病当自愈。

病例1:左关独冷,下侵入尺,知肝阳亢甚,下吸肾阴,阴愈亏则阳益张矣,滋水清肝乃正法也。知柏八味丸,加天冬、龟板、杞子。

2. 滋肾封髓法　肾主藏精,若阴平阳秘,则精关固摄,如肾阴亏虚,则相火妄动,火扰精室,肾失封藏,每见遗精等症。尤氏治主滋肾封髓法,用六味丸加味。

病例2:阴虚阳动,内热梦泄。六味丸加黄柏、砂仁。

3. 养阴宣痹法　肾阴不足,则根本不固。湿热之邪乘虚下注,而成痿痹之症。尤氏于此则以六味丸补阴,加清利通络之品以宣痹,虚实兼顾之。

病例3:脉虚而数,两膝先软后肿,不能屈伸,此湿热乘阴气之虚而下注,久则成鹤膝风矣。生地、牛膝、茯苓、木瓜、丹皮、薏仁、山药、萸肉、泽泻、草薢。

4. 滋阴清肠法 阴虚则湿热下流,聚于大肠,可见痔疮、肛漏等病症。尤氏滋阴清利以治肛肠之湿热,主用六味丸加味投之。

病例 4：脉虚细数,阴不足也,鼠漏未愈,热在大肠。六味丸加杞子、天冬、龟板、黄柏、知母、五味子。

5. 增水导火法 阴虚于下,则阳气浮于上,火热迫肺,则成呛咳、咯血等症。尤氏以六味丸化裁,补肾以治肺,增水以导火下归。

病例 5：阴虚于下,则阳浮于上,咳呛火升,甚于暮夜,治肺无益,法当补肾。熟地、杞子、天冬、白芍、茯苓、山药、丹皮、龟板。

6. 补肾理劳法 肺属金,肾属水,肾阴不足者,不能上荣,肺阴亦虚;而肺阴亏损者,又必下吸肾水。尤氏认为："不特金能生水,而水亦生金,水之生金,如珠之在渊。"肺虚劳嗽,尤氏每以补肾法治之。

病例 6：面黧形瘦,脉虚而数,咳嗽气促,腰膝无力,大便时溏,此先后天俱虚也,虑其延成虚损。清润治肺之品能戕中气,勿更投也。紫河车、熟地、山药、萸肉、五味子、丹皮、茯苓、杜仲、泽泻、牛膝。

7. 填阴调阳法 肾为水火之脏,阴虚则阳亢,阳衰则阴翳,治肾之法,王太仆得其要旨："壮水之主,以制阳光;益火之源,以消阴翳。"若阴阳两虚,唯在平补,尤氏主填阴调阳法。

病例 7：少阴为三阴之枢,内司启闭,虚则失其常矣,法宜填补少阴,或通或塞,皆非其治。六味丸,去泽泻,加菟丝子、沙苑、杞子。

二、讨论分析

1. 病种统计 尤氏活用六味丸,治疗病种范围较广。17 例医案中,除内伤门 1 例病种不详外,余有痿痹 2 例,虚劳 3 例,遗精 2 例,咳嗽 2 例,哮喘 1 例,肢麻 1 例,失血 2 例,湿病 1 例,淋证 1 例,肛漏 1 例。共计 10 种病症。

2. 加减化裁 尤在泾用六味丸,根据病证进行化裁,17 例中皆有加用药物,其中 1 例去山药,1 例去泽泻,1 例去泽泻、山茱萸。兹将其加用药物统计如表 1。

表1　加用药物统计表

药类	补　　阴									补　　阳			
名称	杞子	五味	天冬	女贞	白芍	麦冬	桑椹	阿胶	牛膝	沙苑	菟丝	紫河车	杜仲
例次	8	7	5	2	2	1	1	1	4	2	2	1	1

药类	清　　利					潜　　降			其　　他					
名称	黄柏	知母	萆薢	薏苡仁	车前子	龟板	牡蛎	鳖甲	柴胡	天麻	砂仁	小蓟	莲须	甘草
例次	4	2	2	1	1	3	2	1	1	1	1	1	1	1

尤氏以六味丸养阴滋肾之力不足，故每于方中加用杞子、天冬、五味子，三药共用 20 例次，占全部加药例次的 1/3，或酌加女贞、白芍、麦冬、桑椹、阿胶、牛膝以助之。阴虚阳浮者，兼以潜降，好用龟板、牡蛎、鳖甲。相火妄动、湿热下注者，加黄柏、知母、萆薢、薏苡仁、车前，而用黄柏最频。阴阳两虚者，补阴不忘调阳，多用沙苑、菟丝、河车、杜仲等味平调。

3. 施治特点　尤氏活用六味地黄丸，归纳其辨证论治特点有两条：一是重脉象，抓主症。医案记述颇为简要，但突出脉象。17 例中有明确脉象记载者 13 例，而首先表述脉象的医案就有 8 例之多，且脉象的叙述又相对详细于症状，如"左关独大，下侵入尺，知肝阳亢甚下吸肾阴""两尺软弱，根本不固"等，凭脉辨证。病案中多有主症，而其他症状则往往从略未载。二是补肾阴以调脏腑阴阳水火升降。医案中补肾治肝清肝者 4 例，补肾治肺肃肺者 6 例，补肾清相火泄湿热者 4 例，补肾阴平调阴阳者 3 例，可以说 17 例俱是调阴阳水火升降的病案。尤在泾活用六味丸的经验，体现了他辨证抓纲，治病求本的学术特点，值得我们学习。

（《北京中医杂志》，1986 年第 6 期）

尤在泾临证用药方剂计量学研究

新疆医科大学附属中医医院　　李　鹏

新疆医科大学中医学院　　　　周铭心

本文运用方剂计量学方法来研究温补学派医家尤在泾临证处方用药特点与创新性。

一、资料与方法

1. 资料来源　医家选择：明代温补学派 4 位主要代表医家薛立斋、张景岳、李中梓、孙一奎（赵献可论著中医案较少，且多只写方名，药物罗列不全而未选入）；与温补学派有传承关系的代表医家尤在泾。

医案选择：将上述医家的临证医案处方分别统计，分别为《薛立斋医学全书·薛案辨疏》《张景岳医学全书·景岳全书》《李中梓医学全书·李中梓医案》《李中梓医学全书·删补颐生微论医案论第二十三》《孙一奎医学全书·孙氏医案》《尤在泾医学全书·静香楼医案》（均由中国中医药出版社出版，1999 年 8 月第 1 版）。

2. 处方纳入及排除标准　纳入标准：① 研究医家医案中载有临床症状和方药的方案。② 属于口服用药的处方。③ 以汤剂剂型开具的处方。④ 直接以完整明确的药物名称罗列的处方。

排除标准：① 虽属汤剂但药物罗列不全、只写主要药物者。② 个别特殊药物，如今已无法考据者。③ 由地方性偏僻草药组方者。④ 文字表述不清，容易产生歧义者。

3. 处方样本抽取方法　① 单元样本含量确定：单元样本即每位方剂源医家应当抽取的处方。为了保证每一方剂计量指标达到统计对比要求，根据既往研究工作经验，每单元样本拟定抽取 200 首案例处方。② 处方分层抽取：每一方剂源所选医著案例处方数小于 200 者全数收入，大于 200 者则分层抽取。先依照每一方剂源所选医著及各医著章节系统分层，清点记录各层所载处方数，据以计算处方总数和各层次处方数权重。然后将单元样本拟定抽取处方数按权重分配到各层,再据以分别抽取,抽样结果:薛立斋总处方数 214,张景岳总处方数 35,李中梓总处方数 155,孙一奎总处方数 89,尤在泾总处方数 187。

4. 研究方法

（1）传统文献学方法:运用传统中医文献学研究方法,对入选医家医案资料进行甄别与筛选。

（2）方剂计量学方法:① 方剂计量学指标的标识:对录入方剂用药四性、五味、归经、功效进行统一代码标识(本研究中药性、味、归经等参考《中华人民共和国药典》2010 年版)。② 数据资料的标准化:将所研究文献方剂剂量用度、量、衡、数等不同方法标识的药量换算、折合为统一的标识量级,一般为克。③ 方剂用药范围计量指标包括方剂用药频数、方剂用药四性频数、方剂用药五味频数、方剂用药归经频数、方剂用药功能频数。

（3）统计学方法:将入选 5 位医家的临证处方资料数据按编定代码,录入 Excel 表。运用卡方检验等常规统计方法和方剂计量学方法对数据进行分析对比,并将 5 位医家的临证处方资料以医家为基本统计单元进行相关分析,显著性水平界值为 0.05。各项统计分析采用 SPSS 13.0 统计软件完成。

二、结 果

1. 各医家临证处方主要用药情况　分别统计 5 位医家临证处方用药频数,计算药物每方平均使用频次 fv,fv=方剂用药频数/总处方数。各医家临证处方用药前 5 位每方平均使用频次结果如下:尤在泾:茯苓(0.65),甘草(0.44),牡丹皮(0.28),半夏(0.24),熟地(0.20);薛立斋:人参(0.79),茯苓(0.77),甘草、白术(0.72),当归(0.64),黄芪、陈皮(0.59);张景岳:人参(0.69),甘草(0.54),白术(0.43),当归、茯苓、附子、熟地(0.37),干姜(0.31);李中梓:人参(0.66),甘草(0.61),白术(0.52),陈皮(0.43),茯苓(0.42);孙一奎:甘草(0.64),人参(0.52),白术、陈皮(0.34),茯苓(0.31),白芍、当归(0.29)。

筛选出各医家共同常用 8 味药物频次及排序。表 2 示,温补四家临证处方用药排序前4位的药物均是人参、甘草、白术、茯苓，即四君子汤组成，而尤在泾前4位用药分别为茯苓、甘草、牡丹皮、半夏，与温补四家差别较大。各医家常用8味药物频次排序显示，尤在泾临证处方中人参、当归、黄芪、柴胡、升麻频次均低于温补四家。

对各医家临证处方常用药物作相关分析，表3示，尤在泾与温补四家相关性均不显著（P 均＞0.05），提示其在临证用药习惯上与温补四家差别较大。

表2　各医家临证处方常用8味药物每方平均使用频次及排序（排序/使用频次）

医家姓名	人参	熟地	当归	黄芪	白芍	柴胡	升麻	附子
尤在泾	3/0.15	1/0.20	4/0.13	7/0.02	2/0.17	6/0.03	8/0.00	5/0.10
薛立斋	1/0.79	5/0.48	2/0.64	3/0.59	8/0.18	4/0.53	6/0.44	7/0.21
张景岳	1/0.69	2/0.37	2/0.37	4/0.11	3/0.14	5/0.09	6/0.03	2/0.37
李中梓	1/0.66	6/0.18	2/0.37	3/0.31	8/0.14	4/0.21	5/0.20	7/0.15
孙一奎	1/0.52	6/0.04	2/0.29	4/0.16	2/0.29	3/0.28	5/0.08	6/0.04
温补四家均值	1/0.67	5/0.27	2/0.42	3/0.29	6/0.19	4/0.28	6/0.19	6/0.19

表3　各医家临证处方常用药物相关分析

医家姓名	尤在泾	薛立斋	张景岳	李中梓	孙一奎
尤在泾		0.846	0.087	0.749	0.611
薛立斋	−0.082		0.273	0.009	0.150
张景岳	0.641	0.442		0.047	0.236
李中梓	0.136	0.843	0.713		0.022
孙一奎	0.214	0.559	0.473	0.782	

2. 各医家临证用药四性构成情况　分别统计各医家临证用药四性频数（某类方中各药性属归类频数），以性次（一性出现1次）为单位，计算药物每方平均用药四性频次 f_{x_i}，$f_{x_i} =$ 方剂用药四性频数/总处方数，结果见表4。温补四家四性频次均值排序前五位分别是：温、平、微寒、寒、大热。尤在泾温性药频次明显低于温补四家，而寒、微寒药性频次高于温补四家。

表 4　各医家临证处方每方平均用药四性频次与排序(排序/使用频次)

医家姓名	大寒	寒	微寒	凉	平	温	热	大热
尤在泾	8/0.02	4/1.15	3/1.21	5/0.25	2/2.05	1/2.63	7/0.09	6/0.17
薛立斋	8/0.00	4/0.91	3/1.75	7/0.05	2/2.87	1/4.79	6/0.10	5/0.50
张景岳	6/0.03	3/0.46	3/0.46	7/0.00	5/0.34	1/2.40	4/0.40	2/0.66
李中梓	8/0.01	3/1.40	4/0.97	7/0.11	2/1.79	1/3.63	6/0.20	5/0.33
孙一奎	6/0.13	3/1.30	4/1.21	5/0.20	2/2.12	1/3.64	8/0.02	7/0.11
温补四家均值	8/0.05	4/1.02	3/1.10	7/0.09	2/1.78	1/3.62	6/0.18	5/0.40

3. 各医家临证用药五味构成情况　分别统计各医家临证用药五味频数(某类方中各药味别归类频数),以味次(一味出现 1 次)为单位,计算药物每方平均用药五味频次 f_{w_i},f_{w_i} =方剂用药五味频数/总处方数,结果见表 5。温补四家甘味频次均列第一,苦、辛分列第二、第三位。尤在泾与张景岳、李中梓、孙一奎五味频次及排序特点较为接近,其甘味药频次均低于温补四家。

表 5　各医家临证处方每方平均用药五味频次及排序(排序/使用频次)

医家姓名	辛	甘	酸	涩	苦	咸	淡
尤在泾	3/2.44	1/4.09	5/0.71	7/0.27	2/3.27	6/0.33	4/0.76
薛立斋	3/3.75	1/7.20	4/0.88	6/0.54	2/4.51	7/0.04	5/0.78
张景岳	3/2.29	1/4.34	5/0.40	6/0.17	2/2.46	7/0.03	4/0.43
李中梓	3/3.52	1/4.15	4/0.57	6/0.23	2/3.99	7/0.14	5/0.45
孙一奎	3/3.55	1/4.64	4/0.66	6/0.22	2/4.35	7/0.11	5/0.57
温补四家均值	3/3.28	1/5.08	4/0.63	6/0.29	2/3.83	7/0.08	5/0.56

4. 各医家临证处方温补药、气血阴阳药、脾肾经药使用情况　表 6 示,尤在泾温热、补益药物使用频次均低于温补医家;其脾经频次明显低于温补四家,而肾经频次较高(仅低于薛立斋),脾/肾值接近于 1;尤在泾临证用药补阳气/补阴血、补气/补血值均近于 1,提示较其他温补医家更注重气血并举、脾肾并重。

表 6　医家临证处方温补用药、气血阴阳药、脾肾经药频次比较

医家姓名	总处方数	温热药	补益药	补阳气/补阴血	补气/补血	脾经	肾经	脾经/肾经
尤在泾	187	2.89	1.73	1.06	1.40	3.68	3.05	1.20
薛立斋	214	5.39	4.81	2.27	2.46	7.57	3.78	2.01
张景岳	35	3.46	3.00	2.09	2.19	4.57	2.46	1.86
李中梓	155	4.16	3.17	1.16	1.23	5.71	2.34	2.44
孙一奎	89	3.78	2.80	2.41	2.64	5.36	1.62	3.31

5. 各医家临证处方寒、温、辛甘、补益药使用情况比较　分别统计各医家临证用药温热（温、热、大热）、寒凉（大寒、寒、微寒、凉）药物频数、辛甘药频数、补益药物频数，计算每位医家温热、寒凉药物在四性频数中的比率，辛甘药物在五味频数中的比率及补益药物在所有功能频数中的比率，结果见表 7。尤在泾与张景岳、薛立斋、李中梓 4 项指标均有统计学差异（$P<0.01$ 或 $P<0.05$），而与孙一奎 4 项指标均未出现统计学差异（$P>0.05$）。

表 7　各医家临证处方寒、温、辛甘、补益药使用率比较

医家姓名	总处方数	温热药	寒凉药	辛甘药	补益药
尤在泾	187	0.38	0.35	0.55	0.28
薛立斋	214	0.49**	0.25**	0.62**	0.44**
张景岳	35	0.73**	0.20**	0.66**	0.47**
李中梓	155	0.49**	0.30**	0.59*	0.38**
孙一奎	89	0.43	0.33	0.58	0.32

注：与尤在泾比较，* $P<0.05$，** $P<0.01$。

三、讨　论

既往文献普遍认为，尤在泾熟谙张仲景诸方而兼采李东垣、李中梓之学，于伤寒和杂病辨治均有发挥。本研究结果却显示，作为温补学派的传承者，

尤在泾与温补四家的相近程度较远,与孙一奎的临证用药特色相对较近,其次才是李中梓。尤在泾仅四性频次排序特点与温补四家较为相近,亦为温性第一,平、微寒、寒分列第二、第三、第四位。

另有研究者认为,尤在泾学宗仲景,善用经方,师承李中梓,治病求本,重视脾肾。还有研究者认为尤氏更重视脾。本研究结果亦证实,尤在泾临证中运用张仲景之方与法,殊不鲜见,张仲景制补益之剂,善取刚柔相济之味以并补阴阳,尤在泾称其"甘温辛润,具生阳化阴之能"(尤在泾《医学续记》)。但本研究同时证实,尤氏临证脾肾兼顾,且秉承了其师李中梓的阴阳并举、气血俱要。尤在泾脾经药物使用频次明显低于温补四家,而肾经药物频次较高(仅低于薛立斋),脾/肾值接近于1,提示尤在泾临证用药脾肾并重。尤在泾使用补气、补血、补阳、补阴药物频次均不高,补阳气/补阴血、补气/补血值近于1,提示尤在泾阴阳并举、气血并重。尤其要指出的是,从前文方剂计量指标统计分析可以看出,尤在泾临证用药温补特色极不鲜明,与温补四家差异很大,显示出独特的临证用药个性与创新性。对其临证主要药物使用情况分析显示,尤在泾前 5 位用药分别为茯苓、甘草、牡丹皮、半夏、熟地,用药习惯与温补四家差别较大,其常用 8 药中人参、当归、黄芪、柴胡、升麻频次均低于温补四家,人参频次最低;其温性、甘味药频次亦明显低于温补四家均值,而寒、微寒药性频次高于温补四家均值;寒温辛甘补益药使用率比较,尤在泾温热、辛甘、补益药使用率均远低于温补四家,而寒凉药使用率反高于温补四家,尤在泾与张景岳、薛立斋、李中梓温热、寒凉、辛甘、补益药使用率比较均差别显著($P<0.01$ 或 $P<0.05$)。5 位医家常用 8 药相关分析结果亦证实,尤在泾与温补四家关系较远,其与薛立斋、张景岳、李中梓、孙一奎的相关系数 r 分别为 -0.082、0.641、0.136、0.214,提示尤在泾临证用药习惯仅与张景岳有所相近,与薛立斋、李中梓、孙一奎差别较大,但与各医家的相关性均无统计学意义($P>0.05$)。

综上所述,作为温补学派的传承者,尤在泾有其鲜明和极具创新性的临证用药个性,既承师传又自创新路,值得深入研究其传承轨迹特殊性形成的确切原因,这需要扩大抽样医家范围及样本量,在温补学派医家与源流、非源流医家之间展开深入的文献学及方剂计量学研究。

运用方剂计量学方法研究温补学派医家尤在泾传承轨迹的特殊性

新疆医科大学附属中医医院　　李　鹏

新疆医科大学中医学院　　周铭心

　　方剂计量学是从文献计量学和数理统计学角度探讨方剂组成配伍法则和临床运用规律的研究领域。其主要任务是对方剂的选药范围、组织配伍等客观特征加以计量描述，并在此基础上开展方剂比较、方剂运用和方剂流派的计量分析与探讨。周铭心提出方剂计量学概念，除在方药运用规律计量分析外，还在中医文献学、辨证论治策略等方面开展研究，并构建了方剂计量学研究方法与指标体系。本文运用方剂计量学方法来研究尤在泾与明代温补学派临证用药规律的传承关系及特殊性。

一、资料与方法

　　1. 资料来源　①医家选择：明代温补学派 4 位主要代表医家薛立斋、张景岳、李中梓、孙一奎（赵献可论著中医案较少，且多只写方名，药物罗列不全而未选入）；与温补学派有传承关系的代表医家尤在泾；非温补学派医家选择王肯堂、缪希雍、叶天士等。②医案选择：将上述医家的临证医案处方分别统计，分别为：《薛立斋医学全书·薛案辨疏》《张景岳医学全书·景岳全书》《李中梓医学全书·里中医案》《李中梓医学全书·删补颐生微论医案论第二十三》《孙一奎医学全书·孙氏医案》《尤在泾医学全书·静香楼医案》《王肯堂医学全书·医学穷源集》《缪希雍医学全书·先醒斋医学广笔记》《叶天士医学全书·临证指南医案》等。

　　2. 处方选择标准　①纳入标准：a. 研究医家医案中载有临床症状和方药的方案。b. 属于口服用药的处方。c. 以汤剂剂型开具的处方。d. 直接以完整明确的药物名称罗列的处方（同时符合上述 4 条者作为收录处方，纳入研究）。②排除标准：a. 各类外敷用药等非口服处方。b. 以丸、散、膏、丹等非汤剂剂型开具的处方。c. 虽属汤剂但只写成方名称，未明确罗列具体用药者。d. 虽属汤剂但药物罗列不全、只写主要药物者。e. 个别特殊药物，如今已无法考据者。f. 由地方性偏僻草药组方者。g. 文字表述不清，容易产生歧义者(符合上述 6 条中任何 1 条均被剔除)。

3. 处方样本抽取 ① 单元样本含量确定：单元样本即每位方剂源医家应当抽取的处方。为了保证每一方剂计量指标达到统计对比要求，根据既往研究工作经验，每单元样本拟定抽取 200 首案例处方。② 处方分层抽取：每一方剂源所选医著案例处方数小于 200 者全数收入，大于 200 者则分层抽取。先依照每一方剂源所选医著及各医著章节系统分层，清点记录各层所载处方数，据以计算处方总数和各层次处方数权重。然后将单元样本拟定抽取处方数按权重分配到各层，再据以分别抽取，抽样结果见表 8。

表 8　入选医家一般情况、录入医籍名称、版次及抽样处方数

医家	朝代	生卒年代	录入医籍名称	出版版次及时间	$\sum n$
薛立斋	明	1488—1558	薛立斋医学全书·薛案辨疏	中国中医药出版社 1999 年 8 月第 1 版	214
张景岳	明	1563—1640	张景岳医学全书·景岳全书	中国中医药出版社 1999 年 8 月第 1 版	35
李中梓	明	1588—1655	李中梓医学全书·里中医案 李中梓医学丛书·删补颐生微论医案 论第二十三	中国中医药出版社 1999 年 8 月第 1 版	155
孙一奎	明	1522—1619	孙一奎医学全书·孙氏医案	中国中医药出版社 1999 年 8 月第 1 版	89
尤在泾	清	？—1749	尤在泾医学全书·静香楼医案	中国中医药出版社 1999 年 8 月第 1 版	187
叶天士	清	1667—1746	叶天士医学全书·临证指南医案	中国中医药出版社 1999 年 8 月第 1 版	100
王肯堂	明	1549—1613	王肯堂医学全书·医学穷源集	中国中医药出版社 1999 年 8 月第 1 版	50
缪希雍	明	1546—1627	缪仲淳医学全书·先醒斋医学广笔记	北京：学苑出版社 2000 年 2 月第 1 版	60
合计			9 本		890

注：表中字母 $\sum n$ 表示总处方数，下表同。

4. 研究方法

（1）传统文献学方法：运用传统中医文献学研究方法，对入选医家医案资料进行选择、甄别与筛选。

（2）方剂计量学方法：① 方剂计量学指标的标识：对录入方剂用药四性、五味、归经、功效进行统一代码标识。② 数据资料的标准化：将所研究文献方剂剂量用度、量、衡、数等不同方法标识的药量换算、折合为统一的标识量级，一般为克。③ 方剂用药范围计量指标包括：方剂用药频数（Vi）、方剂用药四性频数（Xi）、方剂用药五味频数（Wi）、方剂用药归经频数（Ji）、方剂用药功能频数（Gi）。

（3）统计学方法：① 资料录入：将入选 8 位医家的临证处方资料数据按编定代码，录入 Excel 表。② 资料统计分析：将 8 位医家的临证处方资料数据运用常规统计方法和方剂计量学方法进行分析对比，并将 8 位医家的临证处方资料以医家为基本统计单元进行相关分析和聚类分析，显著性水平界值为 0.05。各项统计分析采用 SPSS 13.0 统计软件完成。

二、结　果

1. 临证处方主要用药情况分析　分别统计 8 位医家临证处方用药频数 V_i（某类方中各药使用次数），计算药物每方平均使用频次 f_{v_i}，$f_{v_i} = V_i / \sum n$（方剂用药频数/总处方数），筛选出各医家常用 8 味药物频次 f_{v_i} 及排序（见表 9）。尤在泾人参、当归、黄芪、柴胡、升麻频次均低于温补四家，其常用 8 药排序特点与温补四家亦明显不同。从 8 位医家临证处方常用 8 药相关分析结果（表 10）可以看出，尤在泾与温补四家相关关系均不显著，提示其在临证用药习惯上与温补四家差别较大。

表 9　8 位医家临证处方常用 8 味药物每方平均使用频次 fvi 及排序

医家姓名	人参 I/fv1	熟地 I/fv2	当归 I/fv3	黄芪 I/fv4	白芍 I/fv4	柴胡 I/fv6	升麻 I/fv7	附子 I/fv8
1. 尤在泾	3/0.15	1/0.20	4/0.13	7/0.02	2/0.17	6/0.03	8/0.00	5/0.10
2. 薛立斋	1/0.79	5/0.48	2/0.64	3/0.59	8/0.18	4/0.53	6/0.44	7/0.21

医家姓名	人参 I/fv1	熟地黄 I/fv2	当归 I/fv3	黄芪 I/fv4	白芍 I/fv4	柴胡 I/fv6	升麻 I/fv7	附子 I/fv8
3. 张景岳	1/0.69	2/0.37	2/0.37	4/0.11	3/0.14	5/0.09	6/0.03	2/0.37
4. 李中梓	1/0.66	6/0.18	2/0.37	3/0.31	8/0.14	4/0.21	5/0.20	7/0.15
5. 孙一奎	1/0.52	6/0.04	2/0.29	4/0.16	2/0.29	3/0.28	5/0.08	6/0.04
6. 叶天士	1/0.22	5/0.07	3/0.19	4/0.09	2/0.21	8/0.00	7/0.01	6/0.05
7. 王肯堂	6/0.00	5/0.02	1/0.34	4/0.04	2/0.16	4/0.04	3/0.10	7/0.00
8. 缪希雍	5/0.33	4/0.02	2/0.05	1/0.03	3/0.42	6/0.00	6/0.03	4/0.00

注：表中字母 I 表示排序。

表 10　8 位医家临证处方常用 8 药相关分析

医家姓名	1	2	3	4	5	6	7	8
1. 尤在泾	—	0.846	0.087	0.749	0.611	0.087	0.774	0.204
2. 薛立斋	−0.082	—	0.273	0.009	0.150	0.588	0.921	0.877
3. 张景岳	0.641	0.442	—	0.047	0.236	0.142	0.758	0.463
4. 李中梓	0.136	0.843	0.713	—	0.022	0.142	0.978	0.402
5. 孙一奎	0.214	0.559	0.473	0.782	—	0.056	0.688	0.068
6. 叶天士	0.641	0.227	0.588	0.568	0.695	—	0.295	0.019
7. 王肯堂	0.122	0.042	−0.131	−0.012	0.169	0.424	—	0.836
8. 缪希雍	0.503	−0.066	0.304	0.346	0.671	0.791	0.088	—

注：下三角为相关系数，上三角为 P 值。

　　进一步以常用 8 药为指标对 8 位医家进行聚类分析，将 8 位医家按以下代码参与聚类分析：1. 尤在泾；2. 薛立斋；3. 张景岳；4. 李中梓；5. 孙一奎；6. 叶天士；7. 王肯堂；8. 缪希雍（下文各聚类分析的医家代码同此）。8 位医家常用 8 药按上述聚类分析宜聚为 3 类：[((1,6),7),8]；[(4,5),3]。尤在泾与叶天士、王肯堂、缪希雍聚为一类，3 位温补医家张景岳、李中梓、孙一奎共聚一类，薛立斋自成一类。这种聚类现象与其特殊用药频次密切相关，尤在泾因人参、当归、黄芪、柴胡、升麻频次较低，故远离 4 位温补医家而与叶天士、王肯堂、缪希雍等非温补医家聚为一类。

2. 临证处方寒温、辛甘、补益药使用情况　　分别统计尤在泾与温补四家临证用药温热（包括温、热、大热）、寒凉（大寒、寒、微寒、凉）药物频数 X_i，辛甘药频数 W_i，补益药物频数 G_i，计算每位医家温热、寒凉药物在四性频数中的比率，辛甘药物在五味频数中的比率及补益药物在所有功能频数中的比率，即温热、寒凉药物使用率 f_w、f_h，辛甘药物使用率 f_{xg}，补益药物使用率 f_b，见表 11。尤在泾与张景岳、薛立斋、李中梓 4 项指标均差别显著（$P<0.05$ 或 $P<0.01$），而与孙一奎 4 项指标均未出现显著差别。

表 11　尤在泾与温补医家临证处方寒温辛甘补益药使用率比较

医家姓名	$\sum n$	温热药 f_w	寒凉药 f_h	辛甘药 f_{xg}	补益药 f_b
1. 尤在泾	187	0.38	0.35	0.55	0.28
2. 薛立斋	214	0.49★	0.25★	0.62★	0.44★
3. 张景岳	35	0.73★	0.20★	0.66★	0.47★
4. 李中梓	155	0.49★	0.30★	0.59☆	0.38★
5. 孙一奎	89	0.43	0.33	0.58	0.32

注：与尤在泾比较，☆$P<0.05$，★$P<0.01$。

以补益功效（包括补气、补血、补阴、补阳）为指标对 8 位医家聚类分析，聚类结果与常用 8 药频次聚类分析完全相同，聚类结果汇总见表 12。即：张景岳、李中梓、孙一奎补益功效频次相近故聚为一类；而尤在泾补益功效频次及排序特点异于温补医家，其补益功效频次低于温补四家，而与叶天士、王肯堂、缪希雍较为接近而与之聚为一类；薛立斋自成一类。

表 12　8 位医家常用 8 药、补益、脾肾及温补用药频次聚类分析结果汇总

方剂来源	聚类项目			
	常用 8 药	补益功效	脾肾归经	温补用药
1. 尤在泾	Ⅰ	Ⅰ	Ⅰ	Ⅰ
2. 薛立斋	Ⅲ	Ⅲ	Ⅲ	Ⅳ
3. 张景岳	Ⅱ	Ⅱ	Ⅱ	Ⅱ
4. 李中梓	Ⅱ	Ⅱ	Ⅱ	Ⅱ

方剂来源	聚 类 项 目			
	常用8药	补益功效	脾肾归经	温补用药
5. 孙一奎	Ⅱ	Ⅱ	Ⅱ	Ⅱ
6. 叶天士	Ⅰ	Ⅰ	Ⅰ	Ⅰ
7. 王肯堂	Ⅰ	Ⅰ	Ⅰ	Ⅲ
8. 缪希雍	Ⅰ	Ⅰ	Ⅰ	Ⅰ

注：表中罗马数字Ⅰ、Ⅱ、Ⅲ、Ⅳ相同的表示聚为1类。

3. 临证处方脾肾经药使用情况　分别统计8位医家脾经、肾经及脾/肾频次比值等指标，列于表13。尤在泾较为特殊，其脾经频次明显低于温补四家，而肾经频次较高（仅低于薛立斋），脾/肾值接近于1，反而与3位非温补医家更相近。

表13　8位医家临证处方脾肾归经频次对比

医家姓名	$\sum n$	脾　经	肾　经	脾/肾
1. 尤在泾	187	3.68	3.05	1.20
2. 薛立斋	214	7.57	3.78	2.01
3. 张景岳	35	4.57	2.46	1.86
4. 李中梓	155	5.71	2.34	2.44
5. 孙一奎	89	5.36	1.62	3.31
6. 叶天士	100	3.37	2.32	1.45
7. 王肯堂	50	3.90	2.20	1.77
8. 缪希雍	60	3.13	2.08	1.50

以脾肾归经频次为指标对8位医家聚类分析，与常用8药、补益功效频次聚类结果相同（见聚类汇总表12）。之所以出现这样的聚类结果，是由于薛立斋脾、肾归经频次在8医家中均最高，脾经频次尤其突出，而自成一类；张景岳、李中梓、孙一奎脾、肾归经频次接近而合为一类；而尤在泾脾经频次在温补派医家中最低，肾经频次反较高，两者比值更接近1，与3位非温补医家相近而与之聚为一类。

4. 临证处方温补用药相关与聚类分析　因各医家热、大热药性及补阳、补阴频次均很低，故只以温性药、补气、补血药频次对8位医家进行聚类分析（见聚类汇总表12），宜聚为4类：[(1,6),8]；[3,(4,5)]；[7]；[2]。张景岳、李中梓、孙一奎的温性药、补气、补血药频次特点较为接近，三者聚为一类；而尤在泾却与叶天士、缪希雍等非温补医家接近而与之聚为一类；薛立斋温性药、补气、补血药频次在8位医家中尤其高而自成一类；王肯堂温补用药特点异于他家而自成一类。

进一步对8位医家温性药、补气、补血药进行相关分析（表14），可以看出，尤在泾与李中梓（$r=1.000$，$P=0.019$），尤在泾与叶天士（$r=0.999$，$P=0.024$）之间相关关系最为接近，提示：尤在泾与李中梓等师徒之间在温性药、补气、补血药的用药方面则是一脉相承的；温补学派传承者尤在泾却与温病学派代表医家叶天士之间相关关系最为接近，两者还在常用8药、脾肾归经、补益功效指标等方面均聚为一类，可见叶天士对尤在泾临证特色确有影响。

表14　8位医家临证处方温性药、补气、补血药频次相关分析

医家姓名	1	2	3	4	5	6	7	8
1. 尤在泾	—	0.322	0.438	0.019	0.184	0.024	0.084	0.151
2. 薛立斋	0.875	—	0.116	0.303	0.138	0.298	0.406	0.171
3. 张景岳	0.772	0.983	—	0.420	0.254	0.414	0.522	0.287
4. 李中梓	1.000☆	0.889	0.790	—	0.165	0.005	0.102	0.132
5. 孙一奎	0.958	0.977	0.921	0.966	—	0.160	0.268	0.033
6. 叶天士	0.999☆	0.892	0.795	1.000	0.968	—	0.108	0.127
7. 王肯堂	0.991	0.804	0.682	0.987	0.913	0.986	—	0.235
8. 缪希雍	0.972	0.964	0.900	0.978	0.999	0.980	0.933	—

注：下三角为相关系数，上三角为P值，☆$P<0.05$。

三、讨　论

既往文献普遍认为，尤在泾传张仲景、李中梓之学，于伤寒和杂病辨治尤有发挥。他重脾肾擅用甘温,熟谙张仲景诸方而兼采李东垣、李中梓之学。其治杂病,燮理阴阳,刚柔相济而法出仲景;重视脾肾阳气,擅用甘温而颇似李东垣、李中梓,但其用甘温而不远凉润,用八味而能知常达变。笔者的研究却发现尤在泾作为温补学派的传承者,其临证用药温补特色极不鲜明,与温补四家差异很大,显示出明显的特殊性,究其渊源,很难单单从师承来解释。徐荣斋总结尤在泾不论在学术研究还是临证治疗,都既承师传,又自创新路,治疗上从伤寒发展到温病,师徒授受之间,由于因人、因时、因地的关系,加上良师益友(尤在泾与叶天士同游于马元仪之门)的熏陶,以及温病学说兴起对其的影响,使其学说从"平正不颇"到深沉精切。笔者的研究证实徐荣斋的分析颇有道理。

从前文方剂计量指标统计分析可以看出,尤在泾极为特殊,对其临证主要药物使用情况分析显示,尤在泾常用 8 药中人参、当归、黄芪、柴胡、升麻频次均低于温补四家,尤以人参频次最为突出;8 位医家常用 8 药相关分析结果亦证实,尤在泾与温补四家关系较远,其与薛立斋、张景岳、李中梓、孙一奎的相关系数 r 分别为-0.082、0.641、0.136、0.214,提示尤在泾临证用药习惯与温补四家差别较大,聚类分析结果示尤在泾未能与温补四家聚为一类。各医家寒温辛甘补益药使用率比较显示,尤在泾与张景岳恰恰相反,其温热、辛甘及补益药使用率远低于温补四家,寒凉药使用率远高于温补医家,其与张景岳、薛立斋、李中梓温热、寒凉、辛甘及补益药使用率均差别显著($P<0.05$ 或 $P<0.01$)。各医家脾肾经药使用情况显示,尤在泾脾经频次明显低于温补四家,而肾经频次较高,脾/肾值接近于 1,提示尤在泾脾肾并重,其脾肾归经频次反而与非温补医家更为相近,以脾肾归经频次为指标的 8 位医家聚类分析亦显示,尤在泾与 3 位非温补医家聚为一类。

总之,作为温补学派的传承者,尤在泾秉承了温补医家的重视脾胃、喜好甘温补气的学术思想特色,但在温补的具体应用与偏重方面有其鲜明的个性特色。尤在泾与温补四家临证处方在常用药物、脾肾归经、补益功效、温补用药指标等方面均差别较大,聚类分析结果示尤在泾反而与四位非温补医家聚为一类,显示尤在泾与温补医家之间的传承关系相对较远。但对 8 位医家温补用药相关分析亦证实,尤在泾与李中梓、叶天士之间相关关系最为接近,而尤在泾与温病学家叶天士还在常用 8 药、脾肾归经、补益功效、温补用药等方面均聚为一类，可见叶天士对尤在泾临证特色确有影响。总之，作为温补学派的传承者，尤在泾虽有其鲜明的临证用药个性，但与李中梓师徒之间是一脉相承的。他既承师传，又自创新路，同时受到叶天士的熏陶，及温病学说兴起的影响，在前人学术理论和临证经验基础上成就了尤在泾独具特色的学术风格。

（《中华中医药杂志》，2010 年第 25 卷第 12 期）

李中梓、马元仪、尤在泾医学传承用药规律研究

北京中医药大学　　　　王嘉伦　王　璞　王培杰

　　名中医是中医学术造诣最深、临床水平最高的群体，是将中医理论、前人经验与临床实践相结合的典范，是中医药知识的重要载体。我们以明清著名医家为切入点，筛选有三代明确可考师承关系、三代医家有各自医案著作留存现世的医家，并从中选择李中梓、马元仪、尤在泾三位医家，研究其传承的用药规律，希冀为中医学传承研究提供参考。

一、资料与方法

　　1. 传承考证　中国国家数字图书馆中国方志库《吴县志》卷七十五上《列传艺术一》马俶（马元仪）条目记载："（马俶）为云间李中梓沈朗仲入室弟子。"尤怡（尤在泾）条目记载："（尤）怡少学医于马元仪。"以此地方志为参考依据确立三者师承关系为马元仪师承李中梓，尤在泾承马元仪。

　　2. 资料来源　将李中梓、马元仪、尤在泾三位医家的临证医案处方分别统计，处方来源分别为《李中梓医学全书·里中医案》《尤在泾医学全书·静香楼医案》及《顾氏评注印机草》。

3. 处方纳入及排除标准　纳入标准：医案中载有具体临床症状和方药；口服用药；汤剂剂型；药物名称完整、明确。

排除标准：处方不完整，只有主要药物；处方中有目前无法考据的特殊药物；由地方性偏僻草药组方；文字表述不清，容易产生歧义。

4. 药名及药性规范　按照《中华人民共和国药典》（一部），同时参考医师临床处方习惯，对药物名称进行规范。如将"玄参"与"元参"统一为"玄参"，"延胡索""元胡"统一为"延胡索"等。对于未注明生品与炮制品的中药，统计该药药性时皆以该药生品药性统计，如处方中"甘草"药性以"生甘草"药性统计。对录入处方用药四性、五味、归经统一参照《中华人民共和国药典》（一部），因医案中未有处方用药剂量记载，故在统计中也忽略此项。

5. 统计方法　应用 Microsoft Excel 2010 软件，将纳入处方逐条录入，对三位医家的常用药物及常用药物的性、味、归经分别进行统计分析。

二、结　果

1. 三位医家临证处方用药总体情况　李中梓纳入统计处方 88 首，用药共 123 味；马元仪纳入统计处方 106 首，用药共 178 味；尤在泾纳入统计处方 184 首，用药共 222 味。

2. 三位医家临证处方常用药物情况　分别统计三位医家临证处方用药频数，计算药物每方平均使用频次（方剂用药频数/总处方数），每方平均使用频次为 0.10 的药物记为该医家的常用药物，三位医家常用药物情况如下。

李中梓临证处方常用药物为：人参（0.49）、甘草（0.31）、白术（0.25）、生姜（0.23）、附子（0.22）、陈皮（0.19）、当归（0.17）、茯苓（0.15）、黄芪（0.14）、黄连（0.13）、沉香（0.10）、橘红（0.10）。

马元仪临证处方常用药物为：人参（0.46）、甘草（0.43）、半夏（0.26）、桂枝（0.26）、黄连（0.24）、杏仁（0.24）、茯苓（0.22）、苏子（0.22）、当归（0.21）、枳壳（0.21）、桔梗（0.19）、干姜（0.17）、白芍（0.16）、白术（0.16）、肉桂（0.16）、附子（0.15）、半夏曲（0.14）、秦艽（0.13）、生地（0.12）、陈皮（0.11）、防风（0.10）、葛根（0.10）。

尤在泾临证处方常用药物为：茯苓（0.55）、半夏（0.28）、炙甘草（0.26）、陈皮(0.24)、甘草(0.21)、白芍(0.18)、牡丹皮(0.18)、生地(0.18)、杏仁(0.17)、当归(0.15)、人参(0.15)、厚朴(0.14)、麦冬(0.12)、阿胶(0.11)、石斛(0.11)、橘红(0.10)。

(1) 常用药物四气构成情况：分别统计三位医家临证常用药物四气频数，计算药物四气所占比例（四气频数/总用药数），结果三位医家用药皆以温热药性药物为主，且每代寒凉药性及平性药物用药所占比例较上一代皆有提高。具体情况见表15。

表15　李中梓、马元仪、尤在泾临证处方常用药物四气构成情况（%）

医家	温	热	寒	凉	平
李中梓	69.23	7.69	7.69	0	15.38
马元仪	40.91	13.64	18.18	4.55	22.73
尤在泾	43.75	0	31.25	0	25.00

(2) 常用药物归经构成情况：分别统计三位医家临证常用药物归经频数，计算药物归经所占比例（归经频数/总用药数），结果三位医家用药皆最重脾经用药，所占比例皆在六成以上，李中梓常用药物更是全归脾经。另外，三位医家也重视肺经及心经用药，所占比例均超过半数；对于肾经的用药比例，尤在泾明显高于其他两位医家。具体情况见表16。

表16　李中梓、马元仪、尤在泾临证处方常用药物归经构成情况（%）

医家	心	肝	脾	肺	肾	胃	大肠	小肠	膀胱	胆	心包	三焦
李中梓	53.85	15.38	100	61.54	30.77	46.15	7.69	0	0	7.69	0	0
马元仪	50.00	31.82	72.73	54.55	27.27	36.36	13.64	0	9.09	9.09	0	0
尤在泾	56.25	31.25	62.50	68.75	50.00	37.50	12.50	0	0	0	0	0

(3) 常用药物五味构成情况：分别统计三位医家临证常用药物五味频数，计算药物五味所占比例（五味频数/总用药数），结果三位医家用药皆以苦、甘、辛味药物为主，且除马元仪辛味药用药比例较多外，其他两位医家用

药的五味比例基本相当。具体情况见表17。

表17　李中梓、马元仪、尤在泾临证处方常用药物五味构成情况(%)

医家	酸	苦	甘	辛	咸	淡	涩
李中梓	0	46.15	53.85	53.85	0	7.69	0
马元仪	9.09	45.45	50.00	63.64	0	4.55	0
尤在泾	6.25	50.00	56.25	50.00	0	6.25	0

三、讨　论

　　李中梓、马元仪、尤在泾三位医家的用药规律明显反映了其医学传承的脉络及用药的变化趋势。

　　首先，三位医家皆善用温热之性的药物，用药药味以甘、苦、辛为重。李中梓是温补学派的大家，其认为"气血俱要，而补气在补血之先；阴阳并需，而养阳在滋阴之上"，这种见解在温补学派中颇具代表性。人体阴阳水火相辅相成，生生不息，阴血的生长必有赖于阳气的温煦，阳气的化生又有赖于阴血的供给，缺一不可。阴阳互为生化之中，又以阳气最为重要。阳气为人身至宝，阳生则长，旺则壮，衰则病则老，败则夭则亡。脾肾为先后天之本，其阳气之消长与人体健康至为相关，故无论防病治病均应以养阳为主，补气为要。以此理论为基础，三位医家用药均以甘温、辛温、苦温之品为多，立法组方用药着意于"火"而以温补助生发为主。但三位医家用药同中有异，呈现用药由温热药性为主向寒热药性并重变化的趋势，即寒凉药性的用药比重随传承越来越大。马元仪与尤在泾在继承师学的同时也有着变化与发展，如顾渭川在其《顾氏评注印机草》中称马元仪"用药不偏重温表，又不侧重凉泄，着重气机论治，能熔伤寒温热于一炉"；尤在泾用药亦用甘温而不远凉润，认为"土具冲和之德，而为生物之本。冲和者，不燥不湿，不冷不热，乃能化生万物"，其方中寒热药物比例较其他两位医家更为均衡，所用药物性味平和者也是最多的。

　　其次，从三位医家所用药物归经来看，他们尤为重视脾经用药。先后天根本论是李中梓的重要医学思想之一，在其所著的《医宗必读》中明确指出："饷道一绝，万众立散。胃气一败，百药难施。一有此身，必资谷气，谷气入胃，洒陈于六腑而气至，和调于五脏而血生，而人资之以为生者也，故曰后天之本在脾。"李中梓学术思想遥承李东垣而重视脾胃，其常用药皆为脾经用药可见一斑，弟子承其理论，用药重视补脾理脾也是传承之必然。但要注意的是，三位医家在补脾理脾用药方面也有着不同之处及变化规律。从李中梓、马元仪、尤在泾三位医家常用药前五味比较，分别为人参、甘草、白术、生姜、附子—人参、甘草、半夏、桂枝、黄连—茯苓、半夏、炙甘草、陈皮、甘草，分别是近似的附子理中汤、黄连汤和二陈汤的药物组成，提示其治法由温中散寒向理气和中变化。

从三位医家的用药共性可见其医学传承脉络清晰，而用药的不同之处又可见弟子对于治病之法师古而不泥古。但仅师学不能完全反映三位医家的用药变化轨迹，故应结合多种因素对三位医家的医学传承规律进行深入挖掘。

（《中医杂志》，2016 年第 57 卷第 1 期）

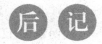

后 记

　　医学流派是伴随着众多的名医群体和创新的医学思想而形成的。吴中多名医,吴医多著述,吴门医派作为吴地文化中的一枝奇葩,中医药文化优势明显,历史遗存丰富,文化积淀厚实,在中国医学史上有着重要的地位。据不完全统计,吴门医派有史料记载的医家近2 000位,滕伯祥、薛辛、王珪、葛乾孙、倪维德、王履、薛己、缪希雍、吴有性、张璐、喻昌、李中梓、叶桂、薛雪、周扬俊、徐大椿、尤怡、王洪绪、曹存心、李学川、陆九芝、曹沧洲等是其中杰出的代表,这些医家群体给我们留下了1 900多部古医籍。

　　当代许多学者聚焦于吴门医派研究,阐述吴门医家的医学思想内核,钩沉其辨证理论与特点,归纳其疾病诊治规律与用药经验,用以指导临床实践,出版了大量相关研究文献。我们意识到汇编"吴门医派代表医家研究文集",既是吴门医派传承发展的需要,也是服务于建设健康中国的一个举措。于是我们首先选择了薛己、吴有性、张璐、喻昌、叶桂五位吴门医派代表医家,编撰出版"吴门医派代表医家研究文集"上集,以飨读者。此集出版后引得多方关注,诚有功于吴中医学之传承、创新与发展。本集为"吴门医派代表医家研究文集"下集,选择了柯琴、李中梓、缪希雍、徐大椿、薛雪、尤怡六位吴门医派代表医家,汇集当代学者对他们的研究成果,结集出版。

　　本书辑录了当代学者公开出版的关于吴门医派代表医家尤怡的研究文献,内容包括生平著述辑要、医学思想研究、临床证治探讨、疾病诊治应用四个章节,共65篇研究文献。"生平著述辑要"部分主要概述尤怡的生平轨迹、行医经历及评述其代表性著作;"医学思想研究"部分主要阐述尤怡对《伤寒论》注疏及对伤寒温病证治等的医学思想;"临床证治探讨"部分主要论述尤怡临床辨证论治的证治特点;"疾病诊治应用"则主要收录尤怡对临床具体疾病的诊治经验和当代学者的发挥,以及探析尤氏方药的应用规律等,以冀全面反映当代学者对尤怡学术思想的研究全貌。

　　书中所录文献时间跨度既长,包罗范围又广,原作者学术水平各异,做出判断的角度不同,所参考图书的版本不一,故书中的某些史实及观点不尽相同，甚至互有矛盾之处。我们在编辑时，除对个别明显有误之处作了更正外，一般仍保持文献的原貌，未予一一注明修正，仅在每篇文末注明所载录出版物，亦删去了原文献所列参考文献。对于中医常用词汇如病证、病症等，也仅在同一篇文献中加以统一，而未在全书中加以统一，敬请原作者见谅和读者注意鉴识。书中所载犀角、虎骨等中药材，根据国发〔1993〕39 号、卫药发〔1993〕59 号文，属于禁用之列，均以代用品代替，书中所述相关内容仅作为文献参考。尤其需要加以说明的是，文献作者众多，引用时尽量列举了作者单位，有些文献作者单位难以查证（特别是早期的文献），只能缺如。所引用文献得到了大多数原作者的同意，有些联系不上的作者可在图书出版后与我们联系，以便我们表达对您的谢意。

在本书的编辑过程中，我们得到了苏州市中医药管理局领导的大力支持与帮助，管淑萍、徐青青、李晶晶等研究生同学也参与了本书的收集、文字转换、校稿等工作，谨此表示谢意。本书的出版得到了苏州市吴门医派传承与发展专项和吴门医派杂病流派工作室建设专项经费的资助，深表谢意。

编撰本书也是我们一次很好的学习过程，限于编者的学识与水平，收录文献定有遗珠之憾，书中错误亦在所难免，敬请读者批评指正。

编　者

2022 年 6 月